危重症中西医结合病案剖析

主 编 李 健 邓定伟 赖剑波

科学出版社

北 京

内 容 简 介

本书以临床各系统的急危重症病例为切入点，展示临床实际工作中的诊治历程、治疗原则、治疗策略，分享诊治的心得体会。同时，针对诊治过程中的热点、难点问题，结合现代医学的学术进展进行分析，展现中医药的特色与优势，以及中西医结合的挑战与展望，为中西医结合治疗急危重症提供思路与方法。本书通过理论与实践结合，系统展示中西医在危重症救治中的互补性和创新性，为现代医学模式提供重要参考。

本书可供中医、中西医结合专业人员，中医药院校学生，临床医护阅读参考。

图书在版编目（CIP）数据

危重症中西医结合病案剖析 / 李健，邓定伟，赖剑波主编. -- 北京 : 科学出版社，2025. 3. -- ISBN 978-7-03-081346-6

Ⅰ. R459.7

中国国家版本馆 CIP 数据核字第 2025P1V537 号

责任编辑：李　杰／责任校对：刘　芳
责任印制：徐晓晨／封面设计：北京十样花文化有限公司

科学出版社 出版
北京东黄城根北街 16 号
邮政编码：100717
http://www.sciencep.com

北京中石油彩色印刷有限责任公司印刷
科学出版社发行　各地新华书店经销
*

2025 年 3 月第　一　版　开本：787×1092　1/16
2025 年 3 月第一次印刷　印张：9 3/4
字数：240 000
定价：**68.00 元**
（如有印装质量问题，我社负责调换）

本书编委会

主　　编　李　健　邓定伟　赖剑波

副 主 编　祝鸿发　禹　移　吴君璇

主　　审　李佃贵

编　　委　（按姓氏笔画排序）

邓定伟　许　健　李　健　杨　广

吴君璇　吴科锐　张　军　张　俭

罗　瑜　罗宝玲　郑伯俊　禹　移

祝鸿发　黄　竞　龚　竹　梁志坚

梁海龙　赖剑波

序 言

　　危重症，是指病情严重到威胁患者生命的紧急状况，通常伴随着生命体征的不稳定和多脏器功能的损害。对于危重症的治疗要点在于能够为患者提供及时、有效的救治，降低病死率，提高康复率。中医药作为中华文明的瑰宝，一直守护着中华民族的健康，使中华文明绵延至今。几千年的临床实践证实，中医中药无论是在防病治病、还是养生保健上，都是确凿有效的。对危重症病例进行中西医结合治疗能够充分发挥中西医协同的优势，提高临床治疗效果，有助于发现新的医学规律，推动中西医结合学科的发展，为医学科学的发展提供新的思路和方法。

　　广东省中医院作为全国中医系统的标杆单位，是全国最早创立综合型ICU的中医院，为中医药传承创新发展作出了积极贡献，也向世人证明了中医药同样能够参与到危急疑难重症的救治中去，发挥独特优势，释放中西医结合的最大合力，为患者提供最佳诊疗方案。

　　该书选择具有典型中西医结合治疗特点的危重症病例，以临床实际病例为载体，展现中西医结合的理论和诊治方法，总结病例中的成功经验和教训，分析中西医结合治疗方案的优化和改进方向，为培养具备中西医结合知识的复合型人才，推广中西医结合诊治临床危重症提供经验。

　　传承精华，守正创新。新时代背景下的中医人，必须坚守中医哲学的思维方法，坚守中医辨证论治的治疗特点，坚守中体西用的原则，坚守中西并重的观念，才能在临床上发挥好中西医各自的优势，充分发挥中医特色和优势，探索出中西医协同发展的新医疗模式。

国医大师　李佃贵

2025 年 2 月

前　言

　　自 20 世纪 50 年代起，重症医学的发展至今已经有 70 余年，逐渐成长为一门新兴的学科。作为研究危及生命的疾病状态的发生、发展规律及其诊治方法的临床医学学科，重症医学、重症监护病房（intensive care unit，ICU）的建立挽救了众多急危重症患者的生命，大大降低了急危重患者的死亡率。

　　重症医学在我国的发展起步较晚，自 1984 年北京协和医院正式建成我国第一个重症监护病房起，历经 40 年的发展，我国已成为世界上拥有 ICU 床位最多的国家之一。在面对突发的重大公共卫生事件、自然灾害中，ICU 的功能都得到了充分发挥，尤其是 2019 年的新冠疫情，重症医学为挽救患者生命作出了不可磨灭的贡献。但我们必须看到的是，虽然在学科建设、诊治水平、科研创新等方面，重症医学均都取得了长足进步，但是仍然存在区域发展不均、从业人员有限、国际影响力薄弱等众多发展瓶颈，仍需一代代重症人继续为之不懈努力。

　　中医药作为中华民族的伟大瑰宝，在长期与急危重症做斗争的过程中，积累了丰富的治疗经验。从《黄帝内经》《伤寒杂病论》，到《肘后备急方》《医学衷中参西录》，中医经典论著中有大量中医药治疗急危重症的文献记载。但随着西学东渐的盛行、先进科学技术的加持，现代医学得以迅猛发展，中医药在治疗急危重症救治方面发展有所迟缓。为此，毛泽东主席高瞻远瞩，创造性地提出"中西医结合"的发展思路，汲取中医学的整体观念和西医学的微观局部的各自优势，取长补短，逐渐发展成中西医结合的新型医学模式。近现代时期，中医药治疗非典型病原体肺炎、新型冠状病毒感染的成功经验，再一次证实中西医结合治疗急危重症的独特优势。正因如此，党对中医药的振兴发展一直都抱有极大的期许。从党的十八大提出"扶持中医药和民族医药事业发展"，到党的十九大提出"坚持中西医并重，传承发展中医药事业"，再到党的二十大提出"促进中医药传承创新发展，健全公共卫生体系"，党为我们万千中医药人绘就了中医药传承创新发展的蓝图，鼓舞人心，催人奋进，必将使中医药人向着更加宽阔的大道勇毅前行。

　　广东省中医院作为全国最早建立大型综合型 ICU 的中医院，坚持"中医水平站在前沿"，始终以提升中医药治疗急危重症的能力作为发展目标。大学城医院重症医学科建科于 2009 年，以脓毒症、多器官功能障碍综合征、重症胃肠功能障碍等作为专科主攻方向，坚持以中西医结合为手段诊治临床危重症，逐渐成长为集医疗、教学和科研于一体的中西医结合重症医学中心。建科以来，得到国医大师李佃贵教授、全国名中医张忠德教授、广东省名中医邹旭教授的长期指导，在中西医结合救治脓毒症、多器官功能障碍方面积累了丰富的临床经验。本书由科室骨干精心挑选具有代表性的危重症病例，涵盖各大系统的常见急危重症，分为重症心脏疾病、重症呼吸疾病、重症肾病、重症消化疾病、重症神经疾病、脓毒症与多器官功能障碍综合征、中毒七大章节，共录入疑难危重症病例 24 例。文中以临床实际病例为载体，分享诊治的心得体会，结合现代医学的学术进展进行分析，展现中医药的特色与优势，为中西医结合治疗急危重症提供思路与方法。我们希望本书的出版发行，能够与中西医同道们针对急危重症领域的热点、难点问题进行探讨，抛砖引玉、集思广益，为中西医结合重症医学的发展提供助力。

本书在整理成文过程中得到国医大师李佃贵教授、全国名中医张忠德教授、广东省名中医邹旭教授、广东省中医院韩云教授以及东南大学附属中大医院谢剑锋教授的大力支持及帮助，在此致以衷心的感谢！

本书编写过程中，由于时间仓促及编者水平有限，难免有不足之处，敬请读者批评指正。

编　者

2024 年 12 月 2 日

目　录

第一章 重症心脏疾病

病例 1 甲型流行性感冒导致病毒性心肌炎合并心源性休克

【典型病例】

（一）病史资料

翟某某，女，72 岁，2022 年 5 月 17 日求诊。

主诉：发热 1 天，意识不清半天。

现病史（家属代诉）：患者 2022 年 5 月 16 日开始出现发热，最高体温 39.6℃，曾呕吐黄色胃内容物 3 次，非喷射状，伴咽痛，无咳嗽咳痰，无鼻塞流涕，无腹痛腹泻，无尿频尿急尿痛，自行服用退热药物后，体温可降至正常。5 月 17 日中午午饭后患者出现尿失禁，意识淡漠，呼之可睁眼，无法对答，伴气促，遂由家人送至发热门诊就诊。发热门诊症状：意识淡漠，烦躁，高热，气促，咳嗽咳痰，痰黏难咯，恶心欲吐，体温 39.7℃，血压 90/50mmHg。考虑病情危重，遂紧急转入急诊重症监护室（emergency intensive care unit，EICU）继续诊治。

既往史：2 型糖尿病史 10 余年，未规律服用降糖药物。双侧乳腺癌全切术后。2014 年 11 月于外院诊断为放射性臂丛神经损伤、颈椎病。否认高血压、冠心病、肾病等内科病史，否认肝炎、结核等传染病史。

过敏史：否认药物、食物及接触过敏史。

查体：体温 36.4℃，血压 115/51mmHg[去甲肾上腺素 0.2μg/（kg·min）]，脉搏 101 次/分，呼吸 26 次/分，经皮动脉血氧饱和度（SpO₂）97%。双肺呼吸音粗，双肺听诊可闻及散在湿啰音，未闻及干啰音。心率 101 次/分，律齐，各瓣膜听诊区未闻及病理性杂音，无脉搏短绌。双下肢轻度凹陷性浮肿，四肢皮肤温度冷。神经系统查体：昏睡状，格拉斯哥昏迷量表（Glasgow coma scale，GCS）评分 8T 分（E3VTM5），双侧瞳孔等大等圆，直径约 4mm，对光反射存在。颈软，无抵抗，脑膜刺激征（−），四肢肌张力减低，肌力检查不配合，疼痛刺激下肢体可见躲避动作。生理反射存在，病理征未引出。舌红，苔黄微腻，脉滑。

辅助检查：血常规：白细胞（WBC）15.16×10⁹/L，中性粒细胞百分比（NEUT%）94.5%，淋巴细胞（LYM）0.61×10⁹/L，红细胞（RBC）3.58×10¹²/L，血红蛋白（Hb）108g/L，血细胞比容（HCT）31.2%，血小板（PLT）187×10⁹/L。超敏 C 反应蛋白（hsCRP）39.28mg/L。血小板压积（PCT）1.24ng/ml。血气分析：酸碱度（pH）7.465，校正氧分压（PO₂TC）57.2mmHg，校正二氧化碳分压（PCO₂TC）27.1mmHg，乳酸（Lac）1.7mmol/L，全血碱剩余（BEb）−4mmol/L，标准碳酸氢盐（SB）22.1mmol/L，实际碳酸氢盐（AB）18.8mmol/L[吸入氧浓度（FiO₂）40%]。肝功能检查：血清总蛋白（TP）70.6g/L，白蛋白（ALB）41.9g/L。凝血功能检查：D-二聚体（DDi）1.13mg/L 纤维蛋白原当量（FEU），纤维蛋白原（FIB）5.42g/L。肾

功能检查：尿素（urea）3.70mmol/L，肌酐（Cr）44μmol/L，Na^+ 123mmol/L，Cl^- 85.2mmol/L。心肌酶：肌酸激酶（CK）83U/L，肌酸激酶同工酶（CKMB）21.6U/L，乳酸脱氢酶（LDH）240U/L，肌钙蛋白T（TnT）0.033μg/L，脑利尿钠肽（BNP）833.7pg/ml。头部、胸部CT：双侧基底节区腔隙性脑梗死，脑萎缩，双侧颈内动脉颅内段硬化，双侧筛窦炎，额骨内板增厚。右肺下叶支气管扩张并感染，扩张支气管内黏液栓形成，左肺下叶少许炎症。双肺上叶尖段条片状影，考虑慢性炎症、纤维灶，局部支气管轻度扩张，双侧胸膜增厚。心脏增大，以左心室增大为著。

中医诊断：发热（痰热蕴结）。

西医诊断：①脓毒症；②重症肺炎；③感染性多器官功能障碍综合征（循环、呼吸、心脏、凝血）；④支气管扩张伴感染；⑤2型糖尿病；⑥乳房恶性肿瘤个人史（切除术后、放化疗后）；⑦臂丛神经损伤后遗症（放射性臂丛神经损伤）。

患者转入EICU后，治疗上予美罗培南抗感染，维持气管插管接呼吸机辅助通气，纤维支气管镜灌洗，沐舒坦化痰，持续去甲肾上腺素泵入、白蛋白提高胶体渗透压、补液扩容升压，艾司奥美拉唑预防应激性溃疡，镇痛、镇静等支持治疗。但患者循环情况仍不稳定，血压呈逐渐下降趋势，去甲肾上腺素用量较前增加，考虑病情危重，遂转入ICU进一步监护治疗。

（二）诊治经过

患者转入EICU后仍需较大剂量血管活性药物升压，床旁被动抬腿试验（－），测中心静脉压（central venous pressure，CVP）为15cmH₂O，床旁超声提示射血分数（ejection fraction，EF）35%，左心整体收缩功能减低，主动脉瓣少量反流，二尖瓣中量反流，三尖瓣中量反流，左心室舒张功能减退，肺动脉高压（轻度）。心电图示窦性心动过速，前间壁ST段异常抬高，T波异常。血流动力学监测示心排血量（cardiac output，CO）3.3L/min、心脏指数（cardiac index，CI）2.0L/（min·m²）。综合考虑患者存在心源性休克（cardiogenic shock，CS）、泵功能衰竭，遂治疗上予加用多巴酚丁胺强心，呋塞米利尿减轻心脏负荷，中医予加用参附注射液回阳救逆，余治疗继续予抗感染、化痰、呼吸支持、镇痛、镇静等处理。经治疗后，患者循环逐渐稳定，血管活性药物逐渐减少。但追根溯源，患者心源性休克的原因仍未明确，其原因考虑有：①患者有糖尿病病史，糖尿病又被称为冠心病的等危症，其心电图提示ST段异常抬高、T波改变，是否存在急性冠脉综合征可能。②患者入院存在休克，在EICU行积极液体复苏，转入时肢体浮肿，是否存在液体过负荷的表现。③患者以急性起病，存在感染性因素，是否因感染导致急性心力衰竭，即心肌炎、心源性休克。此类患者尤其以病毒性心肌炎为多见，患者既往有恶性肿瘤基础，免疫力低下，存在高危因素。最终，患者肺泡灌洗液宏基因组二代测序（metagenomics next-generation sequencing，mNGS）技术检测报告为甲型流感病毒，分型为H3N2。

至此，患者的最终诊断如下。

中医诊断：①发热（阳虚寒凝）；②喘脱证（阳虚寒凝）。

西医诊断：①脓毒症；②病毒性心肌炎（泵功能Ⅳ级，心源性休克）；③流行性感冒（甲型）；④休克（心源性＋感染性）；⑤急性肾损伤；⑥支气管扩张伴感染；⑦2型糖尿病；⑧乳房恶性肿瘤个人史（切除术后、放化疗后）；⑨臂丛神经损伤后遗症（放射性臂丛神经损伤）。

（三）临床结局

经抗病毒、抗感染、改善循环及呼吸等脏器功能支持治疗，患者病情逐渐稳定，神志清晰，生命体征平稳，遂于 2022 年 5 月 31 日拔除气管插管。6 月 2 日患者转出 ICU 至心脏科监护病房继续治疗，但后期患者再次合并肺部感染、多脏器功能衰竭，最终抢救无效死亡。

【诊治评析与心得体会】

休克（shock）是指机体在严重失血失液、感染、创伤等强烈致病因子的作用下，有效循环血量急剧减少，组织血液灌流量严重不足，引起细胞缺血、缺氧，以致各重要生命器官的功能、代谢障碍和结构损害的急性全身性危重病理过程。

（一）休克的诊断

休克应当从以下三方面进行诊断：诱发因素、临床表现和血流动力学指标。

休克的诊断标准，目前的观点普遍认为包含七个指标：①有休克发生的诱因；②意识障碍或精神异常；③脉速超过 100 次/分；④四肢湿冷、皮肤花斑，尿量少于每小时 30ml 或者根本没有尿；⑤收缩压低于 90mmHg；⑥脉压差＜20mmHg；⑦高血压患者出现收缩压较原来的水平下降 30%以上。

如果符合上面的第①条或者是第②③④中的两条，以及第⑤⑥⑦条其中的一条，可以诊断为休克。也有人指出，血流动力学指标中，低血压为收缩压＜90mmHg 或较基础下降≥40mmHg 或平均动脉压＜70mmHg，尿量标准为＜0.5ml/（kg·h）。

（二）休克的分类

目前临床上对于休克的分类更多的是采用按血流动力学特点进行分类，具体可细分为低血容量性休克、心源性休克、梗阻性休克、分布性休克。

1）低血容量性休克：发生机制为有效循环容量的绝对丢失，常见于失血、胃肠道液体丢失、脱水、利尿等原因，大面积烧伤以及重症胰腺炎早期也属于低血容量性休克。表现为"低排高阻"。

2）心源性休克：血流动力学特点为"低排高阻"，发生机制为心脏泵功能衰竭，心肌梗死、暴发性心肌炎、严重心律失常等均可引起心源性休克。

3）梗阻性休克：所有导致血流流动通道受阻的因素均可引起梗阻性休克，比如肺栓塞、缩窄性心包炎、张力性气胸等。血流动力学特点为"低排高阻"，产生的血流动力学改变最为急剧，危害最大，通常需要快速找到梗阻部位并解除。

4）分布性休克：其病理改变为外周血管收缩舒张功能失调，导致血流分布异常，表现为"高排低阻"，即全身血管阻力下降，并通常伴有高心排血量。

具体的鉴别诊断流程可参考图 1-1。

采取上述分类的原因，在于可以根据血流动力学的特点进行积极的抗休克治疗，目标在于及时纠正组织灌注不足和组织缺氧。而其中的关键节点在于判断患者的容量反应性，以决定液体复苏的策略。因为液体复苏不足会导致长时间的休克状态，预后不良；而液体过负荷则会导致超量的液体进入机体组织间隙，导致心脏、肺脏、肾脏等多脏器的损害，导致休克患者的病死率增加。从文献报道、临床研究的角度已经证实，液体超负荷是休克患者病死率增加的独立危险因素。

因此，在休克患者液体复苏过程中，如何准确识别患者液体反应性并避免液体超负荷，应引起临床医生的足够重视。

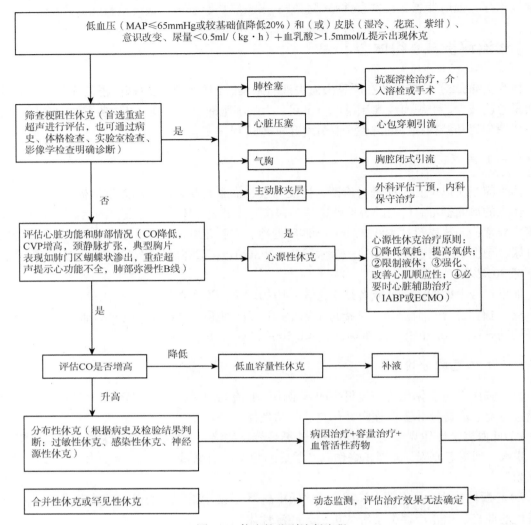

图 1-1　休克的鉴别诊断流程

注：MAP 为平均动脉压（mean arterial pressure，MAP）；CO 为心排血量；CVP 为中心静脉压；IABP 为主动脉内球囊反搏（Intra-aortic balloon pump，IABP）；ECMO 为体外膜氧合（extracorporeal membrane oxygenation，ECMO）技术。

（三）休克的处理流程

在明确休克类型的前提之下，如何积极、有效地纠正休克，具体可参考以下的处理流程，详见图 1-2。

1）及时纠正危及生命的低血压。如果患者平均动脉压低于 40mmHg，迅速使用去甲肾上腺素提高血压，避免心跳骤停。

2）如果没有致命低血压，立即评估容量反应性。观察患者扩容后心排血量是否能增加 15%，有容量反应性，需要扩容治疗，及时纠正容量不足。CVP 目前认为 8～12cmH$_2$O 之间是安全范畴，当排除梗阻性休克的时候，CVP＞12cmH$_2$O、下腔静脉宽度超过 2.0cm 且固定的时候，提示容量过负荷，需要强心和利尿治疗。当CVP＜8cmH₂O，下腔静脉直径小于1.0cm且呼吸变异超过50%的时候，提示容量不足（自主呼吸）。机械通气时候下腔静脉宽度放大到1.5cm，呼吸变异率＞18%才提示容量不足。

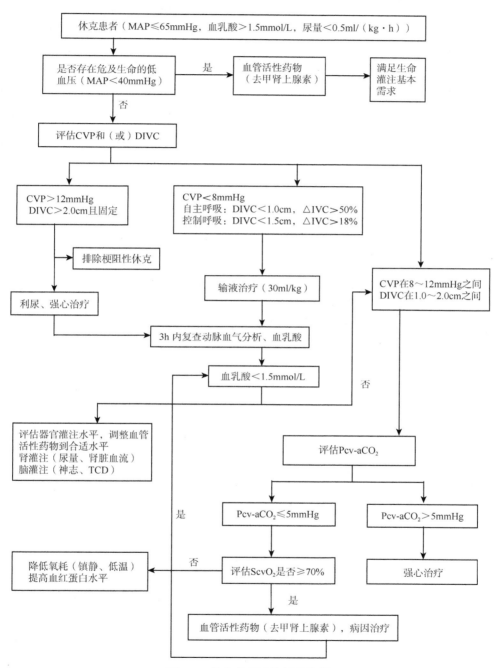

图1-2 休克患者液体复苏流程

注：MAP为平均动脉压；CVP为中心静脉压；DIVC为下腔静脉直径；ΔIVC为下腔静脉呼吸变异度；Pcv-aCO₂为动静脉二氧化碳
　　分压差；ScvO₂为上腔静脉血氧饱和度；TCD为经颅多普勒超声。

3）如果乳酸仍高，可以进行阶梯型评估。如果患者CVP在8～12cmH₂O之间，且下腔静脉在10~20mm之间，可以直接进行阶梯型评估。动静脉二氧化碳分压差（Pcv-aCO$_2$，GAP）是很好的流量指标，和心排血量密切相关。当GAP＞5mmHg的时候，无论中心静脉血氧饱和度（central venous oxygen saturation，ScvO$_2$）如何，都可以继续提高心排血量，如果说此时容量充足，可以毫不犹豫地强心治疗。需要注意的是，强心治疗之后，需要再次评估容量状态。如果GAP≤5mmHg，提示流量指标足够，此时需要参考ScvO$_2$来明确病情，如果ScvO$_2$≥70%，提示流量指标足够但组织摄氧不足，可能是压力灌注不足，治疗上可提高压力，使用血管活性药物，并针对病因进行及时救治〔抗感染、连续性肾脏替代治疗（continuous renal replacement therapy，CRRT）〕。如果GAP≤5mmHg且ScvO$_2$＜70%，提示组织氧供氧耗不匹配，氧耗相对增加，可以加强镇静镇痛、避免发热，降低组织氧耗，也可以输注悬浮红细胞来增加氧供。

【学术争鸣与分享】

（一）心源性休克

心源性休克（CS）是难治的危重心血管病，是心血管病治疗领域的重大挑战。它是指心肌梗死、暴发性心肌炎、严重心律失常等各种心脏疾病引起的严重的心排血量降低，导致周围组织灌注不足和终末器官功能损害的临床状态。低血压和组织低灌注是CS的两大要素，其中组织低灌注是CS的核心问题。

（1）心源性休克的临床表现　心源性休克的诊断有赖于临床表现与血流动力学监测，其临床表现包括以下几项：①低血压。血容量充足的前提下，收缩压＜90mmHg超过30min；或平均动脉压＜65mmHg超过30min；或血管活性药物应用和（或）循环辅助装置支持下SBP＞90mmHg。②脏器灌注不足征象（至少1项）。排除其他原因的精神状态改变，早期兴奋，晚期抑制萎靡；肢端皮肤湿冷、花斑；少尿；代谢性酸中毒，血乳酸浓度增高＞2.0mmol/L。

（2）心源性休克的血流动力学诊断标准　心源性休克的血流动力学特点为"低排高阻"，其血流动力学监测的诊断标准为：①心排血量降低。心脏指数≤2.2L/（min·m^2）；②心室充盈压升高。肺毛细血管楔压≥18mmHg。但左右心室衰竭引起的心源性休克会出现不同的病理生理改变，血流动力学参数也会表现出明显的局限性。如左心衰竭多表现为左心室前负荷增加及肺循环淤血；而右心衰竭引起的心源性休克则以右心室前负荷增加、体循环淤血为特点，但因为右心排血量不足，左心室前负荷则处于不足状态。心源性休克时常有各种混杂因素，临床上需结合其末梢循环、容量状态与血流动力学指标进行综合判断（表1-1）。

表1-1　心源性休克患者的血流动力学指标与临床状态评估

末梢循环	容量状态	
	皮肤湿润	皮肤干燥
皮肤冰冷	典型CS表现	血容量正常的CS
	CI下降，SVR升高，PCWP升高	CI下降，SVR升高，PCWP不变
皮肤温暖	血管扩张的CS或混合性休克	非CS的血管扩张性休克
	CI下降，SVR下降或不变，PCWP升高	CI升高，SVR下降，PCWP下降

注：CS，心源性休克；CI，心脏指数；SVR，全身血管阻力；PCWP，肺毛细血管楔压。

（3）心源性休克的病因　心源性休克需要多学科团队进行系统、全面、综合评估与治疗。

时间是 CS 治疗的关键，病因治疗是 CS 治疗的根本，需要尽快明确病因，尽早干预，避免造成多脏器功能不可逆性损害。

引起 CS 的原因很多，概括起来为"五心"，即心肌病变[如急性心肌梗死（acute myocardial infarction，AMI）、暴发性心肌炎、应激性心肌病等]、心瓣膜病变（如二尖瓣狭窄、主动脉瓣狭窄等）、心包病变（如心包积液、心包填塞等）、心律失常（如心动过速、心动过缓等）、心外原因（如肺栓塞等）。针对不同的病因，处理策略不尽相同，但治疗原则是明确病因的前提下，及时启动针对性治疗，以期降低死亡率、缩短住院时间、改善预后。而在明确病因的同时，稳定血流动力学、保护重要脏器功能、机械循环支持（mechanical circulatory support，MCS）、防治并发症等治疗缺一不可。

（二）心源性休克的容量管理

从休克的定义可以看出，有效循环血容量急剧减少和氧输送不足是休克的本质。心源性休克的根本问题在于心排血量减少，导致氧输送不足与氧代谢异常。而容量是产生和维持心排血量的基础，过多的液体负荷对心源性休克患者有害无益。因此，容量管理始终贯穿于心源性休克患者治疗的全过程。

1）准确评估容量状态是心源性休克患者容量管理的第一步。

临床医生首先根据病史（基础心功能状态，液体出入量，使用利尿剂、强心药等）和临床表现（心率快、皮肤湿冷、水肿、颈静脉怒张、呼吸困难、咯粉红色泡沫样痰等）对患者的容量状态进行初步评估。与容量过负荷状态的评估相比，容量不足的临床发生率相对较低，但对于心源性休克合并脓毒症、感染性休克的患者，存在全身水肿、肺部渗出等液体过负荷的临床表现，但此时机体亦存在因感染导致的毛细血管渗漏，有效循环血量相对不足，因此需要 BNP、氨基末端脑利尿钠肽前体（NT-proBNP）等血清学指标，以及血流动力学监测手段进行精细化评估和指导治疗。

2）必须对心源性休克患者进行容量反应性评估，以甄别出对液体复苏不耐受的高危心源性休克患者。

此时，临床医生需准确回答以下关键问题：①机体是否存在组织灌注不足（必要性）；②机体是否存在容量不足，是否需要扩容（有效性）；③机体对扩容治疗是否安全，对容量是否有反应性（耐受性）。目前，临床进行容量反应性评估的方法包括容量负荷试验、经心肺相互作用的功能性血流动力学指标和被动抬腿试验（passive leg rising test，PLRT）。其中，容量负荷试验是判断容量反应性的"金标准"，但在心源性休克患者中，出现循环状态恶化和肺水肿的风险尤其明显；而被动抬腿试验不需要额外补充液体，且不受心律失常、自主呼吸、肺顺应性等影响，能安全、有效地预测患者的容量反应性。

3）对心源性休克患者，推荐以血流动力学为导向的液体管理策略。

心源性休克患者液体管理主要包括容量过负荷状态的脱水治疗和容量不足状态下的补液治疗或液体复苏。不论处于何种状态，心源性休克患者的容量管理都应该以恢复心排血量和氧输送为目的，强调以血流动力学和器官保护为导向，维持与病理生理改变相匹配的容量状态。在临床实践中，包括压力指标（MAP、CVP），流量指标（CO，静动脉二氧化碳分压差），灌注指标（乳酸、血乳酸清除率），氧代谢指标（$S_{\bar{v}}O_2$），以及上述指标的动态变化均是临床常用的疗效评估指标；但专家更建议使用能够直接测定心排血量的血流动力学监测技术，以心排血量的变化来判断疗效，比如重症超声技术。

【中医药特色与优势】

心源性休克在中医古代文献中未见记载，考虑其临床多以四肢厥冷、皮肤潮湿、少尿、发绀等临床表现，因此将其归为"厥证""脱证""厥脱证"等疾病范畴中。

《伤寒杂病论》云："凡厥者，阴阳气不相顺接。"因此，后世医家多主张从阴阳经气失调的角度出发去论治心源性休克，依据其病因病机大体将其概括为阳气暴脱、气阴两亏两大类，并形成了回阳救逆、益气养阴的治疗方法。

（一）回阳救逆法

所谓"有形之血不能速生，无形之气所当急固"，因此临床针对阳气暴脱的心源性休克患者，多使用参附注射液或参附汤、四逆汤等方加减治疗，以达到回阳救逆之效。

参附汤，最早见于宋代严用和的《济生方》，由红参、附片组成。方中红参性甘、微苦、平，归脾、肺、心经，大补元气，复脉固脱，用于体虚欲脱、肢冷脉微、久病虚赢等，重用以固后天。附子性辛、甘、大热，归心、肾、脾经，回阳救逆，补火助阳，用于亡阳虚脱、肢冷脉微等，以补先天，又可助红参补气之功。二药相伍，上温心阳，下补命火，中助脾土，力专效宏，作用迅速。《删补名医方论》记载："补后天之气无如人参，补先天之气无如附子，此参附汤之所由立也……二药相须，用之得当，则能瞬息化气于乌有之乡，顷刻生阳于命门之内，方之最神捷者也。"

参附注射液脱胎于传统中药参附汤，现代药理研究证实，参附注射液由红参及黑附片的提取物制成，主要含人参皂苷类及乌头类生物碱，能够减轻心肌细胞再灌注损伤、增强抗氧化酶活性以保护心肌组织免受氧化、抑制缺血再灌注细胞凋亡。通过网络药理学和生物学实验亦验证了参附汤可通过调节 Bax/Bcl-2 通路相关靶点蛋白的表达，抑制心源性休克心肌细胞的凋亡，从而减轻心源性休克的心肌损伤程度。因此，临床广泛应用于心源性休克患者当中，包括专家共识、临床指南均推荐使用参附注射液于心力衰竭及心源性休克患者，以改善心功能，改善临床疗效，提高综合治疗有效率。

（二）益气养阴法

对心源性休克之气阴不足者，临床常使用生脉注射液、参麦注射液等益气养阴之品，在减轻心肌损伤、改善心功能及维持患者血压方面有较好疗效。

（1）生脉注射液　生脉散首见于金代张元素的《医学启源》，其曰："麦门冬，气寒，味微苦甘，治肺中伏火，脉气欲绝，加五味子、人参二味，为生脉散，补肺中元气不足。"李杲则认为其"以人参之甘补气，麦门冬苦寒泻热、补水之源，五味子之酸清肃燥金，名曰生脉散"。方中人参（红参）甘温，具有益气生津之效，为君药；麦冬甘寒，具有养阴清热、润肺生津之功，为臣药，与君药合用益气养阴之功益彰；五味子酸、温，具有敛阴止汗，生津止渴之能，为佐药，三药合用，一补一润一敛，益气养阴，生津止渴，敛阴止汗，使气复津生、汗止存阴、气充脉复。

现代药理研究证实，生脉注射液由人参、麦冬、五味子中的有效成分提取制成，包含人参皂苷 Rg_1、人参皂苷 Re、人参皂苷 Rb_1 和五味子醇甲 4 种主要成分，具有增加冠状动脉血流量、抗心肌缺血再灌注损伤、改善左心室重构等多种药理作用。临床研究证实，生脉注射液能通过强心、扩张冠状动脉血管、增加冠状动脉血流量、改善微循环等方面影响心血管系统，从而发挥升压效应，广泛运用于休克、心肌梗死、冠心病等患者当中。

（2）参麦注射液　参麦注射液源自生脉散，红参补元气，固脱生津安神。麦冬养阴生津，除烦清心。红参、麦冬联用益气固脱，生津养阴，复脉养心，是治疗心脏急症较为可靠的制剂。人参味甘、性微寒，主补五脏，安精神，定魂魄，止惊悸，明目开心益智。麦冬味甘微苦、性微寒，阳中微阴，具有强阴益精，消谷调中保神，定肺气，安五脏之功效。两药合用，益气固脱、养阴生津、补心复脉、扶正祛邪。

参麦注射液由红参和麦冬中的有效成分加工制成，有效成分有人参皂苷、麦冬皂苷、麦冬黄酮等，能有效调节心源性休克患者的血压、心率，促进微循环，具有抗休克、稳定血液循环、促进血压恢复的作用，且安全性较好，尤其适用于对于 AMI 并发心源性休克的患者。经药理研究实验证实，其作用机制可能是通过降低丝裂原活化蛋白激酶（mitogen activated protein kinase，MAPK）水平，达到改善心源性休克及保护心肌细胞的目的。

参 考 文 献

陈晓辉，朱永城，江慧琳. 心源性休克患者的容量管理策略. 实用休克杂志（中英文），2021，5（3）：129-132.
管向东. 休克定义及分型的再思考. 协和医学杂志，2019，10（5）：438-441.
国家中医心血管病临床医学研究中心，中国医师协会中西医结合医师分会. 生脉类注射液临床应用中国专家共识. 中国中西医结合杂志，2020，40（12）：1430-1438.
胡延磊，冯涛，丁付燕. 参麦注射液通过 MAPK 通路改善心源性休克 VA-ECMO 治疗撤机后患者的心脏保护作用研究. 中西医结合心脑血管病杂志，2023，21（1）：124-127.
李杲. 内外伤辨惑论. 北京：人民卫生出版社，1959：16.
刘妍，崔北辰，王聪. 心源性休克的诊断与治疗进展. 实用休克杂志（中英文），2022，6（2）：70-75.
韦丙奇，邹长虹，张健，等. 重视心源性休克. 中国实用内科杂志，2020，40（12）：969-973.
徐敬娅，张春蕾，李宝龙. 基于网络药理学和实验验证探讨参附汤对心源性休克的作用机制. 中国药理学通报，2023，39（8）：1548-1557.
杨葛艳，王肖龙. 心源性休克的中医药治疗进展. 中国医药导报，2021，18（3）：35-38.
张元素. 医学启源. 北京：人民卫生出版社，1978：198.
中国医师协会急诊医师分会，中国研究型医院学会休克与脓毒症专业委员会. 参附注射液急重症临床应用专家共识. 临床急诊杂志，2018，19（10）：651-657.

（邓定伟）

病例2　心源性休克合并感染性休克

【典型病例】

（一）病史资料

金某某，女，59岁，2022年1月22日求诊。
主诉：突发胸痛1小时。
现病史（家属代诉）：患者约1月22日03:30出现胸部疼痛，呈压榨样，活动后加重，不可缓解，伴有头晕、冷汗出。无心悸，无呼吸困难，无背痛，无恶心呕吐，无反酸烧心，无两眼黑蒙。于 1 月 22 日 08：53 左右至当地医院，08：55 急诊医生接诊，09：01 查心电图示窦性心律，急性前壁心肌梗死，09：02 考虑急性心肌梗死，09：03 予阿司匹林 300mg、替格瑞洛 180mg、瑞舒伐他汀 20mg 口服，09：04 决定转院，09：09 离开当地医院，于 09：28 至我院急诊完善核酸检测，床边心电监测：心率（HR）68 次/分，呼吸频率（RR）22 次/分，血压（BP）134/76mmHg。09：32 分急查心电图，09：33 请胸痛中心医生会诊，会诊后结合患者症状及心电图提示急性 ST 段抬高型心肌梗死，有行手术指征，09：35 决定行介入手术，09：35 完善肌钙蛋白，09：38 启动导管室，09：40 向患者家属详细交代病情后，理解并同意手术，09：44 患者家属签署知情同意书。09：51 床旁肌钙蛋白回报 156ng/L。遂以"急性心肌梗死"收入心内科，09：57 送至导管室。入院症见神清，精神疲倦，急性病容，胸闷痛不适，呈持续性，放射至后背及双上肢，伴冷汗出，无呕吐，无头晕痛，无黑蒙，无咳嗽咳痰，呼吸顺畅，无腹痛腹胀，二便未解。

既往史：患者家属否认高血压、糖尿病、肾病等内科病史，否认结核等传染病；否认其他传染病史；否认其他手术、输血、中毒或重大外伤史。

过敏史：否认药物、食物及接触过敏史。

查体：体温 36.5℃，血压 134/76mmHg，脉搏 98 次/分，呼吸 22 次/分。神志清楚，精神疲倦，发育正常，营养良好，对答合理，查体合作。全身皮肤巩膜无黄染，未见皮疹及出血点，浅表淋巴结无肿大。头颅无畸形，双瞳孔等大等圆，双瞳孔直径 3mm，对光反射灵敏。咽无充血，双扁桃体无肿大，无脓性分泌物，颈软，无抵抗，活动好，颈静脉无怒张，肝颈静脉回流征（－）。气管居中，甲状腺无肿大，无压痛及震颤。心肺查体见专科查体情况。腹部平坦，腹软，无包块，全腹无压痛及反跳痛，肠鸣音正常，5 次/分，肝脾肋下未及，肝肾区无压痛及叩痛，麦氏点压痛（－），墨菲征（－）。四肢无畸形，触之稍冷。双下肢无凹陷性水肿。神经系统检查示四肢肌力、肌张力正常，生理反射存在，病理反射未引出。舌淡暗，苔薄白，脉细。

专科查体：胸廓对称无畸形，局部无隆起、凹陷及压痛。呼吸平顺，双肺叩诊呈清音。双肺呼吸音清，无干、湿啰音、哮鸣、捻发音。心界无扩大，心前区无隆起，心脏未触及震颤及摩擦感，心率 98 次/分，律齐，主动脉瓣、主动脉瓣第二听诊区、肺动脉瓣、二尖瓣、三尖瓣听诊区未闻及病理性杂音。

辅助检查：（2022 年 1 月 22 日外院）心电图示窦性心动过速，ST 段抬高。（2022 年 1 月 22 日）急诊，超敏肌钙蛋白 T 0.018μg/L。心电图示窦性心律，急性广泛前壁心肌梗死。

中医诊断：真心痛（气虚痰瘀证）。

西医诊断：急性 ST 段抬高型心肌梗死（Killip I 级）。

（二）诊治经过

立即行冠状动脉造影示冠状动脉呈右优势型，冠状动脉左主干（LM）未见狭窄，左前降支（LAD）近段闭塞，可见血栓影，远端心肌梗死溶栓（TIMI）治疗临床试验分级血流 0 级，左旋支（LCX）细小，未见明显狭窄，TIMI 血流 3 级；右冠状动脉（RCA）未见明显狭窄，TIMI 血流 3 级。造影过程中患者胸痛不适，躁动不安，予吗啡 3mg 静脉推注。10：30 患者出现短阵室速，监测示 HR 192 次/分，BP 102/70mmHg，随后转为室颤，立即行心肺复苏，反复电除颤，肾上腺素反复静脉推注强心，碳酸氢钠静脉滴注纠酸，胺碘酮静脉推注抗心律失常，去甲肾上腺素泵入升压，10：50 行床旁气管插管，接呼吸机辅助通气，11：15 患者转为室性逸搏心率 56 次/分，BP 80/50mmHg，予阿托品、肾上腺素静脉推注强心，维持去甲肾上腺素、多巴胺泵入升压，立即于 LAD 及 LCX 行 PCTA 术，术后冠状动脉血流 3 级，考虑患者长时间心肺复苏术后，出血风险极高，暂不行支架置入，沿右股鞘管置入 IABP 导管，以 1∶1 反搏，12∶10 查看患者瞳孔示两侧不等大，对光反射迟钝，完善 CT 检查后送 ICU 监护治疗。CT 提示：①蛛网膜下腔出血，大脑镰及双侧小脑幕少量硬膜下血肿。②两肺多发炎症、渗出。

转入 ICU 时患者呈嗜睡状，维持气管插管接呼吸机辅助通气，IABP 循环辅助，去甲肾上腺素及多巴胺维持血压。患者急性心肌梗死诊断明确，术中反复室颤，行除颤及较长时间心肺复苏，循环暂时稳定后行狭窄部位球囊扩张重建血运，存在心源性休克，继续留置 IABP 辅助，维持去甲肾上腺素、多巴胺泵入升压。患者复苏后见瞳孔异常、意识障碍，影像学考虑蛛网膜下腔出血，结合神经科意见，暂不予抗凝、抗聚治疗，患者存在随时可能复发室颤及局部血管再次堵塞的可能，予以密切关注循环变化，适度利尿减轻心脏负担。予阿托伐他汀钙片口服调脂稳斑，予动态复查心肌酶、肌钙蛋白，心脏超声、心电图评估病情。颅脑方面，结合神经科意见予白蛋白结合呋塞米减轻脑部水肿，动态复查头颅 CT 评估颅内变化。感染方面，患者 CT 提示肺部渗出，经长时间抢救，考虑存在肺部感染，不排除血流感染风险，暂予哌拉西林他唑巴坦抗感染。经上述治疗后，患者循环仍不稳定，血压持续偏低，血乳酸仍波动在 8～12mmol/L，结合患者发热、炎症指标升高，考虑感染加重，遂予升级抗生素为万古霉素联合美罗培南抗感染，同时留取肺泡灌洗液及血第二代测序（NGS）技术检测（后期明确为脓毒症，血流及肺部感染），动态容量及心功能评估，同时留置血滤管行连续性肾脏替代治疗（CRRT），动态调整容量。治疗上继续维持美罗培南及万古霉素抗感染，动态评估容量状态及心功能，维持水电解质、酸碱平衡等支持治疗。

（三）临床结局

患者后期复查心脏彩超，心功能可，于 2022 年 1 月 26 日拔除 IABP；神志转清，肺部感染控制可，于 2022 年 1 月 28 日拔除气管插管改高流量湿化治疗仪给氧。经治疗后病情趋于稳定，于 2022 年 2 月 9 日转至心内科继续专科治疗，并于 2 月 17 日顺利出院。4 月 26 日患者再次入住我院心内科复诊，复查心脏超声提示心功能可，调整用药后出院；肾脏功能逐渐恢复，神经方面未遗留后遗症。

【诊治评析与心得体会】

（一）心源性休克

心源性休克是指由于严重的心功能不全导致血液灌注各组织器官不足，引起多器官功能衰竭的一种临床急重病症。心源性休克通常是由于心脏在泵血功能上受损导致的。常见的病因包括急性心肌梗死、心肌炎、心肌病、瓣膜疾病、心律失常、心脏手术并发症等。这些情况会导致心脏的收缩力下降、心排血量减少或血液回流受阻，最终导致组织器官灌注不足。

心肌梗死后心源性休克的发病阶段可以大致分为以下几个阶段：①急性冠状动脉闭塞期。心肌梗死发生时，由于冠状动脉的急性闭塞，导致心肌缺血和坏死。这个阶段通常发生在心肌梗死后的数分钟至数小时之间。心肌缺血进一步导致心肌收缩功能减弱，心脏泵血效能下降。②梗死周围休克期。心肌梗死引起的急性心肌坏死可引发炎症反应和心肌周围水肿等病理改变，进一步加重心脏功能不全。这个阶段通常在心肌梗死后的几小时至 1～2 天之间发生。

心脏泵血功能的严重损害会导致血液灌注各组织器官不足，最终出现心源性休克的临床表现。③心源性休克期。在梗死周围休克期，如果心脏功能得不到恢复，进一步发展为心源性休克。心源性休克是一种严重的疾病状态，常伴随低血压、体循环不稳定、组织灌注不足以及多器官功能衰竭等表现。需要指出的是，心肌梗死后发生心源性休克的时间并不是固定的，每个患者的病程和进展可能不同。

（二）感染性休克

感染性休克是由严重感染引起的一种临床综合征，特征是感染性病原体侵入机体后，引发广泛的炎症反应，导致多器官功能障碍。

感染性休克的定义包括以下几个方面。首先，存在感染，指病原体存在且有感染表现；其次，持续低血压，指需要补液保持平均动脉压≥65mmHg；再次，血液乳酸水平增高，指乳酸≥2mmol/L；最后，存在器官功能障碍，指新发生的或加重的器官功能异常。感染性休克是重症感染的最严重形式之一。

感染性休克处理指南和专家共识强调早期的识别和干预，以下是一些推荐意见。①早期抗生素治疗。根据感染部位和临床表现，尽早给予适当的抗生素治疗。②液体复苏。在早期进行快速有效的补液，维持循环稳定。③血管活性药物。如需要，使用升压药物来支持血压，例如去甲肾上腺素等。④维持血糖控制。控制血糖水平在适当范围内，避免高血糖对免疫功能和炎症反应的不利影响。⑤脓毒症相关器官功能支持治疗。根据具体情况，可能需要进行肾脏替代治疗、呼吸支持、血液净化等治疗手段。⑥高级重症监护。对于感染性休克患者，密切监测、评估和治疗，以及及时的 ICU 护理支持非常重要。这个病人初期是心源性休克，后期患者心功能恢复，合并感染性休克，后期以处理感染性休克为主要方向。

（三）心源性休克合并感染性休克

通过对相关文献的复习，结合该病例的成功救治经验，笔者认为，在处理心源性休克合并感染性休克的病例时，区分患者当前的主要矛盾是治疗的关键点。

1）快速识别与处理：对于心源性休克合并感染性休克的患者，早期的识别和处理非常重要。在急诊科等场所应尽可能快速识别患者的病情，并积极进行心肺复苏和相关治疗。在治疗上，需要尽可能迅速地确定心源和感染相关的原因，并针对性地干预和治疗。

2）个体化治疗：心源性休克合并感染性休克的治疗需要个体化，根据患者的具体情况，采用多种措施联合治疗。例如，在液体管理上，需要根据患者的补液反应和心脏负担情况调整输液速度和量，动态的评估血容量及心功能是救治成功的关键，避免液体负荷过大导致心脏负担增加。

3）药物治疗和器械治疗是关键的救治策略。

药物治疗主要包括血管活性药物、血管扩张剂、抗生素、出凝血管理等方面：①血管活性药物管理。心源性休克的治疗重点是改善心脏的收缩力和心排血量。常用的药物包括多巴胺、肾上腺素和去甲肾上腺素，用于增强心肌收缩力和提高血压。②血管扩张剂的使用，如硝普钠、硝酸甘油等，有助于降低心脏前负荷，减少心脏后负荷，改善心脏输出。③抗生素治疗。对于合并感染性休克的情况，早期使用广谱抗生素进行有效的感染控制至关重要。④出凝血管理。充分评估使用抗凝治疗指征，特别是对于存在血栓形成风险的患者。

器械治疗则主要包括气管插管、机械通气、主动脉内球囊反搏、连续性肾脏替代治疗以及体外膜氧合等方面：①气管插管和机械通气。对于呼吸衰竭的患者，及时进行气管插管和机械通气支持，确保充分的氧合和二氧化碳清除。②主动脉内球囊反搏术（IABP）。对于心脏功能受损但仍有反搏响应的患者，IABP 可通过增加主动脉舒张期灌注压力，改善冠状动脉灌注，减少心肌耗氧量。主要适用于心源性休克（心功能明显下降但仍有反搏响应）、合并感染性休克（需要支持心脏收缩功能，但未达到体外膜氧合的适应证），以及对正性肌力药物（如多巴胺、去甲肾上腺素等）治疗反应不明显的患者。③连续性肾脏替代治疗（CRRT）：对于伴有肾功能衰竭的患者，CRRT 可以有效清除体内代谢产物和调节体液平衡。④ECMO：在严重的心源性休克无法通过药物治疗控制的情况下，ECMO 提供了一种有效的机械心脏支持方式，可维持足够的心排血量和组织灌注。主要适用于心源性休克（心脏功能持续严重衰竭，未能被药物有效治疗控制）、合并感染性休克（感染、脓毒症造成的严重血流动力学不稳定、难以纠正），以及氧合指数（PaO_2/FiO_2）＜100mmHg 并且存在明显的低氧血症或二氧化碳潴留的患者。

4）严密监测与团队协作是救治成功的重要因素。

对于心源性休克合并感染性休克的患者，需要持续监测患者的血压、心率、心律、尿量、血氧饱和度等，及时发现和处理变化，及时调整治疗方案。同时，定期进行心功能评估和感染病情评估，以评估治疗的效果和患者的预后。

在实际应用中，综合考虑患者的临床表现、实验室检查结果及监测数据，根据病情动态调整治疗方案，是提高救治成功率的关键。此外，团队协作和多学科合作也是成功处理复杂重症患者的重要因素。

【学术争鸣与分享】

（一）早期液体管理策略

早期液体管理在心源性休克合并感染性休克患者中是治疗的关键一环。一些研究支持早期积极的液体复苏，以改善组织灌注和纠正低血压状态。这种方法的支持者认为，有效的液体复苏可以帮助提高心脏前负荷，改善心脏输出，并对感染灶的控制有积极影响。

但也有研究指出，过度的液体复苏可能导致液体过载，进而引发多器官功能障碍综合征（MODS）。尤其是在感染情况下，液体过载可能加重肺水肿和心脏负担，最终影响患者的预后。因此，如何在早期阶段实现有效的液体管理，同时避免液体过载，仍然是一个亟待解决的问题。

（二）抗生素的选择和时机

对于感染性休克的治疗，抗生素的选择和早期应用至关重要。不同类型的感染和病原体可能需要不同的抗生素治疗方案。一些研究支持早期广谱抗生素的使用，以最大限度地减少感染的进展和病原体的扩散。然而，也有研究指出，不合理使用抗生素可能增加耐药性的风险，并可能导致不必要的药物副作用。

鉴于每位患者的感染类型和耐药性风险可能不同，如何在个体化治疗中平衡早期抗生素治疗的迅速性和治疗的精准性，仍然是一个具有挑战性的议题。

（三）药物治疗的个体化

在处理心源性休克合并感染性休克时，药物治疗如何个体化、如何根据患者的具体情况进行调整，是一个持续的讨论点。例如，对于心功能下降的患者，应该优先选择哪种正性肌力药物？如何根据患者的血流动力学状态和临床反应来调整血管活性药物的剂量？

虽然有多种药物可以用于改善心脏功能和血流动力学状态，但如何在不同的临床情境中进行最佳选择仍然缺乏统一的指南。这需要临床医生根据每位患者的具体情况进行个体化治疗方案的制定和调整。

（四）机械支持设备的应用标准

对于 ECMO 和 IABP 等机械支持设备的应用标准和时机，不同的研究和指南之间存在差异。例如，在何时开始 ECMO 治疗？如何评估患者对 IABP 的反应？这些问题涉及临床医生在制定治疗决策时需要权衡的多个因素。

机械支持设备的选择需要综合考虑患者的心功能、血流动力学状态、预期预后和可能的并发症风险。因此，如何通过多学科团队的共同讨论来制定最佳的机械支持治疗策略，是目前的一个关键议题。

（五）多学科团队合作的重要性

在处理心源性休克合并感染性休克等重症患者时，多学科团队的合作和决策共识非常重要。然而，具体的团队合作模式和最佳实践尚未完全统一。例如，在哪些阶段需要集成多学科的意见？如何确保信息共享和决策的高效性？

跨学科团队的协作需要不同专业背景和经验的专家之间的有效沟通与合作。如何建立有效的沟通渠道和共同的决策框架，以优化患者的治疗结果，仍然是一个需要进一步研究和改进的领域。

综上所述，这些学术争鸣点反映了在处理心源性休克合并感染性休克时医疗团队面临的复杂性和挑战。随着临床研究和实践经验的积累，预计这些争议将继续演变，有望达成更多共识，从而改善患者的治疗效果和预后。

【中医药特色与优势】

心源性休克合并感染性休克是一种严重的疾病，需要早期进行综合治疗。中医药在治疗心源性休克和感染性休克方面有许多特色，中医药与西医药并非对立，而是可以相互补充的。在治疗心源性休克合并感染性休克时，中医药可以与西医药进行综合运用，有效发挥各自的优势，提高治疗效果。

1）药物治疗：对于心源性休克，中药可通过加强心肌收缩力，增加心排血量，改善心脏的收缩和舒张功能，进而纠正低血压、低灌注状态。同时，中药也可对感染性休克患者的炎症反应和免疫反应进行干预，调节免疫功能，增强机体抵抗病菌的能力。例如，黄芪、党参、熟地等可用于提高机体免疫力；当归、川芎等药物可用于活血化瘀、改善器官灌注；丹参、红花等药物可用于清热解毒、减轻炎症反应等。

2）注重调气血：中医药认为气血是维持人体生命活动的重要基础物质，调理气血的平衡是治疗心源性休克合并感染性休克的关键。中医药会选用具有活血化瘀、补气养血等作用的中药来调理患者的气血状态。

3）活血化瘀：中医认为心源性休克合并感染性休克时，往往伴有血液瘀滞，可选用活血化瘀的中药，如川芎、桃仁、红花等，以改善血液循环和减轻炎症反应。

参 考 文 献

宋苏沛，薛明，周文博. 参附注射液对心肌梗死急性期并发心源性休克（阳脱证）的疗效观察. 中国中医急症，
　　2022，31（7）：1248-1250.

王强，张林淮，李琪琳，等. 破格救心汤在心源性休克中的应用概述. 辽宁中医杂志，2024，5（10）：1-7.

Callum J，Skubas N J，Bathla A，et al. Use of intravenous albumin：A guideline from the International Collaboration
　　for Transfusion Medicine Guidelines. Chest，2024.

Chanderraj R，Admon AJ，He Y，et al. Mortality of patients with sepsis administered piperacillin-tazobactam vs
　　cefepime. JAMA Intern Med，2024.

El Hussein M T，Mushaluk C. Cardiogenic shock：An overview. Crit Care Nurs Q，2024，47（3）：243-256.

Evans L，Rhodes A，Alhazzani W，et al. Surviving sepsis campaign：international guidelines for management of
　　sepsis and septic shock 2021. Crit Care Med，2021，49（11）：e1063-e1143.

Klompas M，Rhee C. Victories and opportunities in the surviving sepsis campaign's antibiotic timing guidance. Crit
　　Care Med，2024，52（7）：1138-1141.

Lim H S，Gonzalez-Costello J，Belohlavek J，et al. Hemodynamic management of cardiogenic shock in the intensive
　　care unit. Heart Lung Transplant，2024，43（7）：1059-1073.

Masi P，Gendreau S，Moyon Q，et al. Bleeding complications，coagulation disorders，and their management in acute
　　myocardial infarction-related cardiogenic shock rescued by veno-arterial ECMO：A retrospective cohort study.
　　Crit Care，2024，82：154771.

San Geroteo J，Levy M，Bailhache M，et al. Assessment of adherence to the 2020 Surviving Sepsis Campaign
　　guidelines for fluid resuscitation in children with suspected septic shock in paediatric emergency departments：A
　　prospective multicentre study. Arch Dis Child，2024.

Taylor SP，Kowalkowski MA，Skewes S，et al. Real-world implications of updated surviving sepsis campaign
　　antibiotic timing recommendations. Crit Care Med，2024，52（7）：1002-1006.

Zuccarelli V，Andreaggi S，Walsh J L，et al. Treatment and care of patients with ST-segment elevation myocardial
　　infarction—what challenges remain after three decades of primary percutaneous coronary intervention. Clin
　　Med，2024，13（10）.

（禹　移）

病例3　急性心肌梗死后合并心力衰竭

【典型病例】

（一）病史资料

王某某，女，80岁，2023年3月2日求诊。

主诉：反复气促、胸闷4月余，加重1天。

现病史：患者4月余前无明显诱因开始出现气促，平卧时症状加重，端坐呼吸，无夜间阵发性呼吸困难，伴少许胸闷胸痛，以胸骨区为主，无肩背放射痛，无头晕头痛，无视物黑蒙，无晕厥，下肢稍浮肿，伴少许咳嗽咳痰，患者遂至外院门诊就诊，门诊医生予雾化对症处理，症状未见好转。后患者于外院完善心电图提示窦性心动过速；短P-R（Q）间期，V1-V4导联Q波异常，不排除前壁心肌梗死；ST～T改变；不完全性左束支传导阻滞。患者遂于2022年

10 月 28 日至我院住院治疗，入院后完善相关检查，明确诊断为急性心力衰竭、急性肾功能不全、急性肝功能衰竭、肺部感染，予硝酸甘油、单硝酸异山梨酯扩张冠状动脉，呋塞米、托拉塞米减轻心脏前负荷，人重组脑利钠肽强心利尿，达格列净、螺内酯、美托洛尔改善心衰预后，利伐沙班抗凝，雷贝拉唑抑酸护胃，阿托伐他汀降脂稳斑，头孢孟多酯钠、哌拉西林抗感染等治疗后，因病情加重转至我院 ICU 监护治疗。住院期间 2022 年 10 月 30 日 06：10 患者突发意识丧失，呼之不应，心电监护提示室速、室颤。考虑为呼吸心跳骤停、心室颤动，经抢救后患者自主心律恢复，神志清晰，经药物治疗后好转出院。2023 年 2 月患者再发气促、胸闷，再次至我院心律失常科住院治疗，入院后诊断为急性心力衰竭、冠心病、持续性室性心动过速，予减轻心脏负荷、控制心室率及心律失常、改善心衰、调脂稳斑等药物治疗，病情稳定后出院。出院后患者规律服用胺碘酮、倍他乐克控制心室率。3 月 1 日夜间患者再次出现气喘、呼吸困难，伴解水样便 10 余次，遂于 3 月 2 日至我院急诊就诊，入院后诊断上考虑心力衰竭，其间监测患者心率慢，予异丙肾上腺素提升心率，考虑患者病情较重，遂由急诊拟"心力衰竭"收入 ICU。入院症见患者神志清楚，精神疲倦，稍气促，活动后加重，伴端坐呼吸，平卧时加重，无夜间阵发性呼吸困难，胸闷胸痛，乏力，偶有咳嗽，咯白痰，无发热恶寒，无头晕头痛，无视物黑矇，无晕厥，无大汗，无恶心呕吐，无腹胀，有少许腹痛。双下肢轻度凹陷性水肿，四肢末端不温。纳可，眠差，尿可，大便 1 次/天，便质软。

既往史：2023 年 2 月 21 日于我院住院治疗，其间诊断：①急性心力衰竭（左心）；②冠状动脉粥样硬化性心脏病；③持续性室性心动过速；④2 型糖尿病；⑤下肢静脉血栓形成（胫后静脉，腓静脉，小腿肌间静脉）；⑥甲型肝炎；⑦泌尿道感染；⑧高脂血症；⑨高尿酸血症；⑩胸腔积液；⑪肺不典型增生（右上肺小结节）；⑫肾功能不全；⑬大手术个人史，不可归类在他处者（阑尾切除术）。否认高血压、肾病等内科病史；否认结核、梅毒等传染病史；10 余年前行阑尾切除术，具体不详。否认外伤、输血及其他手术史。

过敏史：否认药物、食物及接触过敏史。

查体：体温 36.5℃，血压 122/66mmHg，脉搏 60 次/分，维持异丙肾上腺素 0.1μg/（kg·min），呼吸 22 次/分，SpO_2 99%。神志清楚，精神疲倦，发育正常，营养良好，形体适中，对答合理，查体合作，全身皮肤巩膜无黄染，未见皮疹及出血点，浅表淋巴结无肿大，头颅畸形无，双瞳孔等大等圆，双瞳孔直径 3mm，对光反射灵敏，咽无充血，双扁桃体无肿大，无脓性分泌物，颈软，无抵抗，活动好，颈静脉无怒张，肝颈静脉回流征（－）；气管居中，甲状腺无肿大，无压痛及无震颤；胸廓对称无畸形，局部无隆起、凹陷及压痛。端坐呼吸，双肺叩诊呈清音，双肺呼吸音弱，双下肺可闻及少许湿啰音。心界左扩大，心前区无隆起，心脏未触及震颤及摩擦感，心率 60 次/分，律齐，二尖瓣、三尖瓣听诊区可闻及收缩期杂音，余各瓣膜区听诊区未闻及病理性杂音。腹部平坦，腹软，无包块，全腹无压痛及反跳痛，肠鸣音 4 次/分，肝脾肋下未及，肝肾区无压痛及叩痛，麦氏点压痛（－），墨菲征（－）。四肢无畸形。双下肢轻度凹陷性水肿，四肢末端不温。四肢肌力肌张力正常，生理反射存在，病理反射未引出。舌质暗红，苔白腻，脉弦、沉。

中医诊断：心水病（气虚痰瘀）。

西医诊断：①心力衰竭；②冠状动脉粥样硬化性心脏病（心功能Ⅲ级）；③心律失常（室速、室颤、窦性心动过缓）；④2 型糖尿病；⑤下肢静脉血栓形成（胫后静脉、腓静脉、小腿肌间静脉）；⑥甲型肝炎；⑦高脂血症；⑧高尿酸血症；⑨肺不典型增生（右上肺小结节）；⑩肾功能不全；⑪大手术个人史，不可归类在他处者（阑尾切除术）。

（二）诊治经过

患者入院后心率慢，维持异丙肾上腺素泵入提高心率，予呋塞米利尿减轻心脏负荷，螺内酯、达格列净片改善心肌重构，胺碘酮控制心室率，阿托伐他汀降脂稳斑，硫酸氢氯吡格雷抗凝，维持出入量负平衡，维持电解质平衡等治疗。中医方面，辨证为气虚痰瘀症，治以益气化痰，活血利水为法，中药汤剂予血府逐瘀汤合五苓散加减，并予参附注射液静脉滴注、参松养心胶囊口服以益气温阳养心，予耳穴压豆心、脾、神门以调理心脾功能。

（三）临床结局

经治疗后，患者气促改善，监测心率可，异丙肾上腺素逐步减量，至3月4日予减停异丙肾上腺素。3月9日患者转出ICU至心律失常科继续治疗，3月13日患者症状痊愈出院。

【诊治评析与心得体会】

心力衰竭是心脏功能性和（或）结构性疾病导致心脏收缩和（或）舒张功能障碍，不能将静脉回心血量充分排出心脏，导致组织血液灌注不足，而静脉系统血液淤积，从而出现以肺循环和体循环淤血、组织灌注不足为主要表现的临床综合征。本病是各种心脏疾病的严重或终末阶段，主要表现为呼吸困难、体力活动受限及体液潴留。随着医疗技术水平不断提高，尽管心衰的发病率有所下降，但心衰的反复住院率及死亡率仍居高不下。相关研究数据显示，美国心衰发病率虽呈下降趋势，但住院患者人数却有所增加，而死亡率的高低与种族相关，其中非西班牙裔黑人患者的人均死亡率最高，约为92/10万。在我国，随着生活水平的提高，冠心病、糖尿病、高血压、高脂血症等疾病发病呈上升趋势。尽管医疗技术水平的提高使得心脏病患者生存期延长，然而心衰患病率仍呈升高趋势。据上海一项流行病学调查结果显示，上海市社区老年患者心力衰竭的患病率约为4.08%，其中男性心力衰竭患病率为7.19%，女性患病率为2.22%。针对国内心衰患者死亡情况的流行病学调查发现，心衰住院患者病死率约为4.1%。在导致心衰患者死亡的原因中，左心衰竭、心律失常、心源性猝死是最主要的死因。

（一）心衰的分类

根据心衰累及左心、右心的情况，将心衰分为左心衰、右心衰及全心衰。根据起病时间、速度及严重程度，心衰可分为急性心衰及慢性心衰。急性心衰多见于急性心肌损伤、心律失常及心脏负荷突然加重，导致心功能短时间内衰竭或慢性心衰急性加重，以急性左心衰竭为多见，表现为急性肺水肿及心源性休克。慢性心衰有一个缓慢发病过程，是在原有慢性心脏病基础上逐渐进展而来，存在代偿性心脏扩大或肥厚等机制参与。根据心脏左心室射血分数（left ventricular ejection fraction，LVEF）对慢性心衰进行分类，主要分为三类：①射血分数保留的心衰（HFpEF），LVEF≥50%；②射血分数轻度降低的心衰（HFmrEF），LVEF为41%~49%；③射血分数降低的心衰（HFrEF），LVEF≤40%。

（二）心衰的病因

在病因及诱因方面，心衰最常见的病因为心肌损害、心脏负荷过重、心室前负荷不足。心肌损害可分为原发性及继发性，前者如冠心病、急性心肌梗死、扩心型心肌病、肥厚性心肌病等，后者常继发于糖尿病、甲亢、系统性红斑狼疮等内分泌代谢疾病。心脏负荷过重分为压力负荷过重及容量负荷过重，压力负荷过重常见于高血压、主动脉狭窄、肺动脉高压等，容量负荷过重常见于心脏瓣膜关闭不全、左右心或动静脉分流性先天性心脏病等。心室前负荷不足常见于心脏压塞、二尖瓣狭窄、限制性心肌病等疾病。诱发心衰发作的常见因素有感染、心律失常、血容量增加、过度体力消耗、治疗不当等。其中，感染以呼吸道感染最为常见，心律失常以心房颤动最为常见。

（三）心衰的临床表现

在症状与体征上，左心衰以肺循环淤血及低心排血量为主要表现，患者多表现为劳力性呼吸困难、端坐呼吸、夜间阵发性呼吸困难、咳嗽、咯白色浆液性泡沫样痰、咯血、乏力、倦怠、少尿等。体征上除见基础心脏病的心脏体征外，双肺可闻及湿啰音。右心衰以体循环淤血为主要表现，患者常常因为胃肠道及肝淤血而出现恶心、呕吐、腹胀、食欲减退等症状，同时患者亦有不同程度的劳力性呼吸困难。体征上除见基础心脏病的心脏体征外，多见肢体浮肿、颈静脉怒张、肝大、肝颈静脉回流征阳性等。

（四）心衰的治疗

此例患者在既往冠心病、糖尿病基础上，出现心力衰竭，多次因为感染或心律失常而诱发心衰发作，因此出现呼吸困难、难以平卧等呼吸衰竭症状。通过相关文献学习，结合本例患者的救治过程，笔者的体会如下。

1）对于慢性心衰患者，平时需注意减少钠盐摄入、做好体重管理、避免情绪过于激动，适当运动，避免过度劳累，同时积极针对病因治疗，消除诱发心衰的诱因。药物治疗上，主要采用利尿剂、肾素-血管紧张素-醛固酮系统抑制剂、β受体拮抗剂、钠-葡萄糖共转运蛋白2抑制剂（SGLT2i）、正性肌力药物等。

2）针对急性心衰患者，治疗上应强调联合治疗，包括呼吸支持、减轻心脏负荷、控制心律失常、尽快消除诱因等。在急性心衰症状得到控制后，应积极治疗原发病，平素应避免诱因的出现，才能延缓心衰的进展，改善患者的预后。①呼吸支持：立即给予高流量给氧，如气促仍未能有效改善，可予无创呼吸机辅助通气，对于合并严重呼吸衰竭且经常规治疗仍未能改善者，可予气管插管机械通气。②减轻心脏负荷：可予呋塞米快速利尿，减轻心脏容量负荷。可予硝普钠、硝酸甘油、乌拉地尔、人重组脑利钠肽等血管扩张剂，以减少回心血容量，需注意用药时密切监测血压变化，小剂量缓慢给药，或同时联用正性肌力药物。③控制心律失常：对于伴有快速心室率的房颤患者，可予毛花苷丙静脉注射，控制心室率，增强心肌收缩力。对于合并其他类型心律失常者，应给予相应的抗心律失常药物治疗。如药物治疗无效者，需考虑采取电复律、起搏器植入等治疗措施。④尽快消除诱因：对于由感染诱发心衰发作者，应尽快进行抗感染治疗。对于心律失常诱发者，应针对心律失常类型，积极采取干预措施，除了采用抗心律失常药物外，可采取射频消融、起搏器植入、除颤器植入等手术治疗。⑤积极治疗原发病：对所有可能导致心衰的常见疾病，如高血压、糖尿病、冠心病、甲亢等，在尚未造成心脏器质性改变前，需早期进行有效治疗。

【学术争鸣与分享】

（一）心衰"新四联"治疗模式

近年来，心衰"新四联"治疗模式在临床上被广为推崇，所谓"新四联"，主要包括以下四类药物：①血管紧张素受体脑啡肽酶抑制剂（ARNI）或血管紧张素转化酶抑制剂（ACEI）/血管紧张素Ⅱ受体拮抗剂（ARB）；②钠-葡萄糖共转运蛋白2抑制剂（SGLT2i）；③β受体拮抗剂；④盐皮质激素受体拮抗剂（MRA）。大型临床研究表明，"新四联"治疗策略能显著改善射血分数降低的心衰患者的预后，而SGLT2i和ARNI能改善射血分数保留的心衰患者预后。

关于"新四联"治疗启动的原则，参照《慢性心力衰竭"新四联"药物治疗临床决策路径专家共识》，建议遵循以下原则：①尽早。若无禁忌证，应尽早启动。②安全。考虑"新四联"药物具有一定的降压效益，推荐收缩压≥100mmHg为安全启动治疗的条件。③小剂量联合优先，逐渐增加剂量。为尽早达到"新四联"治疗，应优先联合药物治疗；为降低低血压风险，应小剂量药物联合治疗；在患者能耐受情况下，逐步增加药物剂量，尤其是ARNI/ACEI/ARB类药物及β受体拮抗剂。④分步策略。对于采用小剂量给药，仍不能耐受患者，建议先启动1～2类药物，若能耐受，在2～4周内逐渐达成"新四联"，并逐渐增加至目标剂量或耐受剂量。⑤个体化。合并糖尿病者，建议优先启用SGLT2i；合并冠心病/心肌梗死者，建议优先启用ARNI/ACEI/ARB类药物及β受体拮抗剂；合并慢性肾病或者蛋白尿者，建议优先考虑ARNI/ACEI/ARB类药物、SGLT2i及MRA。⑥知晓起始剂量及目标剂量，各类药物起始/目标剂量详见表1-2；对于合并低血压、肝肾功能不全等情况者，起始剂量应低于一般推荐剂量，加量过程需慢而谨慎，各类药物特殊使用剂量详见表1-3。

表1-2　改善心力衰竭预后"新四联"药物的推荐使用剂量

类别	药物	起始剂量	目标剂量
ARNI	沙库巴曲缬沙坦	50～100mg，每日2次	200mg，每日2次
ACEI	卡托普利	6.25mg，每日3次	50mg，每日3次
	依那普利	2.5mg，每日2次	10～20mg，每日2次
	福辛普利	5mg，每日1次	20～40mg，每日1次
	赖诺普利	5mg，每日1次	20～40mg，每日1次
	培哚普利	2mg，每日1次	4～8mg，每日1次
	雷米普利	1.25mg，每日1次	10mg，每日1次
	贝那普利	2.5mg，每日1次	10～20mg，每日1次
ARB	坎地沙坦	4mg，每日1次	32mg，每日1次
	氯沙坦	25～50mg，每日1次	150mg，每日1次
	缬沙坦	40mg，每日2次	160mg，每日2次
SGLT2i	达格列净	10mg，每日1次	10mg，每日1次
	恩格列净	10mg，每日1次	10mg，每日1次
	索格列净	200mg，每日1次	200～400mg，每日1次
BB	比索洛尔	1.25mg，每日1次	10mg，每日1次
	卡维地洛	3.125mg，每日2次	25mg，每日2次
	琥珀酸美托洛尔	23.75mg，每日1次	190mg，每日1次
MRA	螺内酯	20mg，每日1次	20～40mg，每日1次
	依普利酮	25mg，每日1次	50mg，每日1次

注：ARNI——血管紧张素受体脑啡肽酶抑制剂；ACEI——血管紧张素转化酶抑制剂；ARB——血管紧张素Ⅱ受体拮抗剂；SGLT2i——钠-葡萄糖共转运蛋白2抑制剂；BB——β受体阻滞剂；MRA——盐皮质激素受体拮抗剂

表 1-3 改善心力衰竭预后药物的特殊使用剂量

类别	需要考虑调整剂量的情况
ARNI	未用 ACEI/ARB，直接启动 ARNI，起始剂量应减半；eGFR<60ml/（min·1.73m²），起始剂量应减半；血钾 5.1～5.5mmol/L，不宜启动或加量；血钾 5.6～6.5mmol/L，应减量；血钾>6.5mmol/L，应停用；中度肝功能损害[蔡尔德-皮尤评分 B]），起始剂量应减半；收缩压 90～110mmHg，临床稳定，无低血压症状，可减半量启动
ACEI/ARB	eGFR<60ml/（min·1.73m²），起始剂量应减半；血钾 5.1～5.5mmol/L，不宜启动或加量；血钾 5.6～6.5mmol/L，应减量；血钾>6.5mmol/L，应停用；中度肝功能损害（蔡尔德-皮尤评分 B），起始剂量应减半；收缩压 90～110mmHg，临床稳定，无低血压症状，可减半量启动
SGLT2i	慎用于 eGFR<30ml/（min·1.73m²），如使用，可减半量启动，密切监测肾功能，酌情加至标准剂量；收缩压 90～100mmHg，临床稳定，无低血压症状，可减半量启动
BB	具有负性肌力作用，心力衰竭失代偿期使用，可能短期内加重心力衰竭，应等血流动力学稳定、体液潴留不严重时，从最小剂量启动，逐渐加量
MRA	eGFR<30ml/（min·1.73m²）停用；血钾 5.1～5.5mmol/L，不宜启动或加量；血钾 5.6～6.5mmol/L，应减量；血钾>6.5mmol/L，应停用

注：ARNI——血管紧张素受体脑啡肽酶抑制剂；ACEI——血管紧张素转化酶抑制剂；ARB——血管紧张素 Ⅱ 受体拮抗剂；SGLT2i——钠-葡萄糖共转运蛋白 2 抑制剂；BB——β 受体阻滞剂；MRA——盐皮质激素受体拮抗剂；eGFR——估算肾小球滤过率。1mmHg=0.133kPa

（二）洋地黄类药物在心力衰竭治疗中的地位

洋地黄类药物的用药历史已有两百多年，曾被广泛应用于心力衰竭及心律失常的治疗中。随着心衰病理机制的深入研究，神经内分泌抑制剂逐渐成为慢性射血分数降低的心衰患者治疗的主要药物，而洋地黄类药物的使用逐渐减少。近年来，在大型临床试验的支持下，心衰"新四联"治疗模式被广为推崇，而洋地黄类药物的推荐地位则有所下调。那么，对于心衰患者，是否该应用洋地黄类药物治疗？或者说就目前而言，洋地黄类药物在心衰治疗中的地位如何呢？

关于这个问题，中华医学会心血管病学分会专家组结合既往相关的临床研究及荟萃分析的结果，在《洋地黄类药物临床应用中国专家共识》中提到，洋地黄类药物可改善心衰患者的症状，降低慢性 HFrEF 患者的住院风险，可用于控制房颤患者的心室率，急性心衰合并快速房颤时可首选静脉洋地黄类药物控制心室率。对洋地黄类药物在心衰治疗中的适应证，专家组提出了以下建议：①对慢性 HFrEF 患者（LVEF≤45%）应用利尿剂、ACEI/ARB/ARNI、β受体阻滞剂和醛固酮受体拮抗剂，仍持续有症状者可使用地高辛；②急性心衰合并房颤（心室率>110 次/分）的患者可首选静脉应用洋地黄类药物控制心室率；③NYHA 心功能Ⅰ～Ⅲ级的心衰合并房颤患者，若应用β受体阻滞剂效果不佳或不能耐受或存在禁忌时，可考虑应用地高辛控制心室率；④NYHA 心功能Ⅳ级的心衰患者合并房颤时，可考虑静脉应用洋地黄类药物控制心室率；⑤心衰症状严重的 HFrEF 患者可考虑使用地高辛降低心衰住院风险。

随着心衰治疗理念的更新，尽管洋地黄类药物的地位有所下降，但对于部分患者而言，仍然不可或缺。由于缺乏相关的大型前瞻性临床随机对照试验的研究支持，关于洋地黄类药物在心衰治疗中是否获益，仍然存在一定的争议，需要进一步研究证实。

【中医药特色与优势】

尽管中医没有"心力衰竭"这个病名，但心衰的症状散见于"心痹""心水""喘证""痰饮""水肿"等病，故中医药治疗心衰已有上千年历史，积累了丰富的临床经验，具有现代医学无法替代的优势，尤其在改善慢性心衰患者的症状及体征方面疗效突出。

对于心衰的病因病机的论述，最早见于《黄帝内经》，如《素问·逆调论》曰："夫不得卧，卧则喘者，是水气之客也。"而后汉代张仲景在《金匮要略·水气病脉证并治》中提出"心水"这一病名，并对心水病的症状特征进行了论述，"心水者，其身重而少气，不得卧，烦而躁，其人阴肿"。关于心水病的描述，与心衰的临床症状非常相似。后世医家通过不断的临证，逐渐丰富了对本病的认识，总结形成了诸多行之有效的治疗方案。

结合历代医家的认识，发现本病病性属本虚标实，本虚以气虚、阳虚、气阳两虚、气阴两虚、阴阳两虚为主，标实以痰浊、瘀血、水饮为主。故临证中，本病的治疗需从两方面入手，一要辨清虚在何处，二要辨明痰瘀、水饮等实邪之所在，然后有针对性地给予补虚、祛邪等治疗。

国医大师颜德馨教授认为心衰之本虚在于心阳虚，标实在于瘀血阻络。心主血脉，心阳虚导致心气推动及调控血液无力，则出现心的正常功能衰退。阳虚无以推动血行，久之血瘀脉络，阻滞气机，形成恶性循环。故临床上治疗心衰，颜老主要从温运阳气、行气活血入手，常采用的方剂有麻黄附子细辛汤、血府逐瘀汤等，常用的药物如附子、黄芪、白术、苍术等。邓铁涛教授则认为心衰病位早期在于心肺，晚期涉及脾肾，与肝亦密切相关。从五脏相关入手论治，心衰急性期治以活血利水为主，辅以补益气血阴阳，多从以下证候论治：①肺脾肾虚＋痰瘀热阻，常采用葶苈大枣泻肺汤合泻白散加减治疗；②心脾肾阳虚＋饮凌心肺，常采用真武汤合苏子降气汤或葶苈大枣泻肺汤加减治疗。心衰缓解期则治以补益气血阴阳为主，活血、化痰、利水为辅，多从以下证候论治：①心肺气虚＋痰瘀内阻，常采用养心汤加减治疗；②心脾肾阳虚＋水饮内停，常用真武汤加减治疗；③气阴两虚＋痰饮瘀阻，常采用生脉散合炙甘草汤加减治疗。

除了治疗以外，心衰患者更应注重平素调护，避免心衰急性发作。中医养生在心衰预防与调护方面大有可为之处，如中医气功、八段锦、针灸、中医药膳等，均可应用在心衰患者平素摄生调护中。对于心衰患者而言，临床中药物治疗与预防调护并重，或许更有助于减少心衰发作，改善患者的预后。

参 考 文 献

葛均波，霍勇，杨杰孚，等. 慢性心力衰竭"新四联"药物治疗临床决策路径专家共识. 中国循环杂志，2022，37（8）：769-781.

葛均波，徐永健，王辰. 内科学. 9版. 北京：人民卫生出版社，2018，163.

毛承誉，朱华芳，张田田，等. 上海市社区中老年人群心力衰竭患病率流行病学调查研究. 中国预防医学杂志，2019，20（2）：124-127.

吴焕林. 从五脏相关论治心血管疾病. 北京：人民卫生出版社，2015.

严夏，王大伟. 颜德馨衡法养生新论. 北京：中国中医药出版社，2020：206-207.

中华医学会心血管病学分会，中华心血管病杂志编辑委员会. 洋地黄类药物临床应用中国专家共识. 中华心血管病杂志，2019，47（11）：857-864.

中华医学会心血管病学分会心力衰竭学组，中国医师协会心力衰竭专业委员会，中华心血管病杂志编辑委员会. 中国心力衰竭诊断和治疗指南 2018. 中华心血管病杂志，2018，4610：760-789.

Agarwal M A，Fonarow G C，Ziaeian B. National trends in heart failure hospitalizations and readmissions from 2010 to 2017. JAMA Cardiol，2021，6：952-956.

Anker S D，Butler J，Filippatos G，et al. Empagliflozin in heart failure with a preserved ejection fraction. N Engl J Med，2021，385（16）：1451-1461.

Bhatt D L，Szarek M，Steg P G，et al. Sotagliflozin in patients with diabetes and recent worsening heart failure. N Engl J Med，2021，384（2）：117-128.

Khera R，Kondamudi N，Zhong L，et al. Temporal trends in heart failure incidence among Medicare beneficiaries across risk factor strata 2011 to 2016. JAMA Netw Open，2020，3：e2022190.

McDonagh T A，et al. ESC Scientific Document Group. 2023 Focused Update of the 2021 ESC Guidelines for the diagnosis and treatment of acute and chronic heart failure. Eur Heart J，2023，Aug 25：ehad195.

Solomon S D，Mcmurray J J V，Anand I S，et al. Angiotensin-neprilysin inhibition in heart failure with preserved ejection fraction. N Engl J Med，2019，381（17）：1609-1620.

Tromp J，Ouwerkerk W，Van Veldhuisen D J，et al. A systematic review and network meta-analysis of pharmacological treatment of heart failure with reduced ejection fraction. JACC Heart Fail，2022，10（2）：73-84.

Vadμganathan M，Claggett B L，Jhund P S，et al. Estimating lifetime benefits of comprehensive disease—modifying pharmacological therapies in patients with heart failure with reduced ejection fraction：a comparative analysis of three randomised controlled trials. Lancet，2020，396（10244）：121-128.

Zhang Y，Zhang J，Butler J，et al. Contemporary epidemiology，management，and outcomes of patients hospitalized for heart failure in China：Results from the China heart failure（China-HF）registry. J Card Fail，2017，23（12）：868-875.

（吴科锐）

病例 4　心 脏 骤 停

【典型病例】

（一）病史资料

王某，女，18 岁，入院日期 2022 年 3 月 25 日。

主诉：突发意识丧失 3 小时余。

现病史（同学及校医代诉）：缘患者于 3 月 25 日 09：29 在教室内上课时突然倒地不起，意识不清，四肢抽搐，同学及老师马上呼叫校医及 120，校医诉约 09：35 开始进行胸外按压及行 2 次自动体外除颤器（AED）自动除颤。我院 09：33 接到 120 电话出车，医护人员 09：45 到达现场，见校医正进行胸外按压。症见患者神志不清，呼之不应，无自主动作，触摸颈动脉搏动消失，无自主呼吸，瞳孔散大，立即予心肺复苏术及 AED 除颤 1 次，经抢救至 09：51 患者可触摸颈动脉搏动，微弱呼吸，考虑病情危重，立即转运至我院进行抢救。约 10：00 到达急诊抢救室，症见患者深昏迷，四肢皮肤温度低，四肢抽搐，微弱呼吸，双侧瞳孔等大等圆，直径 2.5mm，对光反射迟钝，疼痛刺激少许反应。心电监测提示体温（T）36.3℃，脉搏（P）106 次/分，BP 125/81mmHg，SpO$_2$60%，立即行气管插管接呼吸机辅助通气，开通静脉通道完善抽血检查，留置深静脉管、胃管、尿管，予扩容，纠酸，甘露醇脱水等处理，考虑病情危重，反复与患者老师、家属交代病情及可能出现的风险，患方对病情及风险表示知情理解，以"呼吸心跳骤停（心肺复苏术后）"入院。

入院症见患者深昏迷，GCS 评分 E1VTM2，维持丙泊酚 8ml/h、咪达唑仑 8mg/h 泵入，维持经口气管插管接呼吸机辅助通气［模式 PCV＋，$FiO_2\%$ 30%，压力（Pi）10cmH$_2$O，呼气末正压（PEEP）4cm H$_2$O，呼吸频率（f）12 次/分］，发热，体温 38.4℃，四肢强直，无呕吐，四肢不温，留置胃管、尿管、右颈深静脉管固定在位、通畅，经尿管引流出黄色尿液，大便未解。

既往史：否认高血压、糖尿病、冠心病、肾病等内科病史，否认肝炎、结核等传染病史，否认其他外伤、输血及手术史。

查体：神志昏迷，GCS 评分 E1VTM2，双侧瞳孔等大等圆，直径 2.5mm，对光反射灵敏，疼痛刺激有反应，四肢皮肤温度低，四肢肌张力增高，肌力未配合检查，双侧霍夫曼征阴性，双侧巴宾斯基征阴性，脑膜刺激征阴性。

辅助检查：（2022 年 3 月 25 日）心肌酶：肌酸激酶同工酶（CKMB）39.8U/L。全胸＋肺血管螺旋 CT 增强扫描＋重建：①右肺上叶后段、双肺下叶渗出灶，考虑炎症。②肺动脉计算机体层摄影血管造影示主肺动脉、双侧肺动脉干及其主要分支未见明确肺栓塞征象。颅脑、胸部、上、下腹部及盆腔螺旋 CT 平扫＋三维重建：①颅脑 CT 平扫未见异常。②右肺上叶后段、双肺下叶渗出灶，考虑炎症。③肝、胆、脾、胰及双肾未见明显异常。④盆腔少量积液。心脏彩超：EF 64%，二、三尖瓣少量反流。血气分析：pH7.263，氧分压（PO_2）123.4mmHg，二氧化碳分压（PCO_2）18.6mmHg，LAC 14.5mmol/L，K^+2.58mmol/L，SB 11.5mmol/L，碱剩余（BE）：-16.52mmol/L。心电图示：①窦性心律；②ST-T 异常；③Q-T 间期延长。

中医诊断：昏迷（痰蒙心窍证）。

西医诊断：①呼吸、心搏骤停（心肺复苏术后）；②心脏停搏复苏成功（复苏后综合征）；③肺炎。

（二）诊治经过

院内大会诊后考虑，结合患者既往无精神疾病史，无服毒服药史，无接触化学药物史。患者出现意识丧失时心电活动不明，根据血气分析提示严重酸中毒，推测心搏骤停后大脑缺血缺氧过程大约 5min 以上，患者目前昏迷状态，对疼痛刺激出现躲避，双侧瞳孔对光反射灵敏，左侧巴氏征可疑阳性，GCS 评分 E1VTM4，复苏后综合征诊断明确。患者第一次血气分析提示血钾 2.58mmol/L，心电图提示 QT 间期延长，目前考虑不排除低钾血症诱发恶性心律失常导致心搏骤停。目前治疗重点包括纠正内环境紊乱，血钾目标为保持在 4～4.5mmol/L，亚低温治疗。高压氧治疗时机应选择患者心肺复苏自主循环恢复后尽早进行。目前考虑恶性心律失常导致患者呼吸、心搏骤停可能性大。神经保护方面，当前治疗以预防恶性心律失常、早期脑复苏为原则，尽早实施目标温度管理（targeted temperature management，TTM）治疗。实施 TTM 时，尤其是低温治疗期间，对血流动力学的影响是全方位的，应对容量状态、体液分布、心脏功能、后负荷以及血管内肺水等进行动态监测评估，且需对常见并发症进行监测，特别是对心律失常的监测，如窦性心动过缓、室性心动过速、心房颤动、心室颤动、QT 间期延长等。患者白细胞升高，胸部 CT 提示肺部感染，予头孢孟多抗感染，奥美拉唑护胃预防应激性溃疡，动态监测生命体征、血糖、离子、心电图、凝血等。

3 月 27 日 22：27 床旁监测可见频发室早，部分成对，呈 R 在 T 上（R-on-T）现象，后出现尖端扭转型室速，予胸外按压可自行终止，反复出现该种情况 2 次，予硫酸镁 2.5g＋氯化钾

1.0g 静脉滴注，低能量电复律。同时逐渐减停咪达唑仑、丙泊酚、冬眠合剂等可能导致 QT 间期延长的药物，严密监测心电，尽早预防及发现恶性心律失常发作。

患者植入型心律转复除颤器（implantable cardioverter defibrillator，ICD）置入指征明确，排除手术禁忌证后，3 月 31 日送手术室全身麻醉下行单腔 ICD 置入术。4 月 1 日患者神志较前进一步改善，神志、肢体活动功能恢复仍欠佳，结合高压氧会诊意见，患者有高压氧治疗适应证，予行高压氧治疗。

（三）临床结局

至 4 月 12 日患者未再发生恶性心律失常，内环境稳定，血气提示氧合指数可，予拔除气管插管，改高流量湿化治疗。

4 月 28 日患者顺利出院，出院时患者神清，精神可，声音低沉，余未见遗留明显神经缺陷症状。后期随访，患者已回学校正常生活及学习。8 月 16 日回院复查脑电图为正常脑电图表现，TCD 未见明显异常。

【诊治评析与心得体会】

在我国，心搏骤停发生率约 40.7/10 万，总体复苏成功率只有 4.0%，院外心搏骤停患者出院生存率更是仅有 1%。本例患者在院外发生心搏骤停，但最后能恢复正常的校园生活，与以下三点关系密切相关：第一，患者心搏骤停时，周围同学、老师及校医作出了及时的判断，并及时实施了心肺复苏术；第二，急诊医护人员到场后继续实施了高质量的心肺复苏术及电除颤；第三，高级生命支持阶段，离不开医护人员的密切配合，多次完成院内多学科诊疗（MDT），及时与家属一起制定最适合的诊疗方案。

基于本例患者的成功救治，笔者总结了以下几点心得，从心搏骤停原因查找及心肺复苏角度，谈谈年轻心搏骤停患者的原因查找，以及心肺复苏后脑保护、脑复苏的策略。

（一）年轻心搏骤停患者病因寻找

心搏骤停或心源性猝死是指突然发生的心脏射血功能终止，导致大动脉搏动和心音消失，严重影响重要器官的血液供应和氧气供应，最终导致生命结束。这一过程可以分为四个阶段：前驱期、发病期、心脏停搏期和死亡期。

1）前驱期中许多患者在出现心搏骤停之前会有数天甚至数周乃至数月的早期症状，例如加剧的胸闷、呼吸困难或心跳加快等，并且容易感到疲劳以及其他非特异性不适。但这些早期症状并非只有在发生心源性猝死时才会出现，并且很难被察觉到。

2）发病期即为导致心搏骤停之前急性血管变化的时段，通常持续时间不超过一个小时。典型表现包括长时间胸闷或急性冠状动脉缺血引起的胸部压迫感、急性呼吸困难、突然出现持续的心动过速、头晕目眩等。若没有任何预警信号就突然发生了心搏骤停，则 95% 可能是由冠状动脉异常引起。通过对已经发生过心源性猝死者进行的连续心电图记录得知，在心搏骤停前几小时甚至几分钟之前，他们常常会出现一系列心电活动的改变，其中最常见的是心率增快以及室上性心动过速恶化升级所带来的室性心动过速恶化升级。

3）心搏骤停期的特点是完全失去意识。若未立即进行抢救，一般几分钟内将进入死亡阶段。极少数情况下可能会出现自发逆转。

4）生物学死亡期指心搏骤停向生物学死亡过渡的过程，其主要取决于心搏骤停时心电活动类型以及进行心肺复苏的及时性。如出现室颤或心室停搏，并且在 4～6min 内未能有效实施心肺复苏，则预后非常不良。除非处于低温等特殊情况下，在 8min 内未能有效实施心肺复苏，存活几乎不可能。

《2005 年美国心脏协会心肺复苏和心血管急救指南》中心搏骤停的常见原因总结为，低氧、低钾血症/高钾血症及其他的电解质异常、低温/体温过高、低血容量、低血糖/高血糖、药物、心包填塞、肺栓塞、冠状血管栓塞、气胸、哮喘。这可归纳为 5H5T 原则。需要快速根据不同的病因，去除可逆性的病因。另外，年轻心搏骤停患者，也常出现在长 QT 间期综合征人群中。

长 QT 间期综合征包括先天性和获得性两大类，主要特征为 QT 间期延长和致命性心律失常，可导致晕厥和猝死。家族性长 QT 间期综合征的青少年患者发生室性心律失常和死亡的危险性高，这种灾难性的事件是不可预测的。近期，发表于 *Heart* 杂志的一篇综述对先天性长 QT 间期综合征的诊断、治疗策略进行了总结，为临床决策提供了指导。长 QT 间期综合征患者的治疗主要包括药物治疗、左心交感神经切除和器械治疗。对于本例发生心搏骤停的长 QT 间期综合征患者，治疗上需要避免使用延长 QT 间期的药物，维持电解质稳定。药物上，β 受体阻滞剂（如纳多洛尔和普萘洛尔）是其基础治疗，其中普萘洛尔可阻断晚期钠离子内流并缩短校正 QT 间期（QTc）。器械上，首先推荐植入 ICD；对于有 ICD 禁忌证或拒绝 ICD 的，I 级推荐左心交感神经切除术。

（二）急诊冠状动脉造影的选择及争议

目前的共识一致认为，复苏后心电图上出现 ST 段抬高的患者，早期冠状动脉造影（在最初 6h 内）是安全和有益的，尽管大部分数据来自非随机队列研究。在复苏后心电图上出现 ST 段抬高的患者，近 80% 的情况下早期冠状动脉造影显示其冠状动脉急性闭塞，这与未并发院外心搏骤停的 ST 段抬高型心肌梗死相似。目前美国心脏协会指南建议，在心搏骤停后心电图上出现 ST 段抬高的患者，即使处于昏迷状态且神经预后不明确也应进行早期冠状动脉造影。非随机临床报告表明，在接受早期冠状动脉造影和介入治疗的复苏后 ST 段抬高患者中，无论是短期还是长期结果都得到了改善。

但关于非 ST 段抬高的院外心搏骤停患者，早期冠状动脉造影的安全性及有效性仍具有很大的争议。这是一个重要问题，因为大多数（>70%）复苏后的院外心搏骤停患者没有 ST 段抬高。有大量非随机队列研究文献报道了非 ST 段抬高的心搏骤停后患者情况，总体结果表明，早期冠状动脉造影在非 ST 段抬高的心搏骤停后患者中是安全且有益的，包括改善生存率和神经功能状态。然而，在非 ST 段抬高的心搏骤停后患者中，急性栓塞性冠状动脉罪犯血管比例约为 20%～30%。这种较低比例导致美国心脏协会对早期冠状动脉造影在非 ST 段抬高的心搏骤停后患者中的运用为弱推荐。

总的来说，广泛认为及时再灌注和血管重建对患者是有益。这种急性闭塞的罪犯病变血管的发生率因研究而异，尚无定论，这是未来研究的一个重要领域。根据现有数据，存活可能不是唯一重要的终点。及时再灌注急性闭塞的冠状动脉也很关键，因为它可以挽救处于风险中的心肌，并可能预防幸存者后期复发和心力衰竭的发生发展。通过保留左心室功能并最终避免心力衰竭，可以改善生活质量。根据中华医学会急诊医学分会复苏学组《成人心搏骤停后综合征诊断和治疗中国急诊专家共识》推荐，心搏骤停后患者血运重建决策流程见图 1-3。

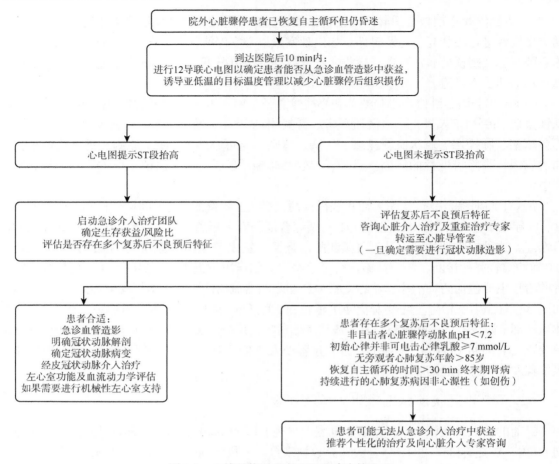

图 1-3　心搏骤停后患者血运重建决策流程

【学术争鸣与分享】

心搏骤停后综合征的脑保护策略

心肺复苏后脑保护、脑复苏对后期恢复正常生活至关重要，主要包括基础药物治疗、目标温度管理、高压氧治疗等。

目标温度管理（TTM），是应用物理和化学（药物）方法把核心体温快速降到目标温度，维持目标温度一定时间后缓慢恢复至正常生理体温，并且避免体温反跳的过程。指南推荐心搏骤停患者在经心肺复苏后自主循环恢复但仍持续昏迷时，可使用 TTM 以改善神经功能转归。目标温度设置为肛温 32～36℃，应连续监测核心体温。可选择水循环降温毯、冰帽、冰袋、酒精擦浴等，TTM 诱导期尽可能缩短，通常 2～4h 将核心温度降至目标温度，维持时间至少 24 小时，注意监测凝血和电解质。心搏骤停患者建议尽可能在自主循环恢复后 8h 内开始 TTM，但超过 8h 后应用 TTM 仍可能获益，延误时间越长获益越少。TTM 复温期，建议复温速率为 0.25～0.5℃/h，复温后仍需控制核心体温在 37.5℃以下，至少持续 72h。早期高压氧治疗可与 TTM 结合应用于复苏后昏迷的患者，可能有利于患者神经功能恢复。

药物方面，镇静首选丙泊酚，但需要动态监测血压，避免发生低血压。另外建议加用金刚烷胺 100mg（每日两次），甘露醇 125ml（每 8 小时一次），静脉注射地塞米松 10mg（每日一次），以减轻脑水肿，降低氧耗，同时完善 24 小时脑电视频监测、脑干听觉诱发电位评估脑功能。另外，可加用依达拉奉静脉滴注抑制脑细胞、神经细胞的氧化损伤，丁苯肽减轻患者神经功能损伤。

高压氧方面，高压氧治疗时机应选择患者心肺复苏自主循环恢复后尽早进行，但应该监测 24~48h，未出现恶性心律失常时再谨慎考虑高压氧治疗。对血流动力学不稳定，仍需血管活性药物维持的复苏后早期患者应慎用高压氧治疗。早期复苏后患者需经充分评估后，充分告知患者家属舱内治疗风险并在配备完备的高压氧舱内急救设施及急救人员的前提下实施高压氧治疗。即使心肺复苏后较长时间的脑损伤，高压氧治疗患者亦可能受益。

植入型心律转复除颤器（ICD）在高压氧治疗中谨慎使用除颤模式。本例患者住院期间反复出现尖端扭转型室速，ICD 置入指征明确，家属同意安装 ICD。需要注意的是，安装 ICD 后进行高压氧治疗，需要对 ICD 的相关参数有充分的了解。本例 ICD 理论上可耐受额外增加 6 倍的大气压力，高压氧时具有设备故障或损坏风险，另外，有文献建议自动除颤器在高压氧治疗时禁用除颤模式，但综合患者病情及多次全院讨论意见，考虑治疗期间仍需开启自动除颤器的除颤功能，应与患者家属充分沟通相关风险，签署知情同意书，接受设备故障或损坏风险方可开展高压氧治疗，告知治疗期间若患者病情变化，激发自动除颤器启动除颤，理论上存在外部电弧放电风险，进一步引起舱内火灾（目前国内外暂无相关报道，但仍有风险），从而导致患者病情加重等风险。

【中医药特色与优势】

尽管中医学并未对"心搏骤停"和"心搏骤停后综合征"给出具体病名，但在众多古代中医文献中可以找到与其临床表现相似的描述。这些典型描述包括"卒死""暴（曝）死""阴阳离决""卒客忤死"以及其他类似词语如"卒中恶死""中恶卒死""暴病卒死"，甚至还有"鬼击卒死"。虽然从现代角度来看，这些广义上突然发生身亡的疾病并不完全等同于真正意义上的心搏骤停，然而，它们之间存在着相似的病机，并且都属于容易进展为心搏骤停这种重大情况。因此，在传统中医领域内深入探究这些情况具有重要价值。

在《肘后备急方》中云："卒死中恶及尸厥者，皆天地及人身自然阴阳之气有乖离痞隔，上下不通。"其认为卒死是内外因共同导致的。

《灵枢》："三虚相搏，则为暴病卒死。"《甲乙经》云："黄帝问于岐伯，有卒死者，何邪使然？答曰：得三虚者，暴疾而死。黄帝曰：愿闻三虚。答曰：乘年之衰，逢月之空，失时之和，因为贼风所伤也。"根据上述论述，当出现"三虚"的情况时，可能会容易导致心搏骤停。乘年之衰：指风、火、寒、湿、暑、燥六种气候按照一定规律每六年形成一个周期，因此每年都有一种气候占主导地位。当遇到当值气候不足的情况时，即为年之衰，这个时期容易暴发瘟疫并造成生命凋零。逢月之空：指古人认为人体精气与月亮圆缺有相似的盈亏规律，当月亮处于月缺状态时，人体精气也最为衰竭，在这个时候容易受到外邪侵袭。失时之和：指四季气候异常变化的情况。当气候反常且变化迅速而剧烈时，人体难以适应，并容易发生突发性死亡等急性疾患。

针对卒死患者，传统医学通常采用三种治疗方式：心脏按压、中草药治疗以及针灸疗法。

在心脏按压方面，我国传统医学早在一千多年前就已经发展出了相关技术。《金匮要略》

记载："一人以脚踏其两肩，手少挽其发，常弦弦勿纵之。一人以手按据胸上，数动之。一人摩捋臂胫，屈伸之。若已僵，但渐渐强屈之，并按其腹。"其中包含了现代心肺复苏的三个关键要素：保持气道通畅、进行胸外按压和实施人工呼吸。虽然没有详细描述相关操作，也不符合现代医学规范，但已经充分表明古人已经认识到心肺复苏的重要性。

中医治疗卒死时，古代医生常使用具有开窍醒神和芳香化痰作用的药物。例如，《金匮要略》中记载了"三物备急丸"，由大黄、干姜和巴豆组成；还有"还魂汤"，由麻黄、桂枝、杏仁和甘草构成。考虑到卒死患者往往无法配合口服给药，因此采取了灌鼻、吹鼻取嚏、烧烟熏鼻以及强灌服等不同的用药方式。

针灸可以促进气血流畅，具有益气回阳的效果，许多穴位都有治疗卒中相关病症的作用。《针灸甲乙经》记载："尸厥，死不知人，脉动如故，隐白及大敦主之；恍惚尸厥，头痛，中极及仆参主之；尸厥暴死，金门主之。"《医学入门》："尸厥百会一穴美，更针隐白效昭昭。"

参 考 文 献

马青变，王军红，陈玉娇，等. 成人心搏骤停后综合征诊断和治疗中国急诊专家共识. 中国急救医学，2021，41（7）：578-587.

Dumas F，Boμgouin W，Geri G，et al. Emergency percutaneous coronary intervention in post-cardiac arrest patients without ST-segment elevation pattern：Insights from the PROCAT II Registry. JACC. Cardiovascular Interventions，9（10）：1011-1018.

Hirsch G，Abella S，Amorim E，et al. Critical care management of patients after cardiac arrest：a scientific statement from the American Heart Association and Neurocritical Care Society. Neurocrit Care，2024，40：1-37.

Kern B，Lotun K，Patel N，et al. Outcomes of comatose cardiac arrest survivors with and without ST-segment elevation myocardial infarction：Importance of coronary angiography. JACC. Cardiovascular Interventions，8（8）：1031-1040.

Khera R，CarlLee S，Blevins A，et al. Early coronary angiography and survival after out-of-hospital cardiac arrest：a systematic review and meta-analysis. Open Heart，5（2）：e000809.

O'Connor E，Ali S，Brady J，et al. Acute coronary syndromes：2015 American Heart Association Guidelines Update for cardiopulmonary resuscitation and emergency cardiovascular care. Circulation，2015，132：S483-S500.

Wilde A A M，Amin A S，Postema P G. Diagnosis，management and therapeutic strategies for congenital long QT syndrome. Heart，2022，108（5）：332-338.

（许 健）

病例 5 心 脏 移 植

【典型病例】

（一）病史资料

王某某，女，61岁，2017年9月9日求诊。

主诉：反复胸闷气促30年，加重5年，再发1天。

现病史：患者30年前开始出现胸闷气促，当时在当地医院诊断为心肌炎，经治疗后病情好转，仍时有上述症状发作。5年前患者自觉胸闷气促发作较前加重，伴心悸、胸痛，活动后明显，夜晚难以平卧，夜间阵发性呼吸困难，反复发作，间断出现双下肢水肿，反复于外院治疗，诊断为心肌病、慢性心力衰竭、心功能Ⅳ级。外院予强心、利尿等治疗，症状时有反复，建议行心脏移植术。昨日患者无明显诱因下出现气促加重，伴胸闷、心悸，夜间阵发性呼吸困难，无发热恶寒，无恶心呕吐，无双下肢浮肿，遂来就诊，由急诊拟"心肌病、慢性心力衰竭、心功能Ⅳ级"收入院。入院后完善相关检查，排除手术禁忌证后于 2017 年 9 月 10 日行"同种异体心脏移植术"，术中体外循环 126min，阻断 79min，辅助 42min，术中出血量 1200ml，补液 1000ml，自体全血回输 533ml，输注红细胞悬液 6U，新鲜冰冻血浆 1200ml，冷沉淀 10U。术后患者出现血压低、心率快，需大剂量血管活性药物升压，同时出现尿少、氧合下降，为求进一步监护治疗，遂转入 ICU。

既往史：否认高血压、糖尿病、肾病病史；否认肝炎、结核等传染病史；否认外伤、输血及其他手术史。

过敏史：否认药物、食物及接触过敏史。

查体：体温 36.8℃，血压 102/51mmHg［肾上腺素 0.03μg/（kg·min）、多巴胺 8μg/（kg·min）、多巴酚丁胺（4μg/kg·min）］，脉搏 131 次/分，呼吸 14 次/分，SpO_2 100%。麻醉初醒，精神疲倦，可点头示意，配合部分指令动作，维持气管插管接呼吸机辅助通气（模式 SIMV＋PS，参数：Vt 380ml，RR 14 次/分，PS 12cmH₂O，PEEP 4cmH₂O，FiO_2 50%）。全身皮肤黏膜、巩膜无黄染，全身皮肤未见皮疹及出血点，浅表淋巴结未触及肿大。双侧瞳孔等大等圆，直径约 2mm，对光反射存在。颈软，无抵抗，气管居中，胸部正中术口敷料外观干洁，无渗血渗液。双肺呼吸音清，双肺未闻及干、湿啰音。心律齐。腹部平坦，腹肌软，无压痛，无反跳痛，肝脾肋下未触及，墨菲征（－）麦氏点压痛（－），肠鸣音 5 次/分。神经系统查体：四肢肌力、肌张力正常，生理反射存在，病理征未引出。舌质淡暗，苔薄白，脉沉细。

中医诊断：心衰病（气虚血瘀证）。

西医诊断：①心肌病（心功能Ⅳ级，同种异体心脏移植术后）；②急性呼吸窘迫综合征；③急性肾损伤；④二尖瓣及三尖瓣关闭不全（轻度）；⑤肺动脉高压（中度）。

（二）诊治经过

患者转入 ICU 后血压仍偏低，心率快，尿量少，术口引流量少，床边行被动抬腿试验（＋），CVP 偏低，急查血气提示血乳酸升高明显，考虑其手术时间长、术中出血量大，存在容量相对不足。继续予维持泵入肾上腺素、多巴胺及多巴酚丁胺强心升压，继续输注红细胞悬液纠正贫血，冷沉淀补充凝血因子，白蛋白提高胶体渗透压，极化液维持心肌细胞膜稳定及对症补充电解质等处理。

经处理后，患者心率、血压改善不明显，但 CVP 上升明显，复查血气提示氧合指数进行性下降，乳酸持续升高，床边心排血量测定提示心功能下降，考虑患者不排除存在长时间体外循环后心肌顿抑、术后低心排血量表现，予限制液体入量，增加肾上腺素用量强心，呋塞米利尿减轻心脏负荷。经处理后，患者循环情况逐渐稳定，氧合改善，乳酸呈进行性下降趋势。

（三）临床结局

9 月 12 日患者生命体征平稳，停机状态下氧合稳定，顺利脱机拔管。后续治疗逐渐进入术后康复功能锻炼，至 9 月 20 日患者神志清晰，生命体征平稳，顺利出院。术后当地医院定期复查心功能，病情稳定，术后恢复良好。

【诊治评析与心得体会】

低心排血量综合征（low cardiac output syndrome，LCOS）是一组以心排血量下降、外周脏器灌注不足为特点的临床综合征，是心脏外科术后较严重的并发症之一，可延长患者的住院时间、增加患者的住院费用，甚至导致患者死亡。

（一）低心排血量综合征的诊断标准

LCOS 的临床诊断需符合以下诊断标准的 2 项及以上：①术后收缩压下降持续 2h 以上，且下降数值高于术前血压的 20%；②每小时尿量＜0.5ml/kg 体质量，持续 2h 以上；③中心静脉压＞1.73kPa，持续 2h 以上；④中心体温与体表体温差＞5℃，持续 2h 以上；⑤心脏指数＜2.5L/（min·m²）。

（二）低心排血量综合征的病因

心脏手术中，体外循环及主动脉阻断时间过长可引起多种过氧化物、细胞因子等有害物质积聚，进而发生炎症反应或激素介导的应激反应，导致心肌细胞虽未死亡，但其结构、代谢已发生改变，进而表现为收缩力下降，即心肌顿抑，往往需再灌注后数小时或数天方能恢复。文献报道亦指出，体质量过轻或过重、高龄、合并高血压、肺动脉高压；术前心功能障碍、水电解质紊乱、肾功能不全；术中失血量比过高、体外循环时间及主动脉阻断时间过长、未使用超滤；术后心律失常、失血量比过高均为心脏瓣膜疾病患者术后发生 LCOS 的危险因素。

患者一旦出现 LCOS，首要需明确其具体的原因，从根本上解决导致低心排血量综合征的病因。如心肌缺血者要积极开通血管；心包填塞者要行心包穿刺或心包开窗减轻梗阻；心律失常者要积极复律治疗等。明确其病因无非是确定血流动力学的特点，包括心电图、胸片、超声、中心静脉监测、肺动脉漂浮导管等无创、有创措施都是临床常用的监测、诊治手段。而床旁经胸超声心动图能观察心内结构及心包的形态学特征、测量血流动力学参数、评估心脏功能及循环状态，进而发现导致 LCOS 的具体原因，以指导临床及时给予相应治疗，对降低围手术期死亡率具有重要价值。

（三）低心排血量综合征的处理流程

低心排血量综合征患者血流动力学支持至关重要，但低心排血量综合征的根源在于心排血量下降后心排血量与外周器官氧需求不匹配。因此，无论是针对心脏本身的处理，还是心脏和外周器官之间的处理，都应当尽量以维护氧供需平衡为准则，以增加氧供及降低氧耗为目的，在设定血流动力学目标、药物选择、机械循环辅助装置的应用、机械通气、镇静、营养支持等方面充分体现氧供需平衡理念，既要避免氧耗大于氧供造成组织器官缺血缺氧，也要避免以增加心脏作功为代价所造成不必要的氧供大于氧耗。其具体的处理流程见图 1-4。

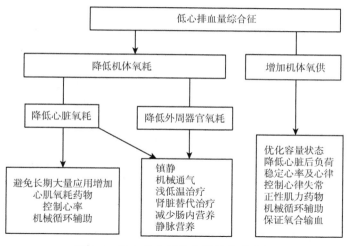

图 1-4 低心排血量综合征的处理流程

【学术争鸣与分享】

1967 年南非医师巴纳德（Barnard）完成了人类首例同种异体心脏移植手术，从此心脏移植成为治疗终末期心力衰竭患者的可靠手段，是改善终末期心脏病患者生存期和生活质量的有效途径。随着心脏移植技术的成熟，围手术期管理的优化，免疫抑制方案的改良，目前心脏移植的患者数量不断增加，患者生存率日益提高，生活质量日趋改善，临床效果不断提高。根据2019 年国际心肺移植学会（International Society for Heart&Lung Transplantation，ISHLT）的数据，欧美的心脏移植受者的总中位生存期为 12.5 年，首年存活受者的中位生存期为 14.8 年。目前，心脏移植面临的问题如下。

1）心脏移植供者不足。心脏移植供者主要来源于意外离世及脑死亡的患者，通常情况下，我们会选择年龄小于 45 岁、没有并发症（高血压、糖尿病）、无左心室功能障碍、缺血时间小于 4h 的供者心脏进行移植。但由于文化、宗教、伦理和社会环境等多方面的影响，长期以来，心脏供者不足一直都无法满足移植的需求。终末期心衰患者一般需等待 2 个月至 3 年才有合适供者。近年来，随着器官移植与分配系统的不断升级、完善，社会理念的进步，越来越多的年轻群体加入了志愿器官捐献的行列；同时，边缘供心理念的提出，提高了器官的使用率，一定程度上缓解了供心短缺的现象。相信随着时间的推移，未来器官短缺的情况会逐渐得到改善。

2）心脏移植技术有待完善。原位心脏移植（orthotopic heart transplantation，OHT）是终末期心衰患者的最终疗法。但近年来，由于心脏供体的来源减少，原位心脏移植的手术数量一直维持平稳甚至有下降的趋势。但随着供体保存技术的不断改进、围手术期排异监测与免疫抑制手段的提高，我国心脏移植技术已逐渐发展成熟，中国医学科学院阜外医院单中心试验数据显示，与国际水平对比，我国心脏移植受者术后院内存活率（91.88%）略高于国际水平（90.57%），受者术后远期（10 年）存活率（78.3%）也远高于国际水平（56.5%）。

除原位心脏移植之外，近年来比较盛行的是人工心脏技术。根据全部或部分替代自然心脏的功能和作用装置，人工心脏分为全人工心脏（total artificial heart，TAH）和心室辅助装置（ventricular assist device，VAD）。目前，临床上所说的人工心脏通常指代的是 VAD，其作用包括移植前过渡支持，等待心脏供体；帮助心功能恢复，逆转心脏重构；以及作为终点治疗手段，作为终身心脏辅助。据报道，新一代 VAD 植入预后与心脏原位移植的疗效相当。

3）围手术期手段有待优化与改进。缩短供心冷缺血时间和提高供心保存质量是心脏移植成功的关键。理想的供心冷缺血时间小于 4h，其很大程度上受器官转运系统的影响，在我国，仅有 52.5%的供心冷缺血时间小于 4h，另有 28.2%的供心冷缺血时间大于 6h。

近年来，随着国家政策、医疗法规的完善，我国现在也为器官移植转运提供了绿色通道，预计可缩短 1.0～1.5h 的转运时间，为心脏移植的成功保驾护航。

4）注意排斥反应。排斥反应是心脏移植术后受者死亡的重要原因，移植术后排斥反应按发生时间分为超急性、急性和慢性排斥反应。超急性排斥反应原因为血型不相容或抗供者补体依赖淋巴细胞毒性试验阳性，现已罕见。急性排斥反应与细胞免疫有关。慢性排斥反应与体液免疫有关，导致血管周围炎症，使供心功能逐渐下降。

免疫策略分为免疫诱导和免疫维持。免疫诱导是在移植早期补充抗胸腺细胞球蛋白或使用抗宿主 T 细胞的单克隆抗体。免疫维持通常为钙调磷酸酶抑制剂（calcineurin inhibitor，CNI）（如他克莫司）、抗代谢药（如吗替麦考酚酯）和糖皮质激素联合应用。

5）注意术后并发症。心脏移植物血管病（cardiac allograft vasculopathy，CAV）、恶性肿瘤和肾衰竭是心脏移植术后常见并发症。

CAV 以弥漫性冠状动脉闭塞为特征，病理改变为炎症破坏内皮细胞，血小板活化、聚集导致血管闭塞，是移植术后 1 年后受者死亡的最常见原因，占全部死因的 10.5%～12.4%。频繁发生的排斥反应、慢性排斥反应、慢性移植物功能障碍和再次移植都与 CAV 密切相关。

恶性肿瘤在心脏移植术后高发，发生率随时间上升，1、5、10 年分别为 5.1%、16.0%、27.7%。男性、再次移植、既往恶性肿瘤史和使用免疫抑制药是心脏移植术后肿瘤发生的高危因素。免疫治疗为此类肿瘤的主要治疗手段，但可能导致心脏功能障碍和排斥反应，因此对高危受者应权衡免疫治疗和免疫抑制。

肾衰竭由 CNI 疗法的肾毒性引起，术后 1、5、10 年发生率分别为 6.7%、15.7%、22.3%，治疗策略包括使用哺乳动物雷帕霉素靶蛋白（mTOR）抑制剂替代抗代谢药以减少 CNI 剂量或停用 CNI，联合使用 mTOR 抑制剂和吗替麦考酚酯，两种策略均可显著改善肾功能。

6）心脏异种移植有待进一步研究。异种移植是器官短缺下同种移植的替代方案。自 1964 年第 1 例心脏异种移植实施后，关于心脏异种移植的探索从未停止，但物种间的免疫屏障、病毒传播风险、生理屏障和社会伦理问题等都是异种移植面临的重大挑战，其距离真正应用于临床还很遥远。

心脏移植是治疗终末期心脏病的有效手段，随着心脏移植技术的逐渐成熟，围手术期管理的优化，心脏同种移植在未来很长一段时间内仍会占据主导地位。在不断探索创新、积累经验、技术革新的基础上，人工心脏在未来有取代心脏移植的可能。异种移植是未来心脏移植发展的方向之一，但该领域仍有许多难题需要克服。心脏移植在未来会持续处于热潮，最终惠及终末期心衰患者。

【中医药特色与优势】

（一）中医对器官移植的认识

我国对器官移植的设想由来已久，《列子·汤问》云："鲁公扈、赵齐婴二人有疾，同请扁鹊求治。既同愈……扁鹊谓公扈曰:'汝志强而气弱,故足于谋而寡于断,齐婴志弱而气强,故少于虑而伤于专。若换汝之心,则均于善矣。'扁鹊遂饮二人毒酒,迷死三日,剖胸探心,易而置之,投以神药,即悟,如初,二人辞归。"上述文字的真实性虽有待考证,但由此可知,器官移植的思想在中国传统医学中早有萌芽。

(二)中医对器官移植的病机探讨和辨证施治

器官移植的适应证是人体某一器官已基本失去功能,无法维持机体的基本生存需求。因此在移植前,机体已处于失代偿衰竭状态,大量痰、湿、水、饮、瘀血等病理代谢产物积聚体内;而在手术过程中,也不可避免地存在一定程度的手术创伤。因此,中医学认为,移植受体大多处于正气虚衰,邪浊停聚、瘀血阻滞、虚实夹杂的病机状态,在临床上以此进行辨证论治。

(三)抗器官移植排斥反应

器官移植是治疗心力衰竭终末期的最终手段,中医药的介入目前主要在于术前提供对心脏功能的保护及术后免疫抑制治疗的辅助。其中,利用具有免疫抑制作用的中药诱导免疫耐受,协同免疫抑制,是目前中医药在心脏移植领域的研究重点之一。其中,祛风湿类药物、活血化瘀类药物、补益类药物是临床上抗移植排斥反应中最常见且最有效的中药。

1. 祛风湿类药物的应用

雷公藤是中药中抑制免疫作用最强的药物之一,许多实验及临床证明它有良好的抗移植排斥作用,可减轻移植排斥反应,延长移植物存活时间。

雷公藤多苷(TII)是从雷公藤植物中提取的有效组分,具有抗炎及免疫抑制的作用。张兴义等发现 TII 能够抑制同种异位心脏移植家兔的冠状动脉内膜层淋巴细胞、单核细胞及平滑肌细胞的侵入及增殖,较有效地控制内膜的增厚,证实 TII 具有抑制移植心脏免疫损伤性冠状动脉硬化的作用。

雷公藤内酯醇(triptolide, Tri)是从雷公藤中分离出来的含有 3 个环氧基的二萜内酯化合物,生理活性强,是其发挥免疫抑制作用的主要成分之一。邹小明等研究证实 Tri 可明显延长小鼠同种异位心肌移植模型移植心的存活期,可以大大减少心脏移植大鼠 FK506 的使用剂量,发挥很好的免疫抑制作用,具有良好的协同免疫抑制作用。

2. 活血化瘀类药物的应用

川芎、苏木等活血化瘀药亦可用于抗移植排斥反应。

川芎醇具有扩张小动脉和小静脉,抗血小板凝集,改善微循环,抑制血管平滑肌,增殖及保护氧化损伤的血管内皮细胞等药理活性。张昌来等发现川芎醇可延长心脏移植大鼠的心存活时间。

苏木具有行血祛瘀、消肿止痛的特点,其具有明显的免疫抑制作用,包括非特异性免疫、细胞免疫、体液免疫等多环节。史海蛟等人通过观察苏木乙酸乙酯提取物对同种异位心脏移植急性排斥反应模型大鼠移植凋亡相关蛋白 Bcl-2/Bax 表达的影响,发现苏木乙酸乙酯提取物能下调 Bax 蛋白的表达。

3. 补益类药物的应用

冬虫夏草具有补肺益肾，阴阳双补的功效，也是中药中研究抗排斥作用最多的药物之一。动物实验证实，冬虫夏草对免疫具有双向调节作用，在动物实验中可用于心脏、肾脏、皮肤、角膜等移植排斥反应的防治。

山茱萸也是最常见的补益药之一，山茱萸应用于大鼠异体心脏移植，可延长移植心脏的存活时间，与环孢素 A（CsA）联合应用有协同作用，但山茱萸用于抗移植排斥反应的药理作用机制还有待进一步研究。

综上所述，对于具有免疫抑制作用的中药来说，若能在分离、纯化及确定其化学结构的基础上开展活性及作用机制的研究，无疑对促进我国中药现代化具有重要意义。另外，在移植排斥反应的治疗过程中，我们同样应注重以整体观念为指导，辨证论治，处方选药。对具有免疫抑制作用的单味中药的筛选与中医辨证论治相结合，才能更好地发挥中医药的优势。

参 考 文 献

黄翱黎，陈霞. 心脏瓣膜疾病患者术后发生低心排血量综合征危险因素的 Meta 分析. 中华急危重症护理杂志，2023，4（9）：798-804.

厉将斌，李海松. 中医药在器官移植中的应用. 中医杂志，2002，43（10）：789-792.

刘文琛，彭文杰，彭坚，等. 器官移植后相关疾病的中医辨证论治. 中国中医药信息杂志，2016，23（1）：110-111.

史海蛟，杨可鑫，郑蕾，等. 苏木乙酸乙酯提取物对心脏移植模型大鼠心肌组织 Bcl-2 和 Bax 蛋白表达影响. 辽宁中医药大学学报，2017，19（6）：18-21.

唐功耀，赵武述. 山茱萸对延长大鼠异位心脏移植存活的作用. 中日友好医院学报，1997，11（4）：287-290.

唐丽丽，罗颂平. 中医药抗移植排斥反应的研究近况. 甘肃中医，2007，20（8）：12-14.

袁硕，郑哲. 心脏移植与心血管再生医学进展. 中国医学前沿杂志（电子版），2023，15（3）：1-4.

张昌来，张祥玉，赵清军，等. 川芎醇抗心脏移植急性排斥反应的实验研究. 山东大学学报：医学版，2005，43（2）：170-171.

张兴义，孙梅，王荣有. 雷公藤多苷对家兔移植心脏免疫损伤性冠状动脉硬化的影响. 白求恩医科大学学报，2000，42（1）：13.

郑子赫，许政，林炘凡，等. 心脏移植的过去、现在和未来. 器官移植，2023，14（2）：227-234.

中国医师协会心脏重症专家委员会. 低心排血量综合征中国专家共识. 解放军医学杂志，2017，42（11）：933-944.

邹小明，方向东，罗爱武，等. 雷公藤内酯醇抗移植排斥反应的研究. 细胞与分子免疫学杂志，1999，15（3）：201-204.

Khush K K，Cherikh W S，Chambers D C，et al. The International Thoracic Organ Transplant Registry of the International Society for Heart and Lung Transplantation：thirty-sixth adult heart transplantation report-2019；focus theme：donor and recipient size match. J Heart Lung Transplant，2019，38（10）：1056-1066.

Wang Y，Cai J，Sun Y，et al. Extended donor criteria in heart transplantation：a retrospective study from a single Chinese institution. J Thorac Dis，2018，10（4）：2153-2165.

（邓定伟）

第二章　重症呼吸疾病

病例 6　慢性阻塞性肺病伴急性加重

【典型病例】

（一）病史资料

黄某某，男，74 岁。2023 年 10 月 13 日入院。

主诉：反复咳嗽、咳痰 10 年，加重伴气促 1 天。

现病史（家属代述）：患者 10 年前反复出现咳嗽咳痰，每因天气变化、受凉加重，外院确诊为"慢性阻塞性肺病"，予抗感染、解痉平喘、止咳化痰等治疗后患者症状可缓解。10 年间患者咳嗽咳痰反复发作，性质大致同前，规律使用吸入剂及家庭氧疗，门诊随诊。其间多次因慢性阻塞性肺病急性加重于外院住院治疗，予抗感染、解痉平喘化痰、降低气道高反应性等对症治疗，症状缓解后出院。1 天前患者受凉后气促较前加重，伴有反应迟钝、吞咽困难、失语等表现，遂至门诊就诊，查头颅及胸部 CT 示：①右肺下叶外基底段、后基底段及左肺下叶外基底段新增少许炎症，建议复查。②慢性肺气肿并双肺多发肺大疱（图 2-1）。③双肺上叶陈旧性肺结核，邻近胸膜增厚、粘连，伴左肺上叶病灶空洞形成。④主动脉及冠状动脉粥样硬化。⑤扫及双肾小结石；肝囊肿（S6）。⑥侧脑室旁脑白质疏松，脑萎缩。⑦双侧椎动脉及颈内动脉颅内段硬化。颅脑弥散加权成像（DWI）未见急性脑梗死。时间飞跃法磁共振血管成像（TOF-MRA）示右侧椎动脉颅内段纤细，考虑发育变异；左侧眼动脉近端扩张，未排除动脉瘤，请结合临床；余脑动脉磁共振血管成像未见明确异常。门诊予抗感染、雾化解痉平喘化痰后，症状缓解不明显，家属为求进一步系统治疗，拟"慢性阻塞性肺病伴急性加重"收入 EICU 住院治疗。

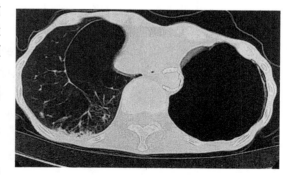

图 2-1　双肺多发肺大疱

入院后检查甲/乙流病毒抗原（－），新型冠状病毒核酸检测（－），PCT 0.20ng/ml。血常规：WBC 16.71×10^9/L，NEUT% 88.2%，Hb 133g/L。血气分析：校正 pH（pHTC）7.241，PO2TC 56.2mmHg，PCO2TC 74.0mmHg，Lac 1.21mmol/L，吸氧浓度 29%。涂片找细菌（深部痰）发现革兰阴性杆菌、革兰阳性球菌、革兰阳性杆菌。细菌培养及鉴定（深部痰）示全敏感肺炎克雷伯菌。多导联心电图示窦性心律、房性早搏、电轴右偏。

EICU 予无创呼吸机辅助通气、雾化化痰、解痉平喘等治疗后，患者生命体征平稳，遂于 2023 年 10 月 16 日转入呼吸科住院治疗。转入后予低流量吸氧，哌拉西林他唑巴坦钠抗感染，多索茶碱注射液解痉平喘,甲泼尼龙琥珀酸抗炎,琥珀酸美托洛尔控制心率等治疗。2023 年 10 月 17 日中午患者出现意识模糊,呼之不应,气道内可吸出中量白痰,查体:双肺呼吸音减弱,未闻及明显干湿啰音。双侧瞳孔等大等圆,对光反射迟钝,肌力检查不能配合,肌张力稍高,病理征阴性。急查血气:pHTC 7.241,PO₂TC 79mmHg,PCO₂TC 103mmHg,Lac 0.9nmol/L,吸氧浓度 35%。考虑患者肺性脑病可能性大,存在气管插管指征,与家属详细沟通病情,家属签字拒绝气管插管及有创呼吸机辅助通气,予无创呼吸机辅助通气后患者神志较前未见改善,考虑患者病情危重,遂转 ICU 监护治疗。

既往史:高血压病史 8 年,最高收缩压 200mmHg,未规律服药,平素监测血压 140/110mmHg 左右。2021 年于当地医院住院诊断为:①帕金森病;②3 级高血压(高危);③腔隙性脑梗死;④双侧颈动脉粥样硬化伴多发斑块;⑤慢性阻塞性肺疾病;⑥肾结石伴有积水和感染;⑦高钙血症;⑧营养不良;⑨高尿酸血症;⑩脑萎缩;⑪肝囊肿。否认冠心病、糖尿病等内科疾病,否认肝炎、结核等传染病史,2015 年于当地医院行气胸手术(具体不详),否认其他手术、输血、外伤史。

过敏史:否认药物、食物及接触过敏史。

查体:体温 37.3℃,血压 103/56mmHg,心率 120 次/分,呼吸 25 次/分,SpO₂ 94%。

患者昏睡状,呼之可睁眼,反应迟钝,不能对答,无创呼吸机辅助通气,营养差,形体消瘦,查体欠合作,面色少华,全身皮肤巩膜无黄染,浅表淋巴结无肿大;无头颅畸形。双侧瞳孔等大等圆,直径 3mm,对光反射欠灵敏,咽无充血,口腔无溃疡,双侧扁桃体无肿大,无脓性分泌物,颈稍抵抗,颈部活动可,颈静脉无怒张,气管居中,甲状腺无肿大,无压痛及震颤,胸廓对称无畸形,局部未见隆起、凹陷及压痛。胸廓扩张度对称,肋间隙增宽,三凹征明显,无杵状指,无胸膜摩擦感,无皮下捻发感,双肺语音震颤对称,呼吸稍促,双肺叩诊清音,双肺呼吸音粗,可闻及散在湿啰音;心前区无隆起,心界无扩大,心脏未触及震颤及摩擦感,心律不齐,各瓣膜听诊区未闻及病理性杂音;腹部膨隆,腹软,无包块,全腹无压痛、反跳痛,肝脾肋下未及,肝肾区无压痛及叩击痛,双侧肾动脉无血管性杂音,无移动性浊音,麦氏点压痛(-),墨菲征(-),肠鸣音正常。无四肢畸形。四肢肌力、肌张力下降,生理反射存在,病理反射未引出。舌淡暗,少苔,脉弱。

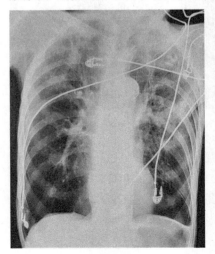

图 2-2　双肺炎症,慢性支气管炎肺肿并双肺多发肺大疱

中医诊断:肺胀(肺脾气虚证)。

西医诊断:①慢性阻塞性肺病伴急性加重;②肺性脑病;③II 型呼吸衰竭;④社区获得性肺炎(非重症);⑤急性肾功能不全;⑥房性期前收缩;⑦肺大疱;⑧陈旧性肺结核;⑨3 级高血压(高危);⑩帕金森病;⑪脑萎缩;⑫肾结石(双侧);⑬前列腺增生;⑭营养不良;⑮颈内动脉粥样硬化(双侧并多发斑块);⑯大手术个人史,不可归类在其他处者(气胸手术)。

（二）诊治经过

转入后维持无创呼吸机辅助通气,急查血气:pHTC 6.964,PO₂TC 185mmHg,PCO₂TC 191mmHg,Lac 2.21nmol/L,吸氧浓度 65%。床边胸片提示双肺炎症,慢性支气管炎肺气肿并双肺多发肺大疱(图 2-2)。患者二氧化碳潴留严重，考虑高碳酸血症致中枢性呼吸抑制可能，遂予尼可刹米注射液兴奋呼吸中枢，后复查血气 pHTC 7.418，PO_2TC 170mmHg，PCO_2TC 48.1mmHg，Lac 2.7nmol/L，吸氧浓度 65%，继续维持无创呼吸机辅助通气，升级美罗培南抗感染，孟鲁司特钠减轻气道高反应性，多索茶碱解痉平喘，氨溴索静脉推注化痰，布地奈德雾化抗炎、异丙托溴铵雾化解痉。

（三）临床结局

经治疗后患者神志改善，呈嗜睡状，呼之可醒，可点头示意。2023 年 10 月 23 日，患者神志转清，予改为高流量湿化治疗，间断予无创呼吸机辅助通气改善通气。复查血气示氧合指数维持在 200～300mmHg，二氧化碳分压波动在 43～55mmHg（图 2-3）。2023 年 10 月 27 日，患者生命体征平稳，予转呼吸科进行治疗。

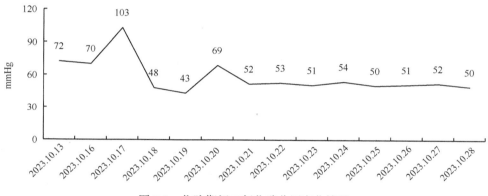

图 2-3　住院期间二氧化碳分压变化情况

【诊治评析与心得体会】

慢性阻塞性肺疾病（chronic obstructive pulmonary disease，COPD）是一种异质性肺部病变，其特征是气道异常（支气管炎、细支气管炎）和（或）肺泡异常（肺气肿）导致的慢性呼吸道症状（呼吸困难、咳嗽、咳痰），这些症状会导致持续的、进行性的气流阻塞。COPD 是全球性疾病，是我国最常见的慢性呼吸系统疾病，给个人和社会带来较重负担。其中，慢性阻塞性肺疾病急性加重（acute exacerbation of chronic obstructive pulmonary disease，AECOPD）最为严重，增加 COPD 患者住院时长和早期死亡的风险。

2023 年慢性阻塞性肺疾病全球倡议（Global Initiative for Chronic Obstructive Lung Disease，GOLD）将 AECOPD 定义为一种以呼吸困难和（或）咳嗽、咳痰症状加重为特征的急性事件（≤14 天内），可能伴有呼吸急促和（或）心动过速，通常为呼吸道感染、空气污染或其他气道损伤因素引起的局部和全身炎症增加。AECOPD 的诊断主要依赖于临床表现，即呼吸困难、咳嗽和（或）咳痰等主诉症状突然恶化，超过日常变异范围，自行调整用药不能改善，且通过临床和（或）实验室检查能排除可能引起上述症状加重的其他疾病，如慢性阻塞性肺疾病并发症、肺内外并发症等。

AECOPD 患者的基础治疗包括两部分——氧疗和药物治疗，抗感染治疗是其中重要一环。

2023 年专家共识指出 AECOPD 抗菌药物应用指征包括：①呼吸困难加重、痰量增加和痰液变脓性 3 种症状同时出现；②仅出现其中 2 种症状，但包括痰液变脓性；③严重的急性加重，需要有创机械通气或无创机械通气（non-invasive ventilation，NIV）。

根据有无铜绿假单胞菌感染危险因素，可选用①阿莫西林/克拉维酸、左氧氟沙星或莫西沙星；②有抗铜绿假单胞活性的 β 内酰胺类抗菌药物联合氨基糖苷类进行治疗。抗生素治疗的推荐时间为 5～7d，严重感染、合并重症肺炎者可延长至 10～14d。

对于本例患者，笔者的感悟有以下两点。

1. 并发肺性脑病的治疗

肺性脑病是由于慢性肺部疾病伴肺功能衰竭引发二氧化碳潴留、低氧血症的一种中枢神经系统功能障碍综合征，是 COPD 患者最危险的并发症，具有较高死亡率，常与高碳酸血症同时出现。AECOPD 患者出现意识障碍的治疗关键在于改善患者的肺通气功能，促进二氧化碳的排出，常用的治疗方法包括机械通气、呼吸兴奋剂。本例患者发病后完善了血气分析、神经系统影像等检查，排除急性脑血管疾病的可能，考虑肺源性意识障碍可能性大，因患者家属拒绝气管插管，遂在无创呼吸机支持联合呼吸兴奋剂运用下，改善患者通气功能，意识障碍得以纠正。因此在患者出现意识障碍时，要注意鉴别诊断，以便指导治疗。

2. 针对病因治疗

结合患者的检验检查结果，考虑引起二氧化碳潴留的原因主要有三种：①感染未控制；②痰液引流不畅；③呼吸肌无力。患者本次发病前已存在感染指标升高，深部痰检出全敏感肺炎克雷伯菌，并予哌拉西林他唑巴坦钠抗感染治疗。患者体温呈反复低热，复查血常规、降钙素原等炎症指标未见下降，二氧化碳分压呈缓慢上升趋势，考虑感染未能控制，予升级为美罗培南抗感染治疗后，患者体温维持在正常水平，复查感染指标逐渐下降。患者神志欠清，气道保护能力有限，需积极引流痰液，加强吸痰护理。此外，COPD 为慢性消耗性疾病，长期反复感染、呼吸功增加，极易导致呼吸肌疲劳，患者多表现为形体消瘦、营养不良，因此加强营养支持、呼吸功能锻炼是此类患者缩短住院时间、提高生存质量、延长生命的必要措施。

【学术争鸣与分享】

（一）抗生素治疗

国内研究发现，AECOPD 患者痰培养中主要检出革兰阴性菌（占所有病原体的 3/4），其次是革兰阳性球菌（占所有病原体的 1/5），最常见的病原体有铜绿假单胞菌、肺炎克雷伯菌、流感嗜血杆菌、肺炎链球菌和金黄色葡萄球菌。近年来，高通量基因检测技术的发展也为我们明确病原体提供了便利。此外，AECOPD 患者常有反复住院史、广谱抗生素和糖皮质激素使用史，因此需要根据患者疾病的严重程度以及是否有铜绿假单胞菌等革兰阴性菌感染的危险因素选择相应的抗生素进行治疗。AECOPD 初始经验性抗感染药物的选择可参考西班牙 2021 AECOPD 诊断和治疗指南中抗菌药物推荐（表 2-1）。

表 2-1　西班牙 2021 AECOPD 诊断和治疗指南中抗菌药物推荐

急性加重的严重程度	微生物	抗菌药物选择
A. 轻度急性加重	流感嗜血杆菌、肺炎链球菌、卡他莫拉菌	阿莫西林/克拉维酸、左氧氟沙星、莫西沙星
B. 中度急性加重	同 A 组上述病原菌＋青霉素耐药肺炎链球菌、肠杆菌	阿莫西林/克拉维酸、头孢托仑、左氧氟沙星、莫西沙星
C. 严重至非常严重的急性加重，无假单胞菌属感染风险	同 A 组上述病原菌＋青霉素耐药肺炎链球菌、肠杆菌	阿莫西林/克拉维酸、头孢托仑、左氧氟沙星、莫西沙星
D. 严重至非常严重的急性加重，伴有假单胞菌属感染风险	同 B 组上述病原菌＋假单胞菌属感染	具有抗假单胞菌活性的 β 内酰胺类抗菌药物[a]、具有抗假单胞菌活性的喹诺酮[b]

注：AECOPD 为慢性阻塞性肺疾病急性加重；a 哌拉西林-他唑巴坦、头孢他啶、头孢吡肟、美罗培南、头孢洛扎-他唑巴坦、头孢他啶阿维巴坦；b 环丙沙星 500～750mg（每 12 小时 1 次），或左氧氟沙星 500mg（每 12 小时 1 次）

（二）呼吸支持

2023 年 GOLD 推荐无创机械通气（NIV）作为 AECOPD 患者首选的初始通气模式，可改善气体交换、减少呼吸功、减轻呼吸困难的严重程度、降低插管率、呼吸机相关肺炎发生率和死亡率。但 NIV 会带来一系列副作用，如造成面罩相关压力性损伤、呼吸道干燥、胃肠胀气等不适。相比之下，经鼻高流量氧疗（high flow nasal cannula oxygen therapy，HFNC）具有更好的舒适性和耐受性，有研究显示可被作为 NIV 的替代方法。另有研究表明，对于 AECOPD 伴轻度高碳酸血症的患者，HFNC 并不能降低插管率，反而增加了住院时长和住院费用。因此，NIV 仍旧是 AECOPD 患者的首选通气方案，对于存在 NIV 禁忌以及不耐受者可选择 HFNC 作为替代方案，但要密切监测生命体征，动态评估有创通气指征。

AECOPD 患者 NIV 的适应证为：①呼吸性酸中毒；②严重呼吸困难合并临床症状，提示呼吸肌疲劳、呼吸功增加；③虽然持续氧疗，但仍然有低氧血症。

相对禁忌证为：①呼吸停止或呼吸明显抑制；②心血管系统不稳定；③严重的血流动力学不稳定；④危及生命的心律失常；⑤精神状态改变，不能合作；⑥易误吸者；⑦分泌物黏稠或大量；⑧在 NIV 面罩不能舒适地使用时；⑨近期面部或胃食管手术；⑩颅面部外伤；⑪固定的鼻咽部异常；⑫烧伤。对于不能耐受 NIV 或 NIV 治疗失败，严重呼吸衰竭，存在意识障碍、维持镇静药物，存在血流动力学改变以及恶性心律失常的患者应尽早行有创辅助通气。

（三）肺康复治疗

肺康复治疗是一种在对患者综合评估基础上制订的个体化治疗方案，包括但不限于运动训练、营养方式和行为改变，旨在改善慢性呼吸系统疾病患者的身心状况。肺康复治疗运动训练包括有氧运动、力量训练、体位引流等，可缓解 COPD 患者呼吸困难症状，减少发作次数，增加运动耐量，提高心排血量。有研究发现，肺康复治疗可降低 COPD 患者的再住院率及出院 90d 死亡率。我国 2018 年发布的《中国呼吸重症康复治疗技术专家共识》推荐在患者入院 24～48h 即可评估开始实施康复介入。目前 AECOPD 患者开始肺康复的时机并没有统一推荐意见。指南推荐在 AECOPD 患者出院后或处于疾病稳定期再行肺康复。然而，有研究者支持在住院期间或出院后立即开始肺康复。一般来说，当患者的病情稳定、呼吸功能逐渐恢复时，就可以考虑开始肺康复，在肺康复过程中，采取滴定式阶段性治疗，并密切关注患者的病情变化。

【中医药特色与优势】

中医药配合西医治疗可协同改善肺功能、减轻炎症反应、调节机体免疫方面，改善患者生活质量，具有较好的安全性。

根据呼吸困难、咳嗽、咳痰这些症状可将 AECOPD 归为祖国医学"肺胀""咳嗽""喘证"的范畴，五脏虚损为其主要病机，气血阴阳亏虚为其内因，六淫邪气侵袭为其外因，痰瘀内阻贯穿始终。因此，AECOPD 属于本虚标实，治疗当先辨虚实。"病发而不足，标而本之，先治其标，后治其本"，急性加重期治疗以清热化痰、活血化瘀为主，辅以扶正。缓解期则以补虚为主，辅以化痰活血。通过对 AECOPD 不同证型的研究发现各证型之间存在内在联系，其发病进展为痰浊阻肺证、痰热壅肺证、痰瘀阻肺证、肺肾两虚证，证型转化体现出因实致虚的病理过程。除中药方剂之外，无创通气治疗基础上联合穴位针刺治疗可祛邪肃肺、化痰平喘，调理脏腑气血阴阳，改善患者呼吸情况、减少炎症反应。

整体观念是中医思维的核心，因此有"见肝治病，知肝传脾，当先实脾"，"先安未受邪之地"。AECOPD 中，病位在肺，与五脏六腑均存在生理病理关系。生理上，肺主一身之气，"朝百脉"，"司呼吸"，通调水道。因此，除呼吸困难外，AECOPD 患者可出现胸闷、水肿等循环、肾脏系统的症状；故治疗 AECOPD 除了针对痰瘀阻滞等病理产物，还需顺应肺的生理恢复其宣发肃降的生理特性，并且考虑到各脏腑之间生理病理联系，整体论治。"肺与大肠相表里"，现代研究发现 AECOPD 患者存在肠道菌群失调，其中以双歧杆菌、乳酸杆菌减少以及大肠埃希菌、肠球菌增加为主，AECOPD 合并肠道菌群失调患者具有更高的炎症因子表达水平。动物水平的研究发现 COPD 模型肠道组织中紧密连接蛋白的表达减少，COPD 可导致肠组织结构改变和功能障碍。大肠传导通畅则肺气得以敛降，所以合并腑气不通者可以先通腑，降浊气以升清。通腑不止可用泻下，消食化积、温阳滋阴、润肠通便皆可协助祛除肠腑之积滞。此外，AECOPD 患者常有反复发作病史，缓解期可补肺、益肾、健脾、养心，减少发作频率。

参 考 文 献

刘丽丽. AECOPD 患者不同中医证型与肺功能、血气指标、炎性因子水平的关系. 中国医药导刊，2022，24（2）：170-173.

杨琪，陈文宇，吕晓东，等. 润肠通下法治疗痰热壅肺型急性加重期慢性阻塞性肺疾病的疗效观察. 中国中医急症，2014，23（9）：1700-1702.慢性阻塞性肺疾病急性加重诊治专家组. 慢性阻塞性肺疾病急性加重诊治中国专家共识 2023 年修订版. 国际呼吸杂志，2023，43（2）：132-149.

叶溪茜，杨政，杨莹，等. 健脾消食贴对慢性阻塞性肺疾病急性加重期患者呼吸机相关性肺炎的作用研究. 浙江中西医结合杂志，2022，32（9）：851-853＋860.

张梦，丁光辉，代博雅. 慢性阻塞性肺疾病急性发作期患者肠道菌群特征及血清同型半胱氨酸、白介素-6 对其肠道菌群失调的预测效能. 中国微生态学杂志，2023，35（10）：1187-1191.

Janssens W, Verleden G M. Nonpharmacological interventions in COPD. Eur Respir Rev, 2023, 32（167）：230028.

Lindenauer P K, Stefan M S, Pekow P S, et al. Association between initiation of pulmonary rehabilitation after hospitalization for COPD and 1-year survival among medicare beneficiaries. Jama, 2020, 323（18）.

Pisani L, Astuto M, Prediletto I, et al. High flow through nasal cannula in exacerbated COPD patients: a systematic review. Pulmonology, 2019, 25（6）：348-354.

Puhan M A, Gimeno-Santos E, Cates C J, et al. Pulmonary rehabilitation following exacerbations of chronic obstructive pulmonary disease: Reviews. New York: John Wiley & Sons, Ltd., 2016.

Soler-Cataluña J J, Piñera P, Trigueros J A, et al. Spanish COPD Guidelines（GesEPOC）2021Update. Diagnosis and treatment of COPD exacerbation syndrome. Archivos de Bronconeumología, 2022, 58（2）：T159-T170.

Valenzuela P L，Saco-Ledo G，Rivas-Baeza B，et al. Safety of in-hospital early rehabilitation in chronic obstructive pulmonary disease exacerbations：A systematic review and meta-analysis. Annals of Physical and Rehabilitation Medicine，2022，65（2）.

Venkatesan P. GOLD COPD report：2024 update. The Lancet Respiratory Medicine，2024，12（1）：15-16.

Wang C，Xu J，Yang L，et al. Group China Pulmonary Health Study. Prevalence and risk factors of chronic obstructive pulmonary disease in China（the China Pulmonary Healthstudy）：a national cross-sectional study. Lancet，2018，391（10131）：1706-1717.

Xia J，Gu S，Lei W，et al. High-flow nasal cannula versus conventional oxygen therapy in acute COPD exacerbation with mild hypercapnia：a multicenter randomized controlled trial. Crit Care，2022，26（1）：109.

Xin X F，Dai W，Wu J，et al. Mechanism of intestinal mucosal barrier dysfunction in a rat model of chronic obstructive pulmonary disease：an observational study. Experimental and Therapeutic Medicine，2016，12（3）：1331-1336.

Ye F，He L X，Cai B Q，et al. Spectrum and antimicrobial resistance of common pathogenic bacteria isolated from patients with acute exacerbation of chronic obstructive pulmonary disease in mainland of China. Chin Med J（Engl），2013，126（12）：2207-2214.

（吴君璇）

病例 7　肾移植状态合并新型冠状病毒感染

【典型病例】

（一）病史资料

杨某某，男，61 岁，2022 年 12 月 31 日入院。

主诉：肾移植术后半月余，咳嗽 1 周。

现病史：患者于 2022 年 12 月 10 日因慢性肾衰竭行同种异体肾移植术。12 月 28 日出现气促，少许咳嗽，伴寒战发热。查体：双肺呼吸音粗，可闻及湿啰音，查新型冠状病毒核酸阳性。移植科给予高流量湿化仪、奈玛特韦/利托那韦（Paxlovid）、甲泼尼龙、地塞米松、头孢哌酮舒巴坦、低分子肝素等治疗，因患者肥胖，无法行俯卧位通气，给予无创呼吸机辅助通气。经治疗后，患者低氧无明显好转，于 2023 年 1 月 6 日住院治疗。入科症见患者神清，精神疲倦，维持无创呼吸机辅助通气（ST 模式，FiO_2 80%），咳嗽，气促，未见发热恶寒。床边监测：T 37.5℃，HR 116 次/分，RR 27 次/分，BP 143/97mmHg，SpO_2 100%，急性生理和慢性健康状况 Ⅱ 评分（APACHE-Ⅱ score）24 分。

既往史：高血压、糖尿病病史，否认冠心病、肾病等内科病史，否认肝炎、结核等传染病史；2022 年 1 月在当地医院行右侧颈内静脉置管术，2022 年 3 月行左前臂动静脉内瘘手术。2022 年 12 月 10 日于我院行同种异体肾移植术，否认外伤、输血及其他手术史。无血制品输注史。适龄婚育，育有一子，家人均体健。过敏史无特殊。

查体：唇周多发焦痂，部分脱落，无渗血渗液。面色晦暗，小便量可，舌淡暗，苔薄白，脉沉细。查体：双肺叩诊呈清音，双肺听诊呼吸音粗，双肺听诊无干湿性啰音。腹平软，右下腹可见长约 15cm 手术瘢痕，腹肌无肌紧张，双肾区叩痛，肠鸣音正常，5 次/分。

中医诊断：①肺瘅（脾肾两虚血瘀证）；②虚劳类病（脾肾两虚血瘀证）。

西医诊断：①脓毒症；②重症肺炎（新型冠状病毒感染）；③急性呼吸衰竭（1 型呼吸衰竭）；④肾移植状态；⑤血液透析状态；⑥动脉瘤（腹主动脉末端、双侧髂总动脉、髂内动脉，并附壁血栓形成）；⑦3 级高血压（高危）；⑧2 型糖尿病（合并视网膜病）；⑨肾性贫血；⑩痛风性关节炎；⑪肾性骨病；⑫前列腺增生；⑬尿毒症性心肌病；⑭慢性浅表性胃炎（合并糜烂）；⑮脑梗死个人史（双侧额顶叶，放射冠，基底节）；⑯胆囊结石；⑰大手术个人史（左桡动静脉内瘘术后，右侧颈内静脉置管术后、同种异体肾移植术后）。

（二）诊治经过

转入 ICU 后查血常规：WBC 4.08×10⁹/L，NEUT% 91.2%，YM% 4.7%，Hb 85g/L，PLT 119×10⁹/L。生化：Urea 28.20mmol/L，Cr 267μmol/L。BNP 77.9ng/L。C 反应蛋白（CRP）90.00mg/L。心脏彩超：左房扩大，室间隔基底部增厚，主动脉瓣少量反流，二尖瓣少量反流，三尖瓣少量反流，肺动脉高压（轻度），左心室舒张功能减退。胸部 CT（图 2-4）示：①双肺多发炎症，较前增多，肺部感染 70%以上，建议继续治疗后复查，②原左侧斜裂叶间裂实性小结节显示不清。

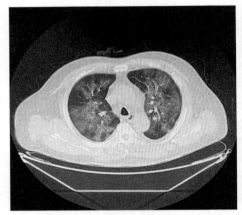

图 2-4　肺部 CT 示双肺磨玻璃样改变

治疗上给予无创呼吸机通气，每日纤维支气管镜灌洗，继续头孢哌酮舒巴坦抗细菌，丙种球蛋白增强免疫力，甲泼尼松龙抗炎，低分子肝素抗凝，血必净、安宫牛黄丸清热解毒。

1 月 8 日维持无创呼吸机辅助通气下，患者气促症状持续不能缓解，予行气管插管接呼吸机辅助通气；根据体温变化、炎症指标波动情况、肺部影像学改变以及病原学检测结果，调整抗感染治疗方案。

中医方面，请广东省名中医邹旭教授查房，辨证为外寒里热证及邪伏膜原证。邪伏膜原，正气牵制于内，不能外达，致使外表腠理失于阳气温煦，故外寒，见下肢浮肿，面色晦暗；正气郁于内，久之则化热，热邪伤及肺脏，则肺脏失于宣降，故见高热不退，咳嗽咳痰，气促。治以解表退热，开达膜原，辟秽化浊；处方以麻杏石甘汤合达原饮加减：槟榔 10g，厚朴 10g，麻黄 9g，苦杏仁 10g，生石膏 30g（先煎），枳实 10g，桂枝 10g，赤芍 10g，猪苓 30g，大黄 15g，熟附子 10g（先煎），干姜 15g，炙甘草 20g，皂角刺 10g，茯苓 30g，北沙参 20g，蒲黄 10g（包煎），五灵脂 10g，路路通 10g，西洋参 20g（另炖），羚羊角粉 0.3g（冲服）。

至 2 月 8 日患者气促症状改善，尝试停机行呼吸功能锻炼，至 2 月 11 日停用呼吸机改高流量湿化仪，并于 2 月 12 日起开始下床锻炼。后患者气促症状逐渐缓解，2 月 20 日顺利拔除气管插管；但其肾脏功能始终未能恢复，需维持间断血液透析，并于 2 月 27 日开始外出行规律血液透析。

（三）临床结局

2023 年 2 月 28 日转移植科继续治疗。后复查 CT，提示移植肾感染积液，给予引流。经治疗后，感染情况继续好转，于 3 月 24 日出院。

【诊治评析与心得体会】

通过对相关文献的复习，结合该病例的成功救治经验，笔者有以下体会。

（一）肺康复

有创机械通气为救治急危重症患者的重要手段之一，其应用可降低患者的死亡率，但同时也给患者带来很多不良影响。救治过程中，为维持机械通气患者的生理稳定及预防非计划拔管的发生，通常需要对患者使用镇痛镇静药物、卧床以及制动等约束措施，这些措施易导致患者发生重症监护室获得性衰弱（ICU-AW）。而长时间机械通气会导致膈肌功能障碍、患者呼吸机相关性肺炎的发生。研究表明，早期且有效的治疗措施，对于重症患者的康复效果、并发症预防的效果极为重要。因此，提倡重症康复、早期康复的理念在重症医学领域已变得越来越普及。

重症康复是指针对危重症患者在病情允许的情况下提高患者身体、心理及社会功能所进行的治疗，其主要目标是通过增加肌肉力量，改善肺功能，减轻肺部症状，阻止进一步病理生理恶化。相关研究指出，针对 ICU 重症患者应用早期康复治疗，不仅可以加速患者肢体功能的恢复，还可以降低卧床相关并发症的发生率，缩短其机械通气时间，有利于患者生存率和治疗效果的提高。

肺康复（pulmonary rehabilitation，PR）作为重症康复的重要组成部分，它是指基于全面评估患者后制定的患者个性化的综合干预疗法，包括但不限于运动训练、教育和行为习惯的改变，旨在提高呼吸疾病患者的生理和心理状况，并促进建立长期健康的生活行为。早在1997 年，美国胸科医生学院（ACCP）和美国心血管肺康复协会（AACVPR）就发表了肺康复的循证医学指南，并于 2011 年对肺康复指南进行了更新。而随着快速康复理念的发展，早期肺康复的概念也应运而生。临床上对于"早期"的概念尚未有一致定义，有学者认为早期肺康复是指入院 2 周内开始进行的肺康复。《中国呼吸重症康复治疗技术专家共识》中指出，在患者入 ICU 后 24～48h 内，当其血流动力学及呼吸功能稳定后，即可开始早期肺康复。目前，早期肺康复主要应用于呼吸系统疾病，如慢性阻塞性肺疾病、肺移植术后等。随着康复理念的不断传播，肺康复的应用范围越来越广，危重症患者、脑卒中患者等也是其应用对象。

近年来，国内外多项研究尝试在急性呼吸窘迫综合征（ARDS）早期介入肺康复治疗，并有了令人满意的发现。有研究表明，接受早期运动治疗的 ARDS 患者，其血浆粒细胞集落刺激因子（G-CSF）浓度随着时间的推移比一般的 ARDS 患者下降更快，其可以通过调节肺损伤小鼠和人类机体内的中性粒细胞趋化因子的释放，限制肺泡中性粒细胞聚集，抑制肺内炎症反应减轻肺损伤。而在 ICU 住院期间及出院后进行康复训练，能够改善 ARDS 患者的治疗效果，降低病死概率，缩短带管及呼吸机治疗时间、住院时间，改善肺部功能，促进患者恢复，并能有效防止或减弱住院期间的机体功能的弱化或丧失。

但由于存在肺康复流程不完善、国内 ICU 护理人力资源和康复治疗师配备不足、康复锻炼需要多学科合作等问题，在 ICU 机械通气患者中常规实施肺康复会比较困难。建议医院相关部门加强对早期肺康复的宣传，组建肺康复多学科团队，加强对康复治疗师以及肺康复专科护士的培养，充分发挥早期肺康复对 ICU 机械通气患者的价值。

（二）新型冠状病毒对移植肾的影响

肾移植受者长期服用免疫抑制剂、合并多种慢性疾病，在移植早期经历高强度的免疫诱导治疗，是 COVID-19 的高危人群。大量研究表明，肾移植受者 COVID-19 后重症和死亡风险均高于普通人群。新型冠状病毒感染可通过不同机制导致肾脏损伤，包括病毒直接作用、免疫功能紊乱和细胞因子风暴、内皮细胞损伤和血栓炎症等。有大型前瞻性队列研究表明，新型冠状病毒感染患者的肾脏疾病患病率很高，5.1%的患者发生急性肾损伤（AKI），而进一步分析发现，40%肾移植感染新型冠状病毒患者发生了 AKI，其 AKI 发生率远高于非移植患者。

血液净化能有效清除循环中的过量炎性因子和代谢毒素，阻断细胞因子风暴。对于新型冠状病毒感染合并急性肾损伤，尤其是血肌酐显著升高的患者，应该首选连续性肾脏替代治疗。而《新型冠状病毒肺炎诊疗方案》建议，在重症患者中发生高钾血症、酸中毒、肺水肿或水负荷过重以及多器官功能不全时可使用连续性肾脏替代治疗，也可以选择血液净化清除炎症因子阻止细胞因子风暴，从而减轻炎症反应对机体的伤害。《新型冠状病毒感染合并急性肾损伤诊治专家共识》建议重症新型冠状病毒感染患者，在 AKI2 期即应考虑启动 CRRT，其适用患者包括合并脓毒症、ARDS 等高炎症反应患者，严重代谢紊乱患者，合并急性肾损伤、心力衰竭患者等。

该例患者也出现了 AKI，并及时进行了 CRRT 治疗。因此，要特别关注肾移植术后感染新型冠状病毒患者的肾功能，尽可能频繁监测其血清肌酐，避免造成移植肾的严重损伤。对于肾移植术后新型冠状病毒感染的患者在使用免疫抑制剂的同时，选择抗病毒药物需要考虑更多因素，且应随时根据肾功能的变化调整药物剂量，特别需要注意的是免疫抑制剂和抗病毒药物之间发生的相互作用，应合理调整免疫抑制剂的使用。如洛匹那韦利托那韦，但他克莫司和环孢素作为移植患者免疫维持治疗方案的基线药物也普遍使用，需注意两类药物之间的相互作用。

【学术争鸣与分享】

（一）PCT 指导下的抗生素治疗

降钙素原作为当前研究最广泛的脓毒症生物标志物，在诊断脓毒症、指导脓毒症患者开始、选择和停止使用抗生素方面均有较广泛的研究。在脓毒症治疗中监测 PCT 水平下降高于80%～90%或 PCT<0.25ng/ml 时提示停用抗生素，可减少细菌耐药的发生，从而缩短抗菌药物治疗的疗程，减少不必要的抗菌药物暴露，降低耐药风险。

在治疗该例患者的过程中，我们对患者血清降钙素原水平监测，掌握了患者细菌、真菌感染的程度，以此为依据选择何时停止使用抗生素，以此减少了抗生素使用时间，减少了抗生素使用费用。因此，理论上讲，降钙素原的水平与临床评估相结合可能促进早期使用及选择抗菌药物。但目前的研究发现，降钙素原指导脓毒症患者抗生素使用，与常规治疗方案相比较，短期死亡率与住院时间并没有明显差异，最新版脓毒症指南并不建议将降钙素原作为开始使用抗生素的指标。

（二）新型冠状病毒感染患者激素治疗

糖皮质激素在临床新型冠状病毒感染治疗中一直存在争议。因为糖皮质激素在抗炎和免疫调节等方面有着重要的作用，但是其副作用却不可忽视，所以，临床上对糖皮质激素在病毒性肺炎中的使用非常谨慎，不推荐作为 COVID-19 患者的常规用药。特别是在早期，2020 年 WHO 关于新型冠状病毒肺炎诊治指南中，并不推荐将糖皮质激素作为常规治疗新型冠状病毒感染的药物。但英国一项名为 RECOVERY 的随机对照临床试验中，研究人员将住院治疗的 COVID-19 患者随机给予口服或静脉注射地塞米松治疗持续 10 天治疗，主要评价的指标为患者 28 天病死率，结果显示，有创机械通气患者接受地塞米松治疗病死率明显低于未接受地塞米松的患者。这项试验公布后，英国政府和美国国立卫生研究院（National Institutes of Health）更新了治疗指南，提出了对于因 COVID-19 住院的患者可以使用糖皮质激素治疗。

国内《新型冠状病毒感染的肺炎诊疗方案》中建议慎用糖皮质激素，但对于新型冠状病毒感染前因自身免疫病、肾病综合征、支气管哮喘等基础病已经规律使用糖皮质激素的患者，酌情使用，只有当重型患者伴有氧合指标进行性恶化、影像学进展、机体出现过度的炎症反应时，更推荐给予小剂量全身性糖皮质激素的治疗。就糖皮质激素的选择，我们更推荐使用小剂量全身性地塞米松。针对 COVID-19 患者使用全身性糖皮质激素时，是否要联合使用吸入型糖皮质激素，这方面的研究目前相对缺乏，还有待临床数据进一步证实。

【中医药特色与优势】

根据《中国疫病史鉴》记载，从西汉到清末，中国至少发生过三百余次大型瘟疫。中医学在防治疫病方面有着相当丰富的经验和治疗策略。在国家发布的《新型冠状病毒肺炎诊疗方案（试行第 9 版）》明确提出本病属于中医"疫"病范畴。关于新型冠状病毒感染的中医病名，目前主要观点有"寒湿疫""湿温疫""湿毒疫"等，单就病因方面，就有属湿毒夹燥、温热夹杂秽浊之邪、湿热疫毒、寒湿疫邪、疫邪夹燥、伏邪温病等。全小林院士提出"戾嗜"学说，认为戾气对理化环境具有亲嗜性，完善中医疫病理论；方邦江教授的"急性虚证"理论认为外感疫毒邪气过盛，超越人体的抗病能力，造成人体气血、津液、阴阳迅速耗损耗散甚至耗竭，同时提出"全补虚"的防治策略。

该例患者在中医方面，除了注重广东本地的"湿"外，还主张扶正。广州属岭南地区、亚热带海洋性气候，气温较高，常年多雨，空气潮湿，导致湿热病很常见。暑湿疫疠之邪闭肺犯胃，阻滞气机，易致肺气郁闭而不能宣肃，胃肠腑实而不能顺降，严重者肺闭喘脱，更有年老体弱正衰者，外感暑湿疫疠之气，迅速疫毒内陷，逆传心包，传变迅速，发生各种变证、坏证，出现危候。与天津、武汉、河南等地区新型冠状病毒感染患者相比，广州新型冠状病毒感染的中医病因病机突出以"暑（热）""湿""虚"为特点。张忠德等对广州确诊的 107 例新型冠状病毒 Delta 变异株肺炎患者进行中医证候调查，结果发现，新型冠状病毒 Delta 变异株肺炎的核心病机是暑湿化热、疫毒侵肺、元气大虚，治疗上以清暑化湿、宣肺解毒、通腑泄热、调肠治肺为治则治法。姜良铎认为在新型冠状病毒感染的治疗过程中，"扶正"一刻都不可缺。新型冠状病毒感染乃"寒湿毒疫"，需用大剂量清热化湿解毒之品进行治疗，顾护正气，可以避免发生内闭外脱征象。在正常"祛邪"治疗的基础上，初期加用黄芪、人参；进展期加用益气护阴的太子参、西洋参；疾病恢复期，若气不运脾，脾胃虚弱则可以选用党参、茯苓、白术、豆蔻、香橼、佛手等益气健脾，若气不摄津，气阴两伤则可以配伍沙参、麦冬、石斛、玉竹、芦根等益气养阴生津之品。

参 考 文 献

陈麒麟，李平，郎月，等. 新型冠状病毒肺炎相关肾脏损伤研究进展. 肾脏病与透析肾移植杂志，2020，29（5）：458-463.

崔晋伟，张晓梅，杨华升，等. 姜良铎从急性虚损辨治新型冠状病毒肺炎探讨. 陕西中医药大学学报，2021，44（1）：10-14.

方邦江，张文，周爽，等. 基于"急性虚证"理论防治新型冠状病毒肺炎探析. 中医杂志，2021（9）：826-828.

国家卫生健康委办公厅，国家中医药管理局办公室. 关于印发新型冠状病毒肺炎诊疗方案（试行第九版）的通知. [2022-10-04].

王飞飞，朱晓萍，张常晶，等. 机械通气对COPD患者膈肌收缩功能的影响. 中华危重病急救医学，2017，29（11）：988-993.

杨映映，丁齐又，宋斌，等. 论"戾嗜"在疫病辨治中的价值. 中医杂志，2022，15：1401-1405.

杨志超，罗冰燕，陈俊敢. 血清降钙素原检测指导下呼吸道感染患者抗生素合理应用的价值研究. 吉林医学，2023，44（1）：59-62.

张忠德，邹旭，林琳，等. 广东省107例新型冠状病毒Delta变异株肺炎患者的中医证候特征及救治策略. 中医杂志，2021，62（23）：2073-2076.

中国中医科学院. 中医药防治非典型肺炎SARS研究：中国疫病史鉴. 北京：中医古籍出版社，2003.

中华人民共和国国家卫生健康委员会. 新型冠状病毒肺炎诊疗方案. 8版.［2021-12-26］.

Cheng Y C，Luo R，Wang K，et al. Kidney disease is associated with in hospital death of patients with COVID-19. Kidney Int，2020，97（5）：829-838.

Evans L，Rhodes A，Alhazzani W，et al. Surviving sepsis campaign：international guidelines for management of sepsis and septic shock 2021. Critical Care Medicine，2021，49（11）：1063-1143.

Horby P，Lim W S，Emberson J R，et al. Dexamethasone in hospitalized patients with COVID-19. N Engl J Med，2021，384（8）：693-704.

Kute V B，Tullius S G，Rane H，et al. Global impact of the COVID-19 pandemic on solid organ transplant. Transplant Proc，2022，54（6）：1412-1416.

Pau A K，Aberg J，Baker J V，et al. Convalescent plasma for the treatment of COVID-19：perspectives of the national institutes of health COVID-19 treatment guidelines panel. American College of Physicians，2021（1）. DOI：10.7326/M20-6448.

Ries A L，Bauldoff G S，Carlin B W，et al. Pulmonary rehabilitation：joint ACCP/AACVPR evidence-based clinical practice guidelines. Chest，2007，131（5 Suppl）：4S-42S.

World Health Organization. Clinical management of severe acute respiratory infection（SARI）when COVID-19 disease is suspected. [2021-12-26].

（杨　广）

病例8　重症肺炎合并新型冠状病毒感染

【典型病例】

（一）病史资料

李某某，男，77岁，2022年12月26日求诊。

主诉：反复咳嗽咳痰 6 天。

现病史：患者 2022 年 12 月 20 日开始出现咳嗽咳痰，发热，体温最高可至 38.9℃，无气促，无下肢浮肿，自行服用康泰克后稍有好转，体温可下降，但症状反复，遂至当地医院就诊，查 CT、血常规等，考虑肺部感染，门诊医师建议住院治疗，现患者为求进一步治疗，拟"肺部感染"收入我院。

既往史：高血压病史 10 余年，现服用拜新同（30mg，每日两次）、倍他乐克（47.5mg，每日一次）控制血压，血压正常；糖尿病病史 10 余年，现口服阿卡波糖（100mg，每日两次）控制血糖，血糖控制情况可；2021 年 11 月外院住院期间诊断为冠心病、高血压、左肾动脉狭窄、陈旧性脑梗死。2019 年行心脏支架手术（具体不详）。否认肾病等重大内科病史，否认肝炎、结核等传染病史，否认其他手术及输血、外伤史。

过敏史：否认药物、食物及接触过敏史。

查体：T 36.5℃，P 86 次/分，R 20 次/分，BP 118/81mmHg。

神志清楚，精神疲倦，形体偏瘦，言语欠清晰，营养一般，查体欠合作；全身皮肤黏膜、巩膜无黄染，皮肤弹性正常，无肝掌、蜘蛛痣，无皮下出血点，无淤斑，无皮肤皮疹，无皮下结节、肿块，无溃疡，无手术瘢痕，毛发分布正常。全身浅表淋巴结见明显肿大。头颅畸形无，眼睑正常，眼球无震颤。双瞳孔等大等圆，对光反射灵敏。乳突无压痛，鼻窦无压痛，口唇无紫绀，扁桃体无肿大。颈软，颈静脉无怒张，颈动脉搏动正常，无颈动脉杂音。气管居中，甲状腺无肿大，甲状腺血管无杂音。双肺呼吸音粗，双肺可闻及湿啰音。心律齐，各瓣膜区未闻及杂音。腹平软，全腹无压痛及反跳痛，肝脾肋下未触及，肝、肾区无叩击痛，肠鸣音正常。脊柱无畸形，棘突无压痛、叩痛，四肢活动正常，下肢轻度浮肿。生理反射存在，病理反射未引出。舌质淡暗，苔微白腻，脉细。

中医诊断：肺瘅（风热犯肺证）。

西医诊断：①重症肺炎；②菌血症（导管感染相关）；③急性肾衰竭；④I 型呼吸衰竭（急性）；⑤新型冠状病毒感染；⑥冠状动脉粥样硬化性心脏病［经皮冠状动脉介入术（PCI）后心功能 II 级］；⑦3 级高血压（高危）；⑧2 型糖尿病；⑨陈旧性脑梗死；⑩下肢静脉血栓形成；⑪胆囊结石；⑫肝囊肿；⑬结膜炎（双眼）；⑭眼睑水肿（双眼）；⑮肾动脉狭窄（左肾）；⑯主动脉硬化；⑰椎动脉硬化；⑱颈动脉硬化；⑲鼻窦炎。

（二）诊治经过

患者入院后复查肺部 CT 提示病毒性肺炎的诊断明确，见图 2-5，予以抗病毒，控制血压，降脂稳斑，抗血小板聚集，控制血糖，化痰，改善气道高反应等对症治疗后，CT 表现明显好转。后期胸片较前明显加重，考虑为合并新的病原菌感染或合并肺水肿。1 月 16 日出现病情恶化，遂转入呼吸科住院治疗。转入后予无创呼吸机辅助通气，抗感染广覆盖，但患者病情仍持续恶化，后行气管插管接呼吸机辅助通气，转 ICU 进一步治疗。完善肺部 CT 提示病毒性肺炎较前改善，但 PCT 较前升高，考虑合并其他病原菌感染，肺泡灌洗液结果提示白色念珠菌，复查新型冠状病毒核酸阴

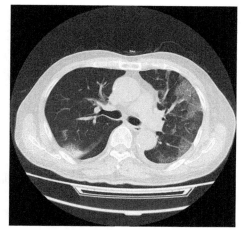

图 2-5　肺部 CT 提示双肺多发片状磨玻璃高密度影

性，暂不考虑第二次新型冠状病毒感染，考虑合并真菌及细菌感染，根据病原学结果调整抗感染治疗方案。

（三）临床结局

经治疗后，患者氧合情况逐渐改善，2月21日拔除气管插管续贯高流量湿化仪吸氧，但患者肾脏功能未能恢复，需维持血液透析，2月27日转肾内科住院治疗，3月7日行肾透析的临时静脉插管术（右颈内静脉），并于3月16日顺利出院，门诊定期血透治疗。

【诊治评析与心得体会】

重症病毒性肺炎是目前新型冠状病毒感染的救治中一个非常棘手的难题，由于死亡率极高，造成了一线医护人员极大的急救压力。鉴于这种情况，我们将重症病毒性肺炎救治中的几个问题做出一些病理生理上的应对措施。

首先需要了解病毒性肺炎的机理。根据目前研究，病毒性肺炎是由上呼吸道病毒感染向下蔓延所导致的肺部炎症，常见的病毒为甲型和乙型流感病毒、腺病毒、副流感病毒、呼吸道合胞病毒和冠状病毒等。骨髓移植和器官移植受者易罹患疱疹病毒和巨噬细胞病毒感染。患者可同时受一种以上的病毒感染，并常继发细菌感染，比如金黄色葡萄球菌感染，免疫抑制宿主还常继发真菌感染。呼吸道病毒可以通过飞沫与直接接触传播，且传播迅速，传播面比较广。由于肺部间质的改变，患者氧合困难，病情较重，因此患者出现病毒性肺炎的时候常常治疗困难。虽然如此，但每一种病毒性肺炎的发病机理基本是相同的，我们也可以发现很多问题需要注意，尤其是以下有几个问题在病毒性肺炎治疗中非常重要。

（一）关于病毒性肺炎的呼吸机和氧疗

根据目前对病毒性肺炎进行相关的呼吸机支持，目前大家较为认可的是小潮气量（TV）、高PEEP和允许性高碳酸血症，这是很多指南上推荐的，但是临床医生也需要有自己的判断和思考。

首先重症肺炎患者的肺容量是不一致的，即使是相同体重下患者的肺容量也是完全不同的，这样我们在设置6~8ml/kg潮气量的情况下，不同患者需要有不同的潮气量设置，到底是6ml/kg更合适，还是8ml/kg更好，这就考量临床医生的水平了。很多临床医生会将潮气量的参数设置在这个范围之内就不再管它了，如果患者不适就会采取其他的方法进行相应的治疗，多数情况下被认为是人机对抗或者烦躁而给予镇静甚至是肌松剂，即便达到呼吸频率从30~40次/分下降到20次/分的状态。

以60kg理想体重的患者为例，以6~8ml/kg为设置标准，其潮气量波动在360~480ml，相差120ml，这是个可以决定患者呼吸状态的量，何况还可能存在患者的肺容积较大导致的肺泡通气不足，造成通气血流比例失调的情况发生。肺泡通气不足，即使患者氧合尚可，也会造成患者的不适，增加患者恐惧感，从而增加氧耗。

（二）患者需要什么样的潮气量？

这就要结合很多方面的情况，肺的容积、病灶的大小，甚至要考虑呼吸频率，还有非常重要的就是当时患者自主呼吸的潮气量。如果患者的自主潮气量是600ml，而我们设置的参数仅仅是 500ml。100ml 的潮气量的差距是患者很难忍受的，通常我们可以看到患者在呼吸机送气时给予一个较强的吸气动作，呼吸机的压力显示为吸气的压力波形不稳定。

此时，我们使用压力控制同步间歇指令通气（P-SIMV）的模式较为恰当，但要注意患者呼吸改善、血氧饱和度提高后的潮气量下降引发的潮气量不足，尤其是使用镇静剂后。所以我们需要检查呼吸机的报警值，以免患者的潮气量过低，通常我们可以设置分钟通气量在 6～8L/min，此外还要注意呼吸机的压力报警参数。

（三）在呼吸机通气时我们需要采用怎样的血氧饱和度？

在很多指南认为需要采用一个较为保守的血氧饱和度，例如末梢血氧饱和度 93%～96%，甚至是 86%～95%。这是一个需要警惕的数据。暂且不说如何维持这样的氧合状态使患者的血氧饱和度不会从 93% 下降到 83% 再下降到 73%。93% 的血氧饱和度仅能维持患者基本的氧供，93%～96% 是一个病情下妥协的数据，此时患者处于严重的应激状态，机体的氧耗会增加。一增一减下，机体的氧供明显不足，患者的病情必然会加重。以相同的应激状态分析，百米赛跑后运动员也是处于严重的应激之中，呼吸变快，以满足肌肉的氧供，此时运动员的血氧饱和度仍为 98% 以上。如果因为运动员血氧饱和度较高而让他们戴上口罩，并要求他们少呼吸一点，以便血氧饱和度降至 93%～96%，这显然是不合理的。93%～98% 只可能是允许的范围而不是治疗目的。在这种情形下又如何能够仅仅关注氧气带来的氧自由基，而不关注正常组织细胞缺氧的危害呢？

（四）关于二氧化碳分压

很多人将二氧化碳下降视为病态，一定要通过减少通气量来调节使二氧化碳升高。我们知道，物质的浓度高低取决于几个方面：①产生增加或者减少；②排出增加或者减少；③消耗增加。前两者很好理解，但二氧化碳会被消耗吗？大多数人说不会，因为二氧化碳是代谢产物。但笔者对此持怀疑态度。如果我们问碳酸氢根离子会被消耗吗，大概很多人会迟疑了，因为我们很难确定碳酸氢根离子不会被消耗，而二氧化碳在体内是可以变为碳酸，从而形成碳酸氢根。这就是问题所在，我们没有应有的理论进行相应活体理论的支持。

如果消耗增加，我们通过减少潮气量而使二氧化碳升高的做法可能是徒劳的，一方面减少了患者的舒适度，另一方面我们可能达不到一个良好的效果。此外再次以运动员为例，100 米赛跑后运动员的二氧化碳也是低的，需要让运动员减少吸气量而用来增加二氧化碳吗？如果真是这样，那么高速运动后的运动员将会出现大面积的因为呼吸不畅导致的心搏骤停，由此答案不言而喻。

（五）镇静剂的使用

我们在使用呼吸机时患者的呼吸是被动的，但是肌肉的收缩无论在何时都是需要的，这是肌肉的重要功能，也是肌肉代谢正常的行为基础。镇静和肌松剂显然会影响患者肺部功能，尤其是肺部小气道的肌肉运动。实体解剖认为，病毒性肺炎的小气道大量黏液痰栓（黏液堵塞）的聚集是其病理机制中最重要的一环，如果没有大量镇静剂和肌松剂，患者的末端气道功能是可以残存的，其平滑肌的收缩多少可以将这些黏液向主气道推挤，从而通过吸痰清除，因此在我们使用镇静药物时，实际有一个主动遏制患者功能的作用在先，然后有利于患者的预后在后。

问题是该使用镇静和肌松剂吗？

我们使用肌松剂是在患者刚刚插管的时候，此时患者的机能是不适合呼吸机的加入的，为了尽快地适应，我们使用镇静剂和肌松剂是迫不得已的。肌松剂和镇静剂可以导致肌肉组织细胞的氧耗减少，一定程度有利于血氧饱和度的上升，这在临床上是可以看到的，这是治疗的好处。但是如果我们不进行中间清醒和轻度镇静，时间稍长，强烈镇静的副作用将一定会显现出来。

很多地方的 ICU 会实施每日清醒制度，例如白天清醒以方便医生的观察，但是痰液的分泌和气道的堵塞是有定期的吗？小气道几乎只能靠自身的气道平滑肌收缩而排出其中的分泌物，6～12h 的镇静足以加重患者的病情，特别是强镇静，因此镇静剂和肌松剂的使用特别考验医生的水平。

实践中，我们不仅要提倡每日清醒制度，轻镇静［里士满躁动-镇静评分（RASS）2～3 分］，更加应该强调镇静剂和肌松剂的副作用，由此我们需要制定的不是每日而是每 8 小时一次的清醒制度，每 4 小时一次的清醒制度以及镇静药物减量制度。

（六）关于液体，什么样的液体量是适合的？

目前大家常规的做法是在脓毒血症患者液体复苏后尽量严格控制液体量。这种方法既有合理之处也有不足的地方。病毒性肺炎的双肺病毒浸润黏液增多，会带有大量的机体侵害，会产生严重脓毒血症，形成脓毒症性休克。从这个角度看，充足的液体量可以较快地恢复患者的各种脏器功能的新陈代谢，有利于机体的修复，但是从肺的角度上看利弊很明显。利，足够的液体补充对于肺部组织细胞的灌注是比较好的，有利于肺组织各种细胞的功能恢复；弊，因为液体可以加重肺部的水肿，但水的增加能减轻痰液的黏稠度，导致痰液更容易被清除，水容易进也容易出，犹如心衰肺水肿。根据目前尸体解剖的结果，大量的终末支气管黏液栓的形成是致命的，因此重症病毒性肺炎分泌物的清除将成为很大的困难，基本上无法治愈，这是冠状病毒肺炎目前最为棘手的问题。严格的限量负平衡的液体管理有诸多的坏处，当然也有好处，但是两者孰优孰劣，有时候甚至难以分清。鉴于此，笔者强调液体正负平衡的一种波段性操作，以满足机体内部各个脏器之间不同时段性的满足，加强液体对各种细胞不同需求的妥协和均衡，而不是后期一味地严格控制入水量以至于患者的细胞不能得到应有的液体供应，从而导致功能衰竭。

（七）关于指南的问题

在临床中我们喜欢以指南为指导原则，但指南是一个大概，循证医学的原则是通过别人的死亡率来证明该患者的死亡率，通过别人的治愈率来证明该患者的治愈率，这是存在一定误差的，这个"一定"可能是"很大"的意思。因此在临床工作中我们提出一个"顺"的原则，需要顺应患者的病情，顺应患者最佳的舒适度。这种舒适度是不损害细胞功能的，而非强制性用镇静药物获得的表象"舒适"，这种强制性的舒适是需要付出代价的。我们需要将患者的细胞功能发挥到最佳的状态，为疾病的恢复奠定最佳的物质条件。而一个"顺势而为"的方法是要顺应患者的潮气量、顺应患者的正常功能，这是值得大家研究的。

临床上，要梳理我们实施治疗的逻辑线路，例如，烦躁时镇静，镇静时血压低而升压，升压后出现药物影响的心率快，心率快时用减慢心率的药物，减慢心率的药物出现心律失常，恶性心律失常后出现心搏骤停而心肺复苏。表面上所有的操作都符合指南，但实际上仅仅可能是因为呼吸机对抗，甚至尿憋引起。

值得注意的是,其中呼吸机的人机对抗是有技术概念要求的,呼吸机的潮气量过大或过小,导管对呼吸道的刺激等均可以导致呼吸机对抗,但对抗中咳嗽才是管道刺激的表现,而多数情况下是潮气量的设置不合理,或者潮气量过于固定,没有随着患者的需要量变化而变化,所以我们需要针对患者设定压控和容控的模式,而指南上目前还没有针对这个问题做出推荐。我们对患者的不同呼吸机对抗的表现需要分别对待,这就需要我们在临床中区别问题的根源。

【学术争鸣与分享】

肺炎是指肺实质因感染出现炎症,通常由病毒或细菌感染而引发的,该病具有季节性,好发于冬春季,主要症状有咳嗽、发热恶寒、呼吸困难等。主要经由呼吸道传播,含有病原体的空气飞沫被易感者吸入后患病。婴幼儿、中老年人等免疫力低下的人群易感。

（一）肺炎常见的临床症状

1）咳嗽:持续性咳嗽是肺部感染的典型症状,可能伴有咳痰。

2）呼吸困难:肺部感染会导致呼吸困难或气促的感觉,尤其在活动或躺下时更为明显。

3）发热:体温升高是肺部感染常见的症状之一,可伴有寒战和盗汗。

4）胸痛:肺部感染引起的胸痛通常是刺痛或压迫性的,可能加重于深呼吸或咳嗽时。

5）疲劳和乏力:肺部感染会导致全身不适、疲劳和乏力的感觉。

（二）肺炎的发病机制

当病原体侵犯支气管、细支气管及肺泡时,支气管因黏膜炎症水肿,造成管腔变窄,导致通气功能障碍;肺泡壁因充血水肿而增厚,肺泡腔内充满炎性渗出物而导致换气功能障碍。严重的通气和换气功能障碍使各器官系统发生一系列变化。

主要表现为低氧血症,重症可出现高碳酸血症。由于通气和换气功能障碍,氧进入肺泡及氧自肺泡弥散至血流减少,动脉血氧分压及动脉血氧饱和度降低,发生低氧血症。缺氧和二氧化碳潴留以及病原体毒素可以引起脑毛细血管扩张,通透性增加,引起脑细胞水肿、颅内压升高以及中毒性脑病,严重脑水肿可使呼吸中枢受到抑制而发生中枢性呼吸衰竭。

低氧血症和病原体毒素作用,使胃肠道功能发生紊乱,出现厌食、呕吐及腹泻等症状,甚至产生中毒性肠麻痹,并使胃肠道毛细血管通透性增加,引起消化道出血。

（三）肺炎的分类

根据不同病原体可将肺部感染分为细菌性肺炎、病毒性肺炎、真菌性肺炎、非典型病原体所致肺炎。

1）细菌性肺炎:肺部感染最常见的类型,常见的致病菌如金黄色葡萄球菌、肺炎链球菌、肺炎克雷伯杆菌、铜绿假单胞菌等。

2）病毒性肺炎:临床常见如流感病毒、副流感病毒、腺病毒、呼吸道合胞病毒、巨细胞病毒、水痘-带状疱疹病毒等。

3）真菌性肺炎:常见致病真菌如念珠菌、曲霉、隐球菌、放射菌等。

4）非典型病原体所致肺部感染致病菌:如军团菌、肺炎支原体、肺炎衣原体和鹦鹉热衣原体等。

（四）肺部感染的诊断方法

1）体格检查：医生会仔细观察患者的症状和体征，包括听诊肺部呼吸音、观察咳嗽情况等。

2）胸部 X 线检查：X 线检查可观察肺部是否存在炎症、浸润或阻塞等异常情况。

3）血液检查：通过血液检查评估炎症指标和感染程度，如白细胞计数和 C 反应蛋白测定等。

4）痰液分析：痰液培养和荧光抗体法检测可以确定肺部感染的致病菌，以指导选择合适的抗生素治疗。

5）放射学检查：CT 扫描和磁共振成像（magnetic resonance imaging，MRI）可以提供更详细的肺部结构图像，有助于进一步评估病变的性质和程度。

（五）肺炎的治疗原则

1）营养支持治疗：因重症肺炎早期患者可能会出现低氧、高热和呼吸困难等症状，其体内蛋白的流失较多，营养的消耗也是非常快的。如果不能及时补充必要的蛋白，容易出现气胸、皮下气肿等并发症。营养支持的措施有：①营养支持治疗［营养风险筛查 2002（NRS2002）］；②早期肠内营养；③注意减少误吸；④维持水电解质平衡；⑤维持内环境稳定。

2）病原学治疗：病原学治疗分为抗病毒治疗和抗菌药物治疗。重症肺炎的抗感染药物选择也存在一些争议。尽管广谱 β-内酰胺类抗生素是一线选择，但对于产生多药耐药的病原体，特别是重症患者，是否应该早期使用碳青霉烯类抗生素存在争议。对于不同患者群体，药物选择的个体化治疗方案仍需更多研究的支持。同时，需要指出，病毒感染后容易继发细菌感染，以及耐甲氧西林金黄色葡萄球菌（MRSA）和曲霉菌的感染，应根据细菌监测结果及时应用抗菌药物。

3）呼吸支持治疗：患者如果高流量吸氧不足以缓解缺氧症状时，可以尝试使用无创通气。一旦患者呼吸困难加重，需要气管插管并进展到急性呼吸窘迫综合征时，一般采用传统的肺保护性通气策略：①小潮气量通气（6ml/kg，理想体重），一般建议开始使用 8ml/kg，逐渐过渡到 6ml/kg；②允许性高碳酸血症；③控制气道平台压小于 30cmH$_2$O；④使用合适的 PEEP。

呼吸治疗步骤：吸氧（高流量吸氧）—无创机械通气—气管插管（调节吸氧浓度、呼气末正压、调节潮气量）—机械通气合并俯卧位通气—体外膜氧合治疗。

4）循环支持治疗：①充分液体复苏；②改善微循环；③血管活性药物，通常为去甲肾上腺素；④血流动力学监测。

5）免疫调节：在非典期间，因糖皮质激素的使用量过大，使用时间过长，导致患者出现一系列的并发症。在这次新型冠状病毒感染的药物治疗中对激素的使用相对保守。一般用量为甲泼尼龙 40～80mg，每日两次或每日一次，持续 2～3d 或 3～5d。使用期间需观察 C 反应蛋白、白介素-6 的变化，可以根据 C 反应蛋白的变化做一个激素的减量。

6）感染灶的查找和定位：在重症肺炎的治疗中，感染灶的查找和定位是至关重要的，但在临床实践中存在一些争议。有学者认为在感染灶无法有效引流的情况下进行手术干预可能并非总是必要的，因为一些情况下手术可能并不是唯一有效的治疗手段，而且手术本身也可能带来一定的风险，应该根据具体情况综合考虑手术的风险和益处。尤其对于呼吸系统感染，手术是否对治疗效果有显著影响尚待更多研究证实。

【中医药特色与优势】

中医药的特色包括调节精神情志、强化体育锻炼、穴位保健、中药防疫以及焚烧中药进行空气消毒。

（一）调节精神情志

中医学认为精神情志活动，与人体的生理、病理变化有密切的关系。情志刺激可导致正气内虚，引发外邪致病。在疾病过程中，情志波动又能使疾病恶化。而心情舒畅，精神愉快，则气机调畅，气血和平有利于恢复健康。正气存内，对预防疾病的发生和发展有着积极的意义。《素问·上古天真论》云："恬惔虚无，真气从之，精神内守，病安从来。"这就是说，思想上安定清静，不贪欲妄想，使真气和顺，精神内守，病从哪里来呢？所以，调摄精神，可以增强正气抗邪能力，预防疾病。因此，中医始终把心理调治作为防病健身、治疗疾病的第一步。另外，本病总归与中焦脾胃关系密切，若情绪失常，则肝木更乘脾土，不利于病情恢复，故调摄情志无论在本病的预防或恢复期都有着重要作用。

（二）强化体育锻炼

《素问》云"正气存内，邪不可干""邪之所凑，其气必虚"。大凡正气强盛，抗邪有力，则病邪难以入侵，故不发病，外邪之所以致病，都有人体正虚的基础。正气的抗邪作用主要表现为消除病邪和自身修复调节能力，而以后者更为重要，对邪气入侵而导致的机体阴阳失调、脏腑损伤等生理机能失常，通过正气的自行修复、调节和补充作用，使疾病得以痊愈。经常锻炼身体，能提升正气，增强体质，减少或防止传染病的发生。汉代医家华佗根据"流水不腐，户枢不蠹"的道理，创造了"五禽戏"健身运动，即模仿虎、鹿、熊、猿、鸟五种动物的动作来锻炼身体，促使血脉流通，关节流利，气机调畅，以增强体质，防治疾病。此外，后世不断演变的太极拳、八段锦、易筋经等多种健身方法，不仅能增强体质，提高健康水平，预防疾病的发生，而且对多种慢性病的治疗有一定的作用，具体如六字诀功法载有嘘属肝，呵属心，呼属脾，呬属肺，吹属肾之说，八段锦中则有双手托天理三焦一式，承上畅中顺下，对新型冠状病毒感染患者的恢复大有裨益。

（三）穴位保健

中医针灸疗法别具特色，尤以艾灸法从古至今在疫疠的防治中扮演着重要角色。根据《新型冠状病毒肺炎中医康复专家共识》，艾灸取穴与操作方式如下。轻型、普通型取合谷、太冲、足三里、神阙。合谷、太冲、足三里用清艾条温和灸 15min（每个穴位）；神阙用温灸盒灸 15min，每天 2 次。重型取大椎、肺俞、膈俞、足三里。大椎、肺俞、膈俞用温灸盒灸 30min；足三里用清艾条温和灸，每穴各 15min，每天 1 次。足三里是人体一个重要的保健穴位，号称人体长寿第一穴，民间流传"常按足三里，胜吃老母鸡"之说，常按压或者艾灸足三里，可健脾益气、增补后天气血生化之源，使气血化生源源不断，四肢百骸、脏腑均得以滋养，从而延缓人体的衰老。

（四）中药防疫

中医的药物预防不仅仅是针对病因病机采取祛邪的方法治疗，更强调重在扶正预防。《素问·遗篇·刺法论》有"小金丹……服十粒，无疫干也"的记载，说明我国很早就开始了中药预防的工作。中医注重辨证论治，每个人体内环境都不一样，因此中医是因人而异的，从药味的增减，到剂量的调整，到方剂的变化，都是有针对性的。中药主要是利用它的自然的偏性，如寒热凉温，来解决人体出现的异常，例如体内有寒则要用温性的药物治疗，体内有热就要用凉性或寒性的药物治疗。针对本次新型冠状病毒感染的特点，在口服中药方面，奋战在一线的中医专家推荐了两个优秀的经验方，是我们预防新型冠状病毒感染等流行病的宝贵财富，参考方如下。

1）自拟"扶正固本汤"，即以著名经方小柴胡汤结合玉屏风散为主药的方剂，有良好的解热、抗病毒、抗感染的作用，能增强机体的免疫功能，对提升人体免疫力有积极作用，可以预防新型冠状病毒肺炎以及流感。主要组成中药有柴胡 10g，黄芩 5g，法半夏 10g，党参 10g，大枣 10g，炙甘草 5g，黄芪 10g，炒白术 10g，防风 10g，藿香 10g，佩兰 10g，连翘 10g。

2）"预防 1 号方"，方以黄芪为君药，白术为臣药，固肺卫，实肌腠，健脾胃，化湿浊，辟秽气，解热毒。补中寓散，散不伤正，补不留邪；温中有清，温不助热，清不伤阳。主要组成中药有生黄芪 15g，白术 9g，连翘 9g，山银花 9g，藿香 6g，石菖蒲 6g，防风 6g，甘草 6g。

（五）焚烧中药进行空气消毒

目前常用于空气消毒的中药有苍术、艾条、板蓝根、藿香、金银花、连翘等，主要是利用其芳香化湿、清热解毒作用。有研究表明艾叶水浸剂、艾叶烟熏和艾叶油有抗细菌、抗真菌、抗支原体作用，用燃艾进行室内空气消毒，合格率可达 100%。也有人利用苍术提取液研制出复方苍术消毒剂应用于空气消毒，并与过氧乙酸熏蒸消毒法、苍术和艾叶燃烧消毒法及紫外线灯照射消毒法进行比较，结果表明，该消毒剂的气溶胶喷雾法用于空气消毒，其消毒效果与过氧乙酸熏蒸消毒法相似，而明显优于苍术、艾叶燃烧消毒法和紫外线灯照射消毒法，应用于医院的不同区域均能达到预期的效果。实验观察发现，芳香辟秽中药（由藿香、艾叶、苍术、千里光、佩兰等 12 味药物组成）挥发油的空气消毒效果优于紫外线，对手术室、病房、治疗室等场所的杀菌率达 86.1%，对金黄色葡萄球菌和大肠埃希菌也具有较强的杀菌作用。

总之，中医注重辨证论治，即根据个体差异进行针对性治疗，如根据人体内环境的寒热温凉调整药物性质。此外，《黄帝内经》记录了疫病的防治思想，如保护正气、避开毒气、针刺方法、意念护体以及吐法、汗法、服药法等，这些方法均体现了中医治疗的整体性和特色。

参 考 文 献

丁晓军，喻丰，赵靓. 系统科学视域下的中医现代化——新冠肺炎疫情下中医药的循证验药之思. 系统科学学报，2024（3）.

曲金桥，郑一，倪菲，等. 论中医药防治新型冠状病毒感染肺炎优势与特色. 辽宁中医药大学学报，2020（8）：4.

王进忠，刘云涛，郑丹文，等. 《新型冠状病毒肺炎诊疗方案（试行第九版）》针灸治疗思路解读. 广东医学，2023，44（7）：822-825.

赵巧巧，苏衍进，王郁金，等. 基于"未病先防，既病防变，瘥后防复"论新型冠状病毒肺炎防治措施. 现代中医药，2023，43（4）：26-30.

（张　俭）

第三章 重症肾病

病例9 横纹肌溶解综合征合并急性肾衰竭

【典型病例】

（一）病史资料

茹某，女，61岁。2023年9月9日入院。

主诉：双下肢乏力伴气促12天。

现病史（家属代述）：患者2023年8月28日上厕所时出现双腿乏力，不能起身，约10h后被家属发现，当时神志清楚，对答不切题，无口唇发绀，无发热寒战，双下肢凹陷性水肿，遂至当地医院就诊，血常规：WBC 22.04×10^9/L；PCT 1.59ng/ml；肝功能检查：丙氨酸转氨酶（ALT）286.7U/L，谷草转氨酶（GOT）753.7U/L；Cr 182μmol/L；NT-proBNP 5244 pg/ml；肌钙蛋白T 9.13mg/ml；心肌酶：CK 85924U/L，CK-MB 1611.2U/L；胸部CT示双肺下叶稍高密度影、考虑气血交换不良；心脏彩超提示左心室收缩功能稍减弱；当地医院考虑患者横纹肌溶解导致急性肾衰竭，予连续性肾脏替代治疗（continuous renal replacement therapy，CRRT）、抗感染、护肝、护胃、利尿等对症支持治疗，但患者症状未见明显改善。2023年9月7日患者突发气促，外周血氧饱和度下降，查体双肺可闻及大量湿啰音，考虑急性心力衰竭，予气管插管接呼吸机辅助通气，CRRT脱水，莫西沙星0.4g静脉滴注每日一次联合哌拉西林他唑巴坦4.5g静脉滴注每12小时一次。抗感染治疗后，患者气促稍缓解。现患者仍需气管插管接呼吸机辅助通气，肾功能衰竭未见好转，为求进一步系统治疗，由急诊拟"横纹肌溶解综合征"收入ICU监护治疗。

既往史：既往监测血压偏高，未予系统治疗。否认糖尿病、冠心病等内科病史，否认肝炎、结核等传染病病史，否认外伤、输血及手术史。

过敏史：否认药物、食物及接触过敏史。

查体：T 36.4℃，P 85次/分，R 21次/分，BP 106/58mmHg，SpO_2 100%。

患者药物镇静状，呼之可睁眼，气管插管接呼吸机辅助通气，形体肥胖，言语不能，营养良好。查体欠合作，全身皮肤黏膜、巩膜无黄染，臀部散在暗红色斑疹，余未见皮疹及出血点，浅表淋巴结无肿大；头颅无畸形，双侧瞳孔等大等圆，双侧瞳孔直径2mm，对光反射欠灵敏。颈软，无抵抗，颈静脉无怒张，气管居中，甲状腺无肿大，无压痛及无震颤，胸廓对称无畸形，局部未见隆起、凹陷及压痛。双肺叩诊清音，双肺呼吸音清，未闻及明显干性、湿性、哮鸣、捻发音，无胸膜摩擦音；心前区无隆起，心界无扩大，心脏未触及震颤及摩擦感，心律齐，心率85次/分，各瓣膜听诊区未闻及病理性杂音；腹部膨隆，腹软，无包块，全腹无压痛、反跳痛，肝脾肋下未及，肝肾区无压痛及叩痛，双侧肾动脉无血管性杂音，双侧肋脊点、肋腰点压痛（－），双肾区叩击痛（－），输尿管全程无压痛，无移动性浊音，麦氏点压痛（－），墨菲征（－），肠鸣音正常，无四肢畸形，双下肢重度水肿。四肢肌力、肌张力正常，生理反射存在，病理反射未引出。舌象未及，脉滑。

中医诊断：①痹症类病（脾虚湿瘀证）；②急性肾衰（脾虚湿瘀证）。

西医诊断：①横纹肌溶解综合征；②急性肾衰竭；③肺部感染；④急性呼吸衰竭（Ⅰ型）；⑤2级高血压（中危）；⑥高血压心脏病；⑦脑萎缩。

（二）诊治经过

入院后维持气管插管接呼吸机辅助通气，予美罗培南抗感染治疗，予 CRRT 改善肾脏功能、控制容量负超，氨溴索化痰、布地奈德雾化减轻气道炎症反应，间断行气管镜治疗促进痰液引流，泮托拉唑抑酸护胃，碳酸氢钠片碱化尿液，α-酮酸补充必需氨基酸。经治疗，患者尿量情况较前增多，内环境较前稳定，由持续 CRRT 改为间断肾替代治疗，其余继续维持抗感染、护肾等治疗。

（三）临床结局

2023 年 9 月 15 日患者神志转清，氧合改善，予拔除气管插管改无创呼吸机辅助通气；2023 年 9 月 20 日患者转出 ICU 至肾内科病房继续治疗；其间患者尿量进一步恢复，约 600ml/d，复查 BNP、肌酐进行性下降（见图 3-1、图 3-2），至 2023 年 10 月 17 日出院。2023 年 10 月 20 日，患者因皮疹再次入院治疗，肌酐 122μmol/L，每日尿量超 2000ml，双下肢水肿减轻，四肢活动可。

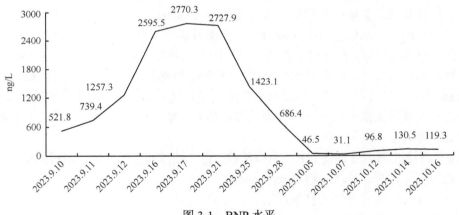

图 3-1　BNP 水平

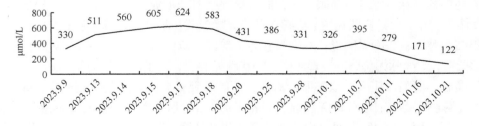

图 3-2　肌酐水平

【诊治评析与心得体会】

（一）急性肾损伤

急性肾损伤（acute kidney injury，AKI）以往称为急性肾衰竭（acute renal failure，ARF），是指由多种病因引起的肾功能快速下降而出现的临床综合征。改善全球肾脏病预后组织（Kidney Disease：Improving Global Outcomes，KDIGO）标准将 AKI 定义为：①在 48h 内血肌酐（Scr）升高≥26.5μmol/L；②在 7d 之内 Scr 升高超过基础值的 1.5 倍及以上；③尿量减少[＜0.5ml/（kg·h）]且持续时间在 6h 以上。

AKI 根据病因发生的解剖部位不同可分为三大类：肾前性、肾性和肾后性，其分类及病因可见表 3-1。

肾前性 AKI 的常见病因包括有效循环血容量减少（如各种原因引起的液体丢失和出血）、肾血流灌注不足等。肾后性 AKI 源于各种原因引起的急性尿路梗阻，从肾盂到尿道任一水平尿路上均可发生梗阻。肾性 AKI 可分为肾血管疾病、肾脏微血管疾病、肾小球疾病、急性间质性肾炎和急性肾小管坏死。

表 3-1　AKI 分类及病因

AKI 分类	AKI 病因
肾前性 AKI	
低血容量	出血、呕吐腹泻等胃肠道液体丢失、尿崩症等经肾液体丢失、高温等经皮肤黏膜液体丢失、低白蛋白血症等血管内容量相对不足等
心排出量降低	心力衰竭（心肌梗死、心脏瓣膜病等）、心包压塞、肺栓塞等
肾脏血管收缩/调节异常	肝肾综合征、高钙血症、药物（去甲肾上腺素、NSAIDs、ACEI/ARB、环孢素 A 等）
全身血管过度扩张	败血症、休克、急性过敏、麻醉、扩血管药物
肾性 AKI	
肾血管疾病	肾动脉血栓、栓塞，肾静脉血栓、受压等
肾脏微血管疾病	溶血尿毒综合征、血栓性血小板减少性紫癜、恶性高血压、系统性硬化症等
肾小球疾病	伴有大量新月体形成的急进性肾小球肾炎、重症狼疮肾炎、重症急性肾小球肾炎等
急性间质性肾炎	各种药物过敏（免疫介导的因素）
急性肾小管坏死	肾前性损伤因素持续存在不缓解、肾毒性药物等
肾后性 AKI	
膀胱颈病变	前列腺增生、肿瘤、结石、血块堵塞等
尿道病变	结石等
输尿管病变	双侧或孤立肾一侧有肿瘤、结石、血块堵塞、瘢痕形成或腹膜后纤维化等

注：AKI 为急性肾损伤；NSAIDs 为非甾体抗炎药；ACEI 为血管紧张素转化酶抑制剂；ARB 为血管紧张素 Ⅱ 受体拮抗剂。

（二）横纹肌溶解

横纹肌溶解综合征（rhabdomyolysis，RM）是指由各种原因引起的横纹肌细胞溶解、破坏，肌内容物（电解质、酶和肌红蛋白等）释放进入血液循环，进而导致全身性并发症，如高钾血症、急性肾损伤、弥散性血管内凝血等。其中，急性肾损伤是横纹肌溶解综合征最常见、死亡率最高的并发症。

1. 横纹肌溶解的病因

引起横纹肌溶解的原因复杂多样，按照损伤方式大致可以分为两类：机械性和非机械性因素。其中机械性情况包括挤压与创伤、运动及肌肉过度活动、电击、高热等；非机械性情况有药物、毒物、感染、电解质紊乱、自身免疫性疾病、内分泌及遗传代谢性疾病等。横纹肌溶解的主要病理过程是细胞 ATP 耗竭导致细胞膜泵功能障碍，使得细胞裂解后细胞内成分释放到血液循环中，包括钾、肌红蛋白、肌酸激酶、乳酸脱氢酶。

2. 横纹肌溶解的诊断

横纹肌溶解综合征尚无统一的诊断标准，其诊断依据主要包括以下几个方面：①病史。患者通常有导致横纹肌溶解的诱因，如过度运动、服用药物、喝酒、服用毒物等。②症状。横纹肌溶解综合征的临床表现因肌肉损伤的程度和严重程度而异，其典型的临床表现三联征是肌痛、肌无力、茶色尿。③实验室检查。血清 CK 是诊断横纹肌溶解综合征最敏感的指标，CK 超过正常峰值 5 倍对横纹肌溶解有诊断意义，然而其升高水平与病情严重程度不成正相关。另外，肌红蛋白尿是重要的诊断指标。④影像学检查。患者的肌肉超声检查和 MRI 检查可能发现软组织出现水肿或坏死的情况。

（三）横纹肌溶解所致急性肾损伤

1. 横纹肌溶解致急性肾损伤的病理生理

横纹肌溶解所致肌红蛋白释放入血是发生急性肾损伤的元凶之一。肌红蛋白是一种分子量为 17500Da 的氧和铁结合蛋白，主要存在于脊椎动物的肌肉组织中，对氧的亲和力高于血红蛋白，并帮助肌细胞获得能量。当尿液中肌红蛋白含量大于 20μg/L 时可诊断为肌红蛋白尿。肌红蛋白主要经肾小球滤过，过量的肌红蛋白可阻塞肾小管导致肾小球滤过受阻。同时，肌红蛋白本身具有肾毒性，可引起氧化应激脂质过氧化和诱导炎症来加速肾损伤。此外，肌肉坏死、液体丢失导致有效循环血容量下降等肾前性因素可加重肾损伤。

2. 横纹肌溶解致急性肾损伤的诊断

横纹肌溶解致急性肾损伤的诊断依靠临床表现及实验室检查结果：①临床表现，肌肉无力、肌痛、肿胀、压痛、僵硬；发热、恶心、呕吐、心动过速、少/无尿。②实验室检查，血清检测肌酐、尿素氮、肌酸激酶、肌红蛋白、离子（钾、磷、钙）、乳酸脱氢酶、转氨酶、酸碱水平；尿液检测肌红蛋白以及红细胞含量。

3. 横纹肌溶解致急性肾损伤的治疗

目前横纹肌溶解综合征的治疗尚无指南参考，其治疗可参照最新的《横纹肌溶解综合征诊治专家共识》。注意监测尿量，必要时留置导尿管，根据尿量评估液体入量，防止补液过多诱发心功能不全以及肺外急性呼吸窘迫综合征。同时动态检查肌酐水平及内环境情况，动态评估患者肾功能，必要时立即启动 CRRT 治疗减轻患者肾脏负担。

RM 患者要积极预防 AKI 的发生；对于已确诊 RM 合并 AKI 的患者，目前公认的治疗原则包括尽快去除病因，及早给予大量补液，维持电解质、酸碱平衡，防治危重并发症（见图 3-3）。①AKI 治疗首先要纠正可逆的病因，积极纠正休克、感染、停用肾毒性药物。②注意补充营养以维持机体正常代谢，减少钠、钾、氯的摄入量，热量摄入可参考 AKI 患者总能量摄入为 20～30kcal/（kg·d）。③积极处理高钾血症并纠正代谢性酸中毒，动态监测离子、维持内环境稳定和电解质平衡。④动态评估启动肾脏替代疗法。

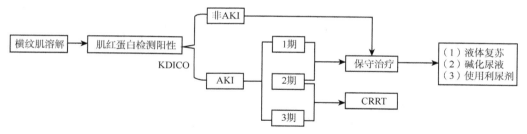

图 3-3　横纹肌溶解防治急性肾损伤方案

CRRT 是横纹肌溶解患者发生急性肾损伤时的主要治疗手段。相对于血液透析，CRRT 能保持稳定的血流动力学，维持内环境稳定和电解质平衡。CRRT 常用的模式有连续性静脉-静脉血液滤过（continuous veno-venous hemofiltration，CVVH）、连续性静脉-静脉血液透析（continuous veno-venous hemosdialysis，CVVHD）和连续性静脉-静脉血液透析滤过（continuous veno-venous hemodiafiltration，CVVHDF）。其中，CVVH 和 CVVHDF 因为其对流的作用可更好地去除大分子溶质（如肌红蛋白、肌酸激酶），在横纹肌溶解所致的急性肾损伤中更为常用。

【学术争鸣与分享】

（一）液体复苏

早期和积极的补液可预防横纹肌溶解综合征引起的急性肾损伤，目的是恢复肾灌注，增加肾小球滤过和尿量。补液开始时间越晚，发生肾功能衰竭的可能性越大。虽然早期和积极的液体复苏对于预防急性肾损伤有效，但要注意监测尿量，防止加重肺水肿及诱发急性心衰发作。一般选择的复苏液体有乳酸林格溶液或 0.9%生理盐水，初始速度可达 400ml/h，目标尿量为 1～3ml/（kg·h）。

（二）连续性肾替代疗法的时机

CRRT 是横纹肌溶解并发急性肾损伤时的主要治疗手段。有研究发现，影响选择 CRRT 治疗的时机与肌红蛋白血清浓度无关，主要与血流动力学情况、肾功能状态以及是否合并严重的高钾血症、严重代谢性酸中毒有关。换言之，CRRT 的应用与是否存在 CRRT 指征相关，即对于横纹肌溶解合并急性肾损伤时可参考 KDIGO 标准，而不推荐通过 CRRT 治疗清除肌红蛋白预防肾功能衰竭。在入院时可通过 McMahon 评分及早识别肾功能衰竭风险患者，尽早进行肾脏保护性治疗。同时，横纹肌溶解合并急性肾损伤患者终止 CRRT 治疗的时机同样可参考 KDIGO 标准，以肾功能恢复情况为导向，动态复查肌酐以及肾小球滤过率，监测尿量恢复情况。

【中医药特色与优势】

中医药干预可以缓解横纹肌溶解的肌肉酸痛症状、减少并发症的发生；对于合并急性肾损伤的患者，中医药干预也促进肾脏功能恢复。

中医认为横纹肌溶解综合征根据肌肉症状可分属于"痿病""痹证"范畴，与肺、脾、肾功能失调，气、血、津液不足有关。无论是痿病还是痹证，根本病机为本虚标实，治疗需要标本兼治、调畅气血。盛灿若教授认为横纹肌溶解各个阶段虚实有所侧重，当分期论治。早期以肌痛为主时可归为"痹证"，以湿邪为主要病机，治以益气健脾、利湿宣痹为主，方以薏苡汤合宣痹汤加减。中期以肌乏力为主时其证多虚实夹杂，治以补血养筋、通利经脉，并可配合康复治疗防止肌肉萎缩。晚期症状以肌无力、肌萎缩为主时可辨为痿病，多为虚证，治宜补益脾肾、通利筋脉为主。此外，还可配合针刺治疗协同调畅气机，促进功能恢复。

《内经》云："小大不利，治其标；小大利，治其本"。对于横纹肌溶解合并的急性肾功能不全或急性肾衰竭者按照症状可归为"水肿""癃闭""关格"的范畴，基本病机是正虚邪实，其中脾肾亏虚是本，瘀浊阻滞为标，治疗当扶正祛邪兼顾。少尿期时多为实多虚少，治疗当分邪气类型，外感者可选择麻黄连翘赤小豆汤、小青龙汤之类；内伤者分病理因素不同选择承气汤类、三仁汤、八正散等。在进入多尿期时，虚多实少，当辨阴阳，脾肾阳虚者可用济生肾气丸、真武汤、温脾汤之类，气阴两虚者可用参麦散，兼有肾精不足者可加龟板、鳖甲等血肉有情之品。

"血不利则为水"，血流不畅则水道不通，水液积聚发生水肿。基于国医大师张学文的瘀血理论，刘宇娜等认为肾性水肿的血瘀成因有虚实之别，实证者多与外邪、七情、痰浊、气滞、湿热相关，虚证者又分气虚、阳虚；同时，血瘀可贯穿水肿的发展过程，气、血、水间相互依附，致水肿缠绵难愈，日久损及正气，导致虚实夹杂；所以当以补虚、活血、利水为治疗法则。肺通调水道、脾运化水液、肾主水，肺脾肾是水肿的主病之脏，分属三焦；同时，三焦通行诸气、运行水液，《诸病源候论》云："三焦不泻，经脉闭塞，故水液溢于皮肤，而令肿也"。因此治疗水肿可从三焦辨证。远方教授认为，水肿病位在上焦时，主张开上源以利下源，宣通肺气；病位在中焦时，"治中焦如衡，非平不安"，多采取调整气机升降平衡的药物，调中健脾、升清降浊、枢转气机；病位在下焦时，针对下焦如权，非重不沉的生理特点，多采用味厚沉降之品或补或泻。

参 考 文 献

刘宇娜, 苏衍进, 司海龙, 等. 国医大师张学文瘀血理论治疗顽固性肾性水肿经验. 陕西中医, 2021, 42（4）: 506-509.

陆林飞, 远方. 远方教授三焦辨证治疗肾性水肿探析. 云南中医中药杂志, 2017, 38（9）: 3-5.

盛艳, 吴晓亮, 闫慧新, 等. 盛灿若治疗横纹肌溶解综合征经验撷英. 中国中医药信息杂志, 2020, 27（11）: 116-118.

中国医师协会肾脏内科医师分会国家慢性肾病临床医学研究中心, 中国急性肾损伤临床实践指南专家组. 中国急性肾损伤临床实践指南. 中华医学杂志, 2023, 103（42）: 3332-3366.

Kodadek L, Carmichael S P, Seshadri A, et al. Rhabdomyolysis: an American Association for the Surgery of Trauma Critical Care Committee Clinical Consensus Document. Trauma Surgery & Acute Care Open, 2022, 7（1）.

Petejova N, Martinek A. Acute kidney injury due to rhabdomyolysis and renal replacement therapy: a critical review. Critical Care（London, England）, 2014, 18（3）: 224.

Scharman E J, Troutman W G. Prevention of kidney injury following rhabdomyolysis: a systematic review. Annals of Pharmacotherapy, 2013, 47（1）: 90-105.

Yang J, Zhou J J, Wang X, et al. Risk factors for severe acute kidney injury among patients with rhabdomyolysis. BMC Nephrology, 2020, 21（1）.

（吴君璇）

病例 10　危重型肾病综合征出血热

【典型病例】

（一）病史资料

患者陈某，男，29 岁，2018 年 8 月 7 日求诊。

主诉：发热伴咽痛 4 天，腹泻 2 天。

现病史：4 天前患者无明显诱因出现发热，最高体温达到 40℃，伴有寒战和咽部疼痛，在社区诊所服用退热药物后，发热得以缓解。2 天后，患者开始出现水样便，每天约 4 次，伴尿量减少，遂至急诊就诊，血常规：PLT 13×10^9/L；尿常规：尿红细胞 3＋/HP，尿蛋白质 3＋；肾功能检查：Urea 10.6mmol/L，Cr 241μmol/L；hsCRP 86.1mg/L；PCT 16.84ng/ml；肝功能检查：直接胆红素（DBIL）34.2μmol/L，总胆红素（TBIL）41.3μmol/L，GOT 5294U/L，ALT 2293U/L；LAC 5.31mmol/L；凝血功能检查：抗凝血酶（AT）36.8%，纤维蛋白降解产物（FDP）66.3mg/L，DDi 25.01mg/L FEU，活化部分凝血活酶时间（APTT）104.5s，凝血酶原时间（PT）21s。胸片：心肺未见病变。考虑患者诊断为感染性多器官功能障碍综合征，病因不明且病情危重，由急诊拟"感染性发热"收入 ICU。入院症见患者神清，精神疲倦，全身乏力，咽痛，轻微头晕、头痛，恶心欲吐，暂无发热，无恶寒寒战，纳眠差，尿少，大便 3～4 次/日，量少色褐，未见脓血便。

既往史：否认肾脏病等内科病史。自诉既往乙型肝炎病史，一直未系统治疗及定期复诊监测，否认结核等其他传染病病史，否认重大外伤史、输血史及手术史。

查体：T 36.8℃，P 104 次/分，R 20 次/分，BP 133/87mmHg，$SpO_2$100%。神清，精神疲倦，间中烦躁，查体合作，言语流利，对答合理，皮肤黏膜、巩膜可见黄染，未见皮疹及出血点，全身浅表淋巴结未触及肿大。咽充血，咽后壁可见红色滤泡，双侧扁桃体 II°肿大，双肺叩诊清音，双肺呼吸音清，未闻及干湿性啰音。腹稍隆起，胆囊点压痛（＋），墨菲征（－），肝区叩击痛（＋），麦氏点压痛（＋），无反跳痛。余腹无压痛、反跳痛，肝脾肋下未及，肠鸣音活跃，移动性浊音阴性。舌红，苔白，脉细数。

中医诊断：外感热病（热入营血）。

西医诊断：①感染性发热；②感染性多器官功能障碍综合征（肝、肾、凝血）；③急性肾损伤；④弥散性血管内凝血；⑤乙型肝炎表面抗原携带者。

（二）诊治经过

入院急查血气：pH 7.435，PO_2 70.8mmHg，PCO_2 21.4mmHg，AB 14.1mmol/L。乙型肝炎表面抗原定量 3714.0 COI。流感 A＋B 抗原、结核分枝杆菌抗体阴性。患者发热原因尚不明确，考虑其非典型病原体感染可能性大，予多西环素联合奥司他韦抗感染，恩替卡韦抗乙型肝炎病毒，以及护肝、护胃、补液支持、输注血小板及冰冻血浆等对症处理。中医辨证见患者壮热、烦躁不安、皮下斑疹隐隐，结合舌脉，考虑热入营血，治以清热解毒、凉血化瘀为法，方用犀角地黄汤加减：水牛角 10g，生地黄 10g，白芍 10g，牡丹皮 10g，天花粉 10g，玉竹 10g，连翘 9g，桔梗 10g，甘草 5g。

8 日 4 时左右患者出现高热、气促加重，氧合情况较前下降，呕吐暗红色胃内容物 1 次，西医予无创呼吸机辅助通气,禁食、质子泵抑制剂持续泵入制酸止血,加用亚胺培南西司他丁加强抗感染,继续积极输注冰冻血浆、血小板以及补液支持等处理。

20 时左右患者胸闷,烦躁症状加剧,血氧饱和度下降至 90%,随即神志不清,呼之不应,鼻腔渗血,四肢强直,测体温 39℃,心率 175 次/分,血压 174/108mmHg,立即予气管插管接呼吸机通气,维持镇痛、镇静药物泵入,局部及静脉药物止血,外出查 CT 示:①双侧大脑半球灰白质对比欠清晰,未除脑水肿;②两肺多发渗出灶,较前明显进展,两侧胸腔积液较前增多,两肺含气不全,范围较前增大。21 时左右患者血压开始下降,予去甲肾上腺素泵入维持血压,丙种球蛋白静脉滴注调节免疫,外送疾病预防控制中心(CDC)标本筛查肾综合征出血热。

9 日患者无尿超过 6 小时,身目黄染加重。查体见双侧眼睑明显红肿,眼结膜充血,双侧瞳孔等大等圆,直径约 1.5mm,对光反射灵敏,腹部稍膨隆,肠鸣音约 2～3 次/分,伤口渗血减少,皮肤斑疹稍减退,无尿,大便未解,舌未能及,脉弦滑。考虑患者邪出营分,已透热转气,但邪热仍壅滞中焦,少阳阳明合病,治以和解少阳、清热退黄,方用柴胡茵陈蒿汤加减:柴胡 10g,黄芩 10g,法半夏 10g,党参 10g,茯苓 30g,生姜 10g,大枣 10g,炙甘草 10g,茵陈 15g,麦芽 15g,赤芍 10g。

10 日 CDC 结果回报确诊肾综合征出血热,追问患者家属及同事,诉患者平日负责公园票务工作,但经常协助同事打扫园区,可能接触鼠类排泄物,遂予停用多西环素、奥司他韦,维持其他支持治疗。

15 日患者神志转清,气管插管接呼吸机辅助呼吸,吸氧浓度下调至 40%,气道内可吸出少量带血痰液,尿量少,大便量少质硬,脉细数。查体全身皮肤、巩膜可见黄染,双下肢水肿减轻,双侧眼睑红肿减轻,眼结膜充血改善,腹部稍膨隆,肠鸣音约 4 次/分。西医予开放全流饮食,减少亚胺培南西司他丁剂量,拟停呼吸机辅助通气观察自主呼吸情况;考虑仍处于少尿期,继续予 CRRT、护肝等治疗。中医方面,考虑患者热病后气阴耗伤,治疗以益气养阴,方用竹叶石膏汤加减:淡竹叶 10g,生石膏 30g,人参 15g,麦冬 15g,法半夏 15g,炙甘草 10g,北沙参 15g,玉竹 10g,山药 15g,厚朴 15g,砂仁 10g(后下)。

17 日患者神清,尝试停留气管插管接人工鼻中流量吸氧可维持 6 小时以上,但反复低热,时有情绪烦躁,每日茶色尿液不足 100ml,大便少,脉滑。西医予评估拔除气管插管,继续予 CRRT 支持治疗,维持护肝、护胃、抗乙型肝炎病毒等用药。中医方面,辨证为下焦蓄血,瘀阻膀胱,治以通腑泄热,方用桃核承气汤加减:大黄 10g,桃仁 10g,红花 10g,芒硝 10g(冲服),桂枝 10g,炙甘草 10g。

23 日患者神清,发热已退,已拔除气管插管改中流量吸氧,每日尿量不足 100ml,大便质稀,舌淡红,苔白厚腻,脉细滑。复查血常规:WBC 11.78×10⁹/L,NEUT% 76.6%,Hb 66g/L,PLT 436×10⁹/L;生化:Cr 548mmol/L;肝功能检查:TBIL 63.8mol/L,DBIL 58.6mol/L;PCT 5.22ng/ml。西医予维持当前抗感染用药,碳酸氢钠片鼻饲碱化尿液,间断行血液透析治疗,继续予丁二磺酸腺苷蛋氨酸静脉滴注退黄,停用其他护肝、护胃药物。中医辨证为脾肾气虚、湿浊瘀阻,治以健脾补肾益气、祛湿泄浊活血,方用如下:人参 10g,玄参 10g,红芪 2 袋,山药 15g,龙骨 30g,牡蛎 30g,丹参 15g,三棱 10g,莪术 10g,知母 6g,白术 15g,当归 10g,茯苓 15g,甘草 6g,川芎 10g。

(三)临床结局

9 月 3 日患者尿量恢复,并进入多尿期,复查肌酐较前下降至 210mmol/L,神志方面基本正常，暂停血液透析治疗、拔除右股静脉置管。9 月 7 日出院，肾内科门诊随诊。

【诊治评析与心得体会】

肾综合征出血热（hemorrhagic fever with renal syndrome，HFRS）又称流行性出血热，是由汉坦病毒（hantavirus）引起的以啮齿类动物为主要传染源的自然疫源性疾病，临床特征主要有发热、渗出、出血、低血压休克及肾脏损害。

HFRS 传播的主要方式是携带病毒的鼠尿、粪、唾液等污染环境，可形成尘埃或气溶胶被易感者吸入，还可通过消化道、皮肤接触传播，也可能存在虫媒传播；孕妇感染后，病毒可经胎盘感染胎儿。

HFRS 的潜伏期一般 4～45 天，多为 7～14 天。典型病例病程分为 5 期，包括发热期、低血压休克期、少尿期、多尿期和恢复期。

疑似病例的诊断标准包括：①发病前 2 个月内有疫区旅居史，或有鼠类或其排泄物、分泌物的接触史；②有发热、乏力、恶心等消化道症状；③颜面、颈部和胸部皮肤潮红，有头痛、腰痛和眼眶痛等症状，球结膜充血、水肿，有皮肤黏膜出血点，有肾区叩击痛等体征；④不支持其他发热性疾病诊断者。

临床诊断则是在疑似病例的基础上出现以下表现之一者：①血常规白细胞计数增高和血小板计数减低，出现异型淋巴细胞，血液浓缩；②有尿蛋白、尿中膜状物、血尿、血肌酐升高、少尿或多尿等肾损伤表现；③低血压休克；④典型病程表现。而确诊病例需在疑似或临床诊断基础上，血清特异性免疫球蛋白（Ig）M 抗体阳性，或从患者标本中检出汉坦病毒 RNA，或恢复期血清特异性 IgG 抗体滴度比急性期有 4 倍以上增高，或从患者标本中分离到汉坦病毒。

临床分型按病情轻重可分为 4 型。①轻型。体温 39℃以下，有皮肤黏膜出血点，尿蛋白为"＋"至"＋＋"，无少尿和低血压休克。②中型。体温 39～40℃，球结膜水肿明显，皮肤有明显瘀斑，病程中出现过收缩压低于 90mmHg（1mmHg＝0.133 kPa）或脉压差小于 30mmHg，少尿，尿蛋白"＋＋"至"＋＋＋"。③重型。体温 40℃以上，有神经系统症状，休克，少尿达 5 天或无尿 2 天以内。④危重型。在重型基础上出现下列情况之一者：难治性休克，重要脏器出血，无尿 2 天以上，其他严重并发症如心力衰竭、肺水肿、呼吸衰竭、昏迷、继发严重感染。回顾本例患者诊治过程，具有典型病程表现，迅速出现神经系统症状、休克、无尿，合并呼吸衰竭、消化道出血，以及后续 CDC 检测 HFRS 抗体阳性，危重症 HFRS 诊断明确。

本病病情发展迅速、死亡率高，早发现、早诊断、早治疗是主要治疗原则。本例患者未见典型"三红""三痛"表现，后续询问病史仅发现患者存在鼠类粪便可疑接触史和虫媒传播史，起病隐匿、不易确诊。并且有国内流行病学调查显示，HFRS 发病的季节性趋势淡化，空间上更加集中于中心城区和城乡接合区域，职业分布中传统意义上高危的农民风险降低，居家和待业人员的风险进一步增高，这提示有必要加强和改变大众及医护人员对此病的认识。

HFRS 早期识别重症病例同样非常重要。重症病例的预警指征为，体温为 40℃以上或热程超过 1 周，恶心呕吐频繁、剧烈，烦躁不安、谵妄或意识障碍，球结膜重度水肿，有明显出血倾向，白细胞计数＞$30×10^9$/L，血小板计数＜$20×10^9$/L，血清白蛋白低于 15g/L。有临床研究表明，年龄＞60 岁、身体质量指数（BMI）≥25、心肝肾病史、低蛋白血症、合并感染、脏器损害≥3 个是 HFRS 患者死亡的独立危险因素。

然而目前尚无特效抗病毒药物，国内专家共识建议发病早期可选用利巴韦林[10～15mg/

（kg·d），分 2 次加入 10%葡萄糖液 250ml 中静脉滴注，每日总量不超过 1500mg，疗程一般不超过 7 天]，但有国外荟萃分析提示应用利巴韦林不能降低汉坦病毒肺综合征的病死率。因此，共识建议还是以液体疗法和对症支持治疗为主，危重型还包括血管活性药物使用、血液透析、机械通气支持等脓毒症常规治疗措施。本例患者在发病早期积极就诊，及时的器官功能支持，以及中医药积极参与救治，是最终救治成功的关键。

【学术争鸣与分享】

（一）中医对肾综合征出血热的认识

国医大师周仲瑛教授曾在 20 世纪 80 年代深入临床一线疫区参与指导中医药救治 HFRS，并根据该病的发病特点将其命名为"疫斑热"。从西医病原学的角度来说，病因毫无疑问是汉坦病毒，而从中医角度来说属"疫气"或"疫毒"，亦如国医大师李佃贵教授"浊毒论"所言的"天之浊毒"。本病的病理转变涉及卫气营血全过程，从其发病特点来看，患者常有短暂的卫分证或直接进入气营两燔的特点，故此周仲瑛教授创新性地提出了该病的病理中心在气营，即该病的基本病机。周老提出在辨证施治过程中，必须紧扣气营两燔这个病机，所有的治疗方法和手段均应以清气凉营为核心，包括清瘟解毒、清气凉营、开闭固脱、泻下通瘀、凉血散血等具体治法。中药方面运用清瘟败毒散清气凉营，生脉散加减以养阴益气，四逆加人参汤加减以回阳救逆，固肾缩泉汤以补气固脱等。

（二）HFRS、脓毒症治疗中目标体温管理与肾替代治疗

目前已知高温会诱导具有细胞保护特性的热休克蛋白（HSP）生成，通过增加先天性免疫细胞的招募，提高中性粒细胞的存活率、减少网状细胞凋亡、促炎细胞因子生成。但持续性的高热同样具有细胞毒性，超过 41℃时可导致细胞直接死亡。先天性免疫反应增强的同时，组织损伤也会增加，尤其是肺泡上皮和神经元损伤。此外，温度越高，耗氧量也越高，也增加凝血障碍发生的风险。根据重型、危重型 HFRS 的病情程度，符合脓毒症诊断标准，并且中型以上的 HFRS 体温基本超过 39℃。虽然一项 2017 年的系统综述结果提示，成年脓毒症患者的退热治疗不能显著改善，但其中纳入的各项研究异质性大，也提到发热治疗阈值最高（39.5℃）的观察性研究表明，退热治疗对 28 天病死率的改善最为显著。"目标体温管理"（TTM）就是根据每个患者的不同情况，通过滴定目标温度达成临床目标，精准控制体温，并根据患者的病情变化调整目标温度，从而实现患者受益。常规降温的治疗手段除了对乙酰氨基酚等非甾体抗炎药物以外，还包括外部物理降温，其中血管内设备主要是通过连续性肾替代治疗（CRRT）实现。通过 CRRT 进行 TTM 的好处在于能较精准地控制体温，降温的同时也可以避免体温过低，对热射病的治疗已是常规手段并疗效显著。本例患者最终病情逆转、肾功能恢复，可能与早期持续高热期间较早启动 CRRT 支持有关，这方面的诊治经验值得日后进一步深入探讨。

【中医药特色与优势】

国医大师周仲瑛教授强调 HFRS 属于外感热病，有明确外因且多为急症，病情变证迭起，其原因就是正邪交争剧烈，过程中产生的新病理因素（内因），包括痰、湿、瘀、食滞等导致

脏腑功能出现紊乱，这些环节往往相互交织，内外相因。其深层病机实际是由于 HFRS 其性为热，热入下焦，血和水液的运化失常，与热毒交蒸，便易产生瘀毒和水毒，形成热毒、瘀毒、水毒"三毒"。水毒、瘀毒又以有形之邪进一步影响脏腑气机正常运行，气机失调又加重"三毒"鸱张之势，导致病情进一步复杂化。因此，热毒、瘀毒、水毒是该病病机的关键环节，通过各种祛除病理因素的方法使病情易于恢复，方可达到"邪祛则正安"之效。正如本例 HFRS 重症的患者，早期采用清气凉营之法可截断扭转多器官功能障碍病情，但中期出现便闭不通、黄疸加重是由于郁热燥结，腑气不降，正如《伤寒论》所言："阳明病，发热汗出者，此为热越。不能发黄也；但头汗出，身无汗，剂颈而还，小便不利，渴引水浆者，此为瘀热在里。身必发黄，茵陈蒿汤主之"。仝小林院士亦提出治疗急危重病"肠胃通则气血活"的原则，采取"通法"通利肠胃，从而尽早排除胃肠淤积的毒素，打开人体内被邪气阻塞的通道，使得心、脑、肾等重要器官的有效灌注增加，同时改善便闭、肠痹后的"胃不运药"，为急危重症抢救赢得宝贵时间。

　　患者中后期反复低热、尿量恢复缓慢，时有情绪烦躁，表现为《伤寒论》所述的下焦蓄血证。周老在诊治大量 HFRS 患者中也发现除了气营两燔证以外，多数合并蓄血证和蓄水证。仝小林院士从诊治大量临床实践中也总结出桃核承气汤"以通为用"应用于 HFRS 可保证腑气通畅、肾脏灌注，使疾病向愈。与此同时，由于疫斑热属于瘟疫，多从火化，火易伤津，阴津耗损贯穿疾病始终。正如本病例先用竹叶石膏汤加减以益气养阴扶正，后用桃核承气汤以通腑泄热祛邪，最终取得良好疗效。可见，疫斑热的整个病程中存在着病机的不断演变，在治疗上并非一方一药可以解决。

参 考 文 献

何莉莎，宋攀，朱向东. 仝小林从"肠胃通则气血活"辨治急危重病经验. 中华中医药杂志，2020，35（12）：6118-6121.

何月悦. 流行性出血热流行特征和预防控制措施分析. 中国实用医药，2022，17（17）：3.

李佃贵. 中医浊毒论. 北京：人民卫生出版社，2016.

魏秀秀，丁齐又，王新苗，等. 仝小林桃核承气汤加减辨治流行性出血热经验. 北京中医药，2020，39（7）：3.

吴玮，祁娟，陈庆良，等. 广州市 2015—2018 年肾综合征出血热流行特征分析. 医学动物防制，2020，36（12）：4.

杨凯. 流行性出血热患者死亡危险因素的调查分析. 护理实践与研究，2022，19（2）：200-203.

郑志攀，叶放，朱垚. 基于辩证思维探讨周仲瑛教授对流行性出血热病机辨治方法. 南京中医药大学学报，2017，33（2）：2.

中华预防医学会感染性疾病防控分会，中华医学会感染病学分会. 肾综合征出血热防治专家共识. 传染病信息，2021，34（3）：10.

Doman M，Thy M，Dessajan J，et al. Temperature control in sepsis. Front Med（Lausanne），2023，10：1292468.

Drewry A M，Ablordeppey E A，Murray E T，et al. Antipyretic therapy in critically ill septic patients：a systematic review and meta-analysis. Critical Care Medicine，2017，45（5）：806-813.

Moreli M L，Marques-Silva A C，Pimentel V A，et al. Effectiveness of the ribavirin in treatment of hantavirus infectionsin the Americas and Eurasia：a meta-analysis. Virusdisease，2014，25（3）：385-389.

（黄　竞）

第四章　重症消化疾病

病例 11　冠心病 PCI 术后合并急性上消化道大出血

【典型病例】

（一）病史资料

王某某，男，72 岁，2021 年 11 月 3 日求诊。

主诉：反复便血 10 天。

现病史（家属代诉）：患者 10 月 24 日晨起开始出现解暗红色血便 2 次，质稀烂，伴里急后重感，伴有上腹部疼痛不适，时头晕，无乏力，无肢冷汗出，无视物模糊，无昏厥，遂于当日送至当地医院急诊科就诊，予对症处理（具体不详）后，患者仍有解暗红色血便。家属遂转送至当地人民医院急诊科，当时患者仍有持续解暗红色血便，伴有血压下降，血压下降时患者出现神志嗜睡，遂拟"消化道大出血"收入院。外院给予间断无创呼吸机辅助通气、禁食、输血（41U 红细胞悬液、5800ml 血浆、16U 冷沉淀）、止血、抑酸护胃及抑制消化腺分泌、莫西沙星抗感染、去甲肾上腺素升压、补液扩容等治疗，并急诊行腹腔干动脉、肠系膜上动脉及分支、肠系膜下动脉及分支造影，空肠动脉造影＋试验性栓塞术。10 月 25 日行胃镜检查提示弥漫性胃黏膜渗血。经治疗后，患者便血情况可逐渐缓解，至 10 月 28 日患者大便呈黄色烂便。10 月 29 日凌晨，患者再次出现反复解暗红色血便，持续至今，每次量 150～800ml 不等，外院继续予维持上述止血、输血、补液扩容、抗休克等治疗。11 月 1 日患者再次行腹腔干动脉＋肠系膜上动脉＋肠系膜下动脉造影，并行试验性栓塞（胃十二指肠动脉栓塞、肠系膜上动脉及肠系膜下动脉末梢血管栓塞），但患者便血症状仍不能缓解。建议患者完善肠镜检查，但患者家属拒绝，要求转院治疗，遂由家属转送至医院，拟"消化道出血（失血性休克）"收入 ICU。

患者因"反复胸闷 1 年，再发伴头晕 10 天"于 2021 年 10 月 14 日入住当地人民医院，10 月 15 日行冠状动脉造影（CAG）术，结果显示右冠优势型。LM 支短，未见明显狭窄。LAD 支细小，全程管腔弥漫性狭窄，最狭窄处 90%～95%，远端血流心肌梗死溶栓分级（TIMI）3 级（TIMI3 级），可见侧枝向 RCA 支后三叉处供血。LCX 支细小，管腔弥漫性狭窄，狭窄 50%～60%，远端血流 TIMI3 级。RCA 支粗发，可见双开口，RCA 主支近段以远弥漫性病变，最狭窄处狭窄 90%～95%，远端血流 TIMI3 级。RCA 可见变异侧枝，供应心尖区。侧枝近端局限性狭窄，程度约 90%，行 RCA、LAD 支 PCI 术。术后予阿司匹林肠溶片、硫酸氢氯吡格雷片、达比加群酯胶囊、瑞舒伐他汀钙片、叶酸片、泮托拉唑钠肠溶片、非布司他片、复方甲氧那明胶囊、盐酸氨溴索分散片口服。住院期间患者因痛风发作，自服秋水仙碱、双氯芬酸钠，医生劝阻无效，当时未见便血，并于 10 月 22 日症状好转后出院。出院后患者未停止服用非甾体类抗炎药物。

既往史：痛风病史 30 余年，自行间断服用秋水仙碱、双氯芬酸钠、雷尼替丁等药物对症治疗。高血压病史 10 余年，血压最高达 180～190/80～90mmHg，规律服用氨氯地平（络活喜）、美托洛尔（倍他乐克）降压，自诉血压控制尚可。否认糖尿病、肾病病史；否认肝炎、结核等传染病史；曾在当地医院行甲状腺切除术和阑尾切除术，具体不详。2021 年 10 月 24 日至 11 月 3 日在外院住院期间有输血史。否认外伤及其余手术史。

过敏史：否认药物、食物及接触过敏史。

查体：T 37.2℃，P 128 次/分，R 30 次/分，BP 123/66mmHg［去甲肾上腺素 0.2μg/（kg·min）］，SpO$_2$ 97%。神志清楚，精神疲倦，形体偏胖，言语流利，对答切题，查体合作。贫血貌，全身皮肤黏膜、巩膜黄染，全身皮肤未见皮疹及出血点，浅表淋巴结未触及肿大。双侧瞳孔等大等圆，直径约 3mm，对光反射存在。颈软，无抵抗，颈部可见一横行长约 10cm 陈旧性手术瘢痕。颈静脉无怒张，肝颈静脉反流征（－），气管居中，胸廓对称无畸形，双肺叩诊呈清音，双肺呼吸音清，双肺未闻及干、湿性啰音。心界无扩大，心前区无隆起，心率 128 次/分，律欠齐，可闻及期前收缩 2～3 次/分，各瓣膜听诊区未闻及病理性杂音。腹部平坦，右下腹可见一斜行长约 3cm 的陈旧性手术瘢痕，无腹壁静脉曲张，无胃肠型及蠕动波，腹肌软，无包块，上腹部压痛，右上腹部明显，无反跳痛，肝脾肋下未触及，肝肾区叩击痛（－），墨菲征（－），麦氏点压痛（－），肠鸣音 10 次/分。四肢可见散在痛风石，最大痛风石约 5cm×4cm。神经系统查体：四肢肌力、肌张力正常，生理反射存在，病理征未引出。舌质淡暗，苔白腻，脉细数。

中医诊断：①血脱病（气血亏虚、湿浊瘀阻）；②便血（气血亏虚、湿浊瘀阻）。

西医诊断：①消化道出血（失血性休克）；②冠状动脉粥样硬化性心脏病（不稳定型心绞痛三支病变 PCI 术后心功能 I 级）；③心律失常（阵发性快速型心房颤动和心房扑动、频发房性早搏短阵房性心动过速、短阵室性心动过速）；④脓毒症（肺部感染、血流感染）；⑤3 级高血压（高危）；⑥痛风性关节炎；⑦慢性肾脏病 3 期；⑧颈内动脉粥样硬化；⑨甲状腺功能减退症（亚临床型）；⑩高同型半胱氨酸血症；⑪腔隙性脑梗死；⑫脑萎缩（轻度）；⑬颈椎病；⑭肝内胆管结石；⑮脂肪肝。

（二）诊治经过

患者入院后立即予快速扩容补液，白蛋白提高胶体渗透压，去甲肾上腺素维持血压，奥美拉唑钠持续泵入抑酸护胃，醋酸奥曲肽泵入减少消化腺体分泌，预约输血纠正贫血、改善凝血功能。患者入院后持续解血便，血压下降，伴神志改变，气道保护能力差，存在保护性气管插管指征，取得家属知情同意后予行气管插管接呼吸机辅助通气；考虑其消化道出血的原因尚未明确，急请消化内科、血管介入科、普外科会诊，经多学科会诊后决定优先行急诊内镜检查（见图 4-1～图 4-5）。电子肠镜循腔进镜至空肠上段距门齿约 95cm（镜子短缩状态），见一直径约 35mm 憩室，憩室内延伸出一长约 10mm 游离血管残端，予钛夹夹闭，观察未见活动性出血，循环情况较前稳定。介入科、普外科考虑患者内镜止血后循环较前改善，且考虑其高龄、基础疾病多，目前合并休克、凝血功能障碍，手术风险大，建议继续维持内科保守治疗，若再次出现便血、休克加重，必要时可复查消化内镜检查。

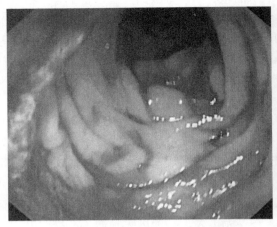

图 4-1　回肠可见暗红色血凝块附着

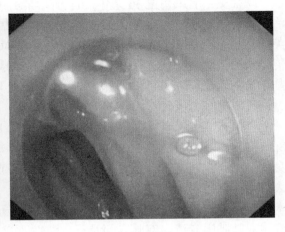

图 4-2　十二指肠球部可见血凝块附着

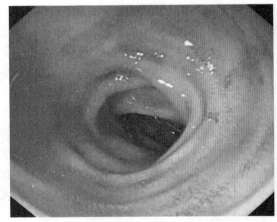

图 4-3　回肠末端可见鲜红色及暗红色血性
液体流出

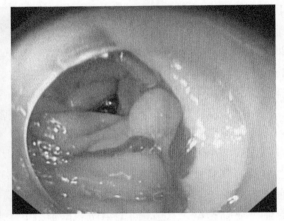

图 4-4　十二指肠降部见血凝块附着

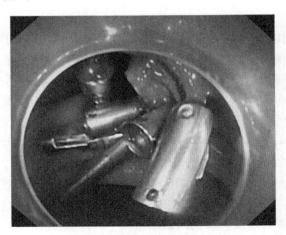

图 4-5　钛夹夹闭血管残端根部

　　经内镜治疗后，至 11 月 4 日，患者仍有反复解暗红色血便，经输血、输血浆、积极补液扩容升压等治疗，患者循环情况仍不稳定，动态复查血红蛋白呈进行性下降。再次启动多学科会诊，决定再次行急诊胃肠镜检查，发现电子胃镜进镜至昨日出血位置，可见活动性出血，再次予钛夹夹闭处理，观察未见活动性出血后退镜。后患者便血情况可逐渐减少，循环情况、血红蛋白逐渐稳定，消化道出血情况逐渐缓解，逐渐进入到锻炼自主呼吸、停机拔管阶段。

　　但其间患者出现气促表现，脱机困难，且动态复查心肌酶、肌钙蛋白、BNP 逐渐升高，心电图提示 ST 段缺血表现。结合其冠心病病史，考虑存在不稳定型心绞痛。

　　患者消化道出血逐渐稳定，此时治疗难点在于冠心病行 PCI 术后不足 1 月，存在支架内血栓形成的高危风险，且患者已出现不稳定型心绞痛的临床表现，存在抗聚治疗的指征。经积极查找文献，以及多学科会诊后决定予抗血小板治疗，使用氯吡格雷单抗的治疗方案，后患者不稳定型心绞痛的症状逐渐改善，消化道出血病情稳定，呼吸机参数逐步下调，进而顺利脱机拔管。

（三）临床结局

2021 年 11 月 26 日患者神志清晰，生命体征平稳，顺利转至消化内科普通病房继续治疗。

【诊治评析与心得体会】

（一）规范急性上消化道出血的诊治流程

　　急性消化道出血是临床常见的急危重症之一，临床以十二指肠悬韧带为界限，出血部位在十二指肠悬韧带之上的我们称之为上消化道出血，十二指肠悬韧带以远的肠道出血我们称之为下消化道出血。其中，下消化道出血占全部消化道出血的 20%～30%。从发病率看，急性上消化道出血的年患病率为 100～200/10 万，急性下消化道出血的年患病率为 20～27/10 万。近年来，随着对疾病认识的不断深入与临床诊治水平的提高，急性消化道出血的救治已经有了长足进步，其中规范的诊治流程对改善预后的意义尤其重大。

　　现有的诊治流程中，秉承急诊的"降阶梯思维"，力求临床可操作性和实用性，提出"3 次评估，2 次治疗"的理念，即紧急评估——紧急处置；二次评估——临床治疗；三次评估；以此为基础构建了针对急性上消化道出血的急诊诊治流程，见图 4-6。

（二）内镜治疗的时机选择

　　消化内镜是明确急性上消化道出血病因的首选关键检查，而内镜检查的时机选择对患者而言尤其重要。对于危险性急性上消化道出血患者，超过 24h 的延迟内镜检查与病死率的增加有关，所以指南建议应在出血后 24h 内进行内镜检查。但对于经积极复苏，血流动力学仍持续不稳定的患者，应进行紧急内镜检查；如首次内镜未完全止血，必要时可重复进行消化内镜检查治疗。因此，对于该患者而言，虽然其便血时间已超过 10 天，且经过内镜、介入手术等干预措施，但在某些医院仍将消化内镜检查作为其首选的检查、治疗手段。

（三）多学科诊治的重要性

　　由于病因的多样性与病情的危急程度，决定了急性上消化道出血的诊治常常需要多学科的

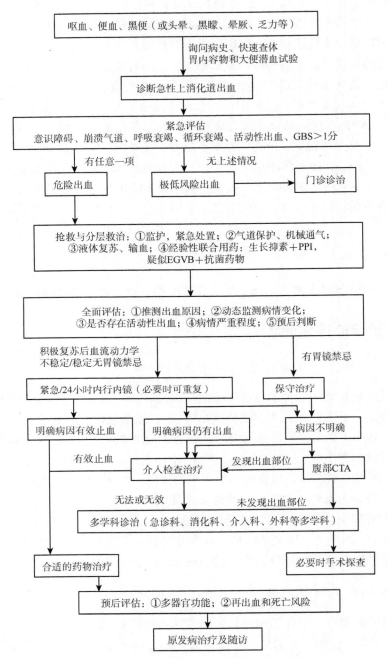

图 4-6　急性上消化道出血急诊诊治流程

医师协作完成,尤其是对于经常规药物、消化内镜、介入手术等治疗后仍难以控制的难治性出血,多学科诊治策略可以提高诊治的效率,减少病死率。目前,对于急性上消化道出血的患者,已经形成由急诊科启动,联动消化科、普外科、介入科、ICU、影像科、检验科、输血科等专科的完善的医院急诊绿色通道体系,力图为患者提供最佳的诊疗方案。

【学术争鸣与分享】

（一）抗栓药物的个体化管理

急性上消化道出血后抗栓药物的使用，是一个极具挑战性的临床决策。从指南的角度出发，并没有太多的意见能够指导临床，而是推荐与消化专科、心脑血管专科共同权衡出血与缺血的风险，完成个体化的管理。

发生消化道症状或微小出血，应严密观察出血情况，可继续服用抗栓药物，并予质子泵抑制剂等胃肠道保护药物治疗。

使用三联抗栓药物治疗出现消化道少量出血的患者，降级为双联抗栓药物治疗并联用质子泵抑制剂。服用双联抗血小板治疗（dual antiplatelet therapy，DAPT）或抗凝联合抗血小板药物双联治疗的患者，考虑抗栓药物减量或换用疗效较弱的 P2Y12 受体拮抗剂（如将替格瑞洛替换为氯吡格雷）并联用质子泵抑制剂。

消化道出血导致血红蛋白下降＞20g/L 和（或）需住院治疗的患者，若无血流动力学异常，服用三联抗栓药物治疗的患者，改为单联抗血小板和（或）抗凝治疗；服用 DAPT 改为抗血小板单药治疗，抗血小板单药治疗者可继续服用或减少剂量。服用抗凝药物的患者，除血栓风险较高者（如植入机械瓣膜或心脏辅助装置等），应减少剂量或停用抗凝药物。当存在血流动力学异常或经积极治疗后仍持续出血时，停用所有抗栓药物。抗凝药物导致威胁生命的出血时应给予拮抗剂。急性上消化道出血后抗栓药物的使用原则见图 4-7。

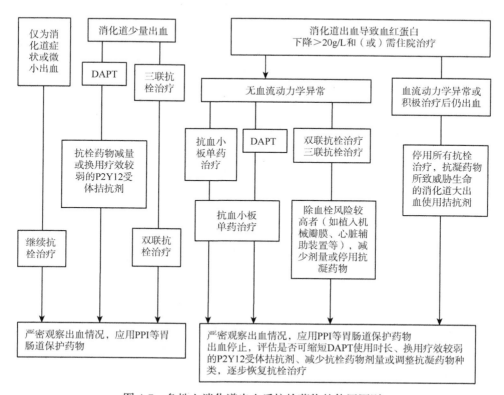

图 4-7 急性上消化道出血后抗栓药物的使用原则

（二）消化道出血停止后抗栓治疗的重启策略

抗栓治疗中断时心血管事件的发生风险增加,消化道出血停止后尽快重启抗栓治疗可改善预后。目前尚无研究探讨恢复使用抗血小板药物的最佳时机,而是应根据患者的消化道和心血管风险,评估是否可缩短抗栓药物使用时长、换用药效较弱的 P2Y12 受体拮抗剂、减少抗栓药物剂量或调整抗凝药物种类,制定个体化抗栓治疗和胃肠道保护方案,逐步恢复抗栓治疗。

1. 抗栓治疗的重启策略

心血管病高危患者抗栓治疗发生上消化道出血时,应积极使用质子泵抑制剂,并进行内镜检查及治疗,出血停止后应尽早恢复抗栓治疗。如内镜检查显示再出血风险较低(福里斯特分级为Ⅱc和Ⅲ),观察 24h 无再出血,可恢复服用低剂量阿司匹林(50～100mg/d)或氯吡格雷(75mg/d)并联用质子泵抑制剂。对于 DAPT 患者,若急性冠状动脉综合征 90d 内、冠状动脉介入治疗 30d 内或血栓风险高,可恢复低剂量阿司匹林或氯吡格雷单药治疗并尽快调整为 DAPT。如为稳定型心绞痛、急性冠状动脉综合征 90d 或冠状动脉介入治疗 30d 以上及血栓风险低,可维持低剂量阿司匹林或氯吡格雷单药治疗。对于再出血风险高的患者(福里斯特分级为Ⅰa、Ⅰb、Ⅱa、Ⅱb),建议在出血停止后 3～7 天恢复服用低剂量阿司匹林或氯吡格雷,后续根据血栓和出血风险决定是否及何时需要恢复第二种抗血小板药物。

2. 抗凝治疗的重启策略

消化道出血停止后是否需要重启抗凝治疗,首先应评估患者的血栓和再出血风险。以下情况不需重启抗凝治疗:①非瓣膜性心房颤动患者 CHA2DS2-VASc 评分男性<2 分或女性<3 分;②3 个月前首次出现静脉血栓栓塞(有明确可逆病因);③3 个月前行生物人工瓣膜置换术但无心房颤动发作;④暂时性服用抗凝药(术后预防性用药、无左心室血栓形成的急性前壁心肌梗死后用药、左心耳封堵术后用药)。

高血栓风险患者出血停止后应尽快恢复口服抗凝药物,密切监测再出血风险并采取个体化策略,经医生与患者充分沟通重启抗凝药物的获益和风险后确定治疗方案。

消化道出血后 7 天内恢复华法林治疗再出血风险增加,肝素或低分子肝素桥接不降低再出血或血栓栓塞风险,建议消化道出血停止后 7 天优先选用直接口服抗凝剂(DOACs),恢复原用 DOACs 的低剂量,或试用阿哌沙班 2.5mg,2 次/天,或艾多沙班 15～30mg,1 次/天,后续根据患者的临床情况进行调整,有条件者根据 DOACs 疗效评估的实验室指标(如抗Xa 因子活性评估、Xa 因子抑制剂疗效)调整剂量。消化道出血停止后重启抗栓治疗的时机选择见图 4-8。

3. PCI 术后消化道出血的抗栓治疗

PCI 围术期的标准双联抗血小板治疗使得 PCI 术后血栓形成风险显著降低,但同时也增加了出血风险,特别是出血高危人群的消化道出血风险。PCI 术后出现消化道出血,若减停抗栓药物,同样会增加支架内血栓的风险,导致致命的后果。因此,防治 PCI 术后消化道出血必须兼顾疗效与安全性。

PCI 术后消化道出血的危险因素包括消化系统疾病史、慢性肾功能不全病史、出血史、PCI 术后使用低分子肝素、PCI 术后使用替罗非班,对于存在上述危险因素的患者,尤其需关注消化道出血的可能,需适当强化质子泵抑制剂治疗方案。

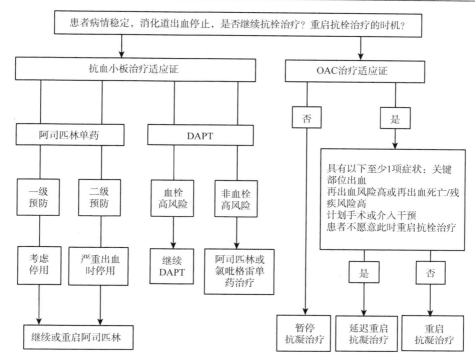

图 4-8 消化道出血停止后重启抗栓治疗的时机选择

　　一旦 PCI 术后患者发生活动性消化道出血，常需停用抗血小板药物直到出血情况稳定。但依据心血管指南意见，对于置入裸金属支架 1 个月内、药物洗脱支架 6 个月内的患者，应尽量避免完全停用抗血小板药物。临床实践中，对于双联抗血小板治疗的 PCI 术后患者，合并消化道出血时需停用哪种抗血小板药物还没有定论，应根据患者的具体情况进行个性化处理。

【中医药特色与优势】

（一）上消化道出血的中医药诊治

　　上消化道出血在临床上多以呕血或黑便为主要表现，属于中医学"血证"范畴，对应"吐血""便血"等病名，并涉及"厥""脱"诸证。从病位来看，对应于脾、胃，并与肝、胆、三焦、大肠等脏腑密切相关。

　　中医认为上消化道出血是由外感六淫、内伤七情、饮食不节、体虚血瘀、药物或外物损伤等各种原因导致热盛伤络，瘀血阻络，气不摄血及瘀血凝滞而导致络伤血溢而发为本病。

　　生理上，胃为阳腑，喜润而恶燥，主受纳腐熟；脾为阴脏，喜燥而恶湿，主运化传输。"实则阳明，虚则太阴"。故病理上，胃腑津液易伤，病多热化，以实证、热证多见；脾脏阳气易伤，病多寒化，以虚证、寒证多见。

　　从胃而论，病机为胃火炽盛，瘀血阻络，胃气上逆以及虚火灼络，符合多实、多热之证；从脾而言，脾病多为脾气虚损及脾阳不足，符合阴脏之病多虚、多寒之象。《血证论》言："凡血证总以祛瘀为要"，瘀血不去则出血不止，瘀血不去则血不归经，瘀血不去则新血不生。在出血急性期，如以清胃泻热为法，则有凉血留瘀之弊，故可于凉血止血之剂中少佐活血散瘀之品，使瘀血消散，经络疏浚，血行归经。

因此对于消化道出血的病机主要责之于"热""瘀""虚""郁"，其病机特点为"火热熏灼，迫血妄行；气虚不摄，血溢脉外；血脉瘀阻，血不循经"。治疗上总以"止血、消瘀、宁血、补血"为治疗大法。

（二）PCI 术后消化道出血的中医药诊治

PCI 手术为物理性开通狭窄或闭塞血管，类似"破血"作用，易耗伤正气。中医学认为，气血二者互生互存，"气为血之帅"，其意义包括气能生血、气能行血以及气能摄血。若气不足，则失去气对血的固摄和统领作用，则表现为血溢脉外。其次，PCI 术后患者常出现焦虑和烦躁，心神不宁导致忧思伤脾；术后患者需卧床静养，特别是心肌梗死患者需绝对卧床，活动量下降，胃肠蠕动减弱，进食减少，导致脾失健运。

《金匮要略》云："阳微阴弦，即胸痹而痛"，瘀血内停始终贯穿于冠心病 PCI 术后患者的疾病进程当中。因此，PCI 术后总体的中医病机可概括为本虚标实，本虚以气虚为主，标实以血瘀为主。

中医药防治 PCI 术后消化道出血应重视后天脾胃，发挥中医学未病先防、已病防变的"治未病"优势。重视 PCI 术后的整体病机变化，应充分认识到消化道出血是"标"、PCI 术是"本"，出血是"标"、血瘀是"本"，将止血和活血辨证应用，健脾益气、活血止血应是防治 PCI 术后消化道出血的基本法则，临床往往能取得较好的疗效。

中医学认为瘀血不去，则新血不生、血不归经，单纯应用止血药虽可起到止血作用，但瘀血停滞于经络必然会导致气血运行失常，可在常规止血药物的基础上加以活血祛瘀类中药治疗。血证反复不愈，多与瘀血内阻有关，需配以活血化瘀类方剂协同治疗，以起到止血不留瘀的作用。瘀血内阻会影响气血运行，气机阻滞会导致脾胃功能失调。从临床实践来看，潘小琴等运用活血祛瘀方联合常规西药治疗急性上消化道出血能促进凝血功能恢复，改善血流动力学，且能缩短临床症状消失时间，临床疗效显著。

参 考 文 献

潘小琴，肖辉，尹强龙. 活血祛瘀方联合常规西药治疗急性上消化道出血临床研究. 新中医，2023，55（3）：78-81.

魏盟，郑松柏，郭新贵，等. 经皮冠状动脉介入治疗术后消化道损伤的预防及消化道出血处理流程专家研讨会会议纪要. 中国介入心脏病学杂志，2018，26（5）：297-300.

吴勉华，王新月. 中医内科学. 北京：中国中医药出版社，2012，358-366.

张辰浩，孔晓琳，刘冠男，等. PCI 术后消化道出血中医药防治进展. 中国中医急症，2018，27（10）：1860-1862.

张泰，张北华，马祥雪，等. "阳道实，阴道虚"理论在上消化道出血中的应用探讨. 中医杂志，2021，62（16）：1400-1403.

中国医师协会急诊医师分会，中华医学会急诊医学分会，全军急救医学专业委员会等. 急性上消化道出血急诊诊治流程专家共识. 中国急救医学，2021，41（1）：1-10.

中国中西医结合学会消化内镜学专业委员会非静脉曲张性消化道出血专家委员会. 急性非静脉曲张性上消化道出血中西医结合诊治共识（2019 年）. 中国中西医结合杂志，2019，39（11）：1296-1302.

中华心血管病杂志(网络版)编辑委员会. 口服抗栓药物相关消化道损伤防治专家共识. 中华心血管病杂志(网络版)，2021，4（1）：1-8.

（邓定伟）

病例 12　腹　腔　感　染

【典型病例】

（一）病史资料

陈某某，女，73 岁，2022 年 10 月 4 日求诊。

主诉：反复腹痛 1 月余，加重 1 天。

现病史：患者 2022 年 9 月前无明显诱因出现反复腹痛不适，无恶心呕吐，无腹胀腹泻，无发热恶寒，无身目黄染，无头晕心悸等不适，当时未重视。10 月 3 日 20 点左右患者再发腹痛明显，呈阵发性，伴恶心欲呕，自服胃药后症状未见缓解。10 月 4 日至急诊就诊，查全腹 CT 提示胃窦部胃壁改变，未排除占位并穿孔，上腹部气腹，腹腔、盆腔积液。考虑"慢性胃溃疡伴有穿孔"，当日转入腹部外科后行腹腔镜下胃溃疡穿孔修补术，术程顺利，术后患者出现血压进行性下降，抽血检查提示白细胞、降钙素原、C 反应蛋白显著升高，考虑"脓毒症、感染性休克"转入 ICU。

转入时症见患者麻醉未醒，维持气管插管接呼吸机辅助通气（模式 VC，PEEP 7cmH$_2$O，VT set 500ml，RR set 15 次/分，氧浓度 50%），无发热寒战，留置各管道固定在位通畅，术口引流管可见淡黄色液体引出，尿管可见淡黄色尿液引出，未排气排便。

既往史：高血压多年，服用药物不详，血压控制不详；否认糖尿病、冠心病等慢性病史。否认肝炎、肺结核等传染病史，否认肾病等其他内科疾病病史，否认其他外伤、手术及输血史。

过敏史：否认药物、食物及接触过敏史。

查体：T 36.9℃，HR 92 次/分，R 15 次/分，BP 139/56mmHg［去甲肾上腺素 0.9μg/（kg·min）］，SPO$_2$% 100%，急性生理和慢性健康状况Ⅱ评分 29 分；患者麻醉未醒，骶尾部见大片色素沉着，双瞳孔等大等圆，直径约 3mm，对光反射微弱，双肺叩诊呈清音，双肺呼吸音稍粗，双肺未闻及明显干湿性啰音，心律齐，心前区无隆起，各瓣膜听诊区未闻及病理性杂音，腹部膨隆，腹肌稍紧张，术口敷料外观干洁，未见明显渗血渗液，各引流管固定在位，按压术口周围可见痛苦表情，余全腹无痛苦表情，肝脾肋下未及，麦氏点压痛，墨菲征（－），肠鸣音弱，约 2 次/分。四肢肌力检查不能配合，病理反射未引出。四肢未及水肿，皮肤温度尚暖，足背动脉搏动尚可。舌未及，脉弦滑。

中医诊断：①脱病（气阴耗竭证）；②腹痛（气阴耗竭证）。

西医诊断：①脓毒症（腹腔感染）；②感染性休克；③Ⅰ型呼吸衰竭（急性）；④慢性胃溃疡伴有穿孔（胃溃疡穿孔修补术后）；⑤急性腹膜炎。

（二）诊治经过

患者转入后予禁食，继续维持气管插管接呼吸机辅助通气，维持去甲肾上腺素泵入维持血压，早期予亚胺培南西司他丁钠抗感染，加强补液扩容治疗，维持泮托拉唑泵入抑酸护胃、奥曲肽泵入抑制胰液分泌，维持肠外营养支持等对症处理；中医辨证为气阴耗竭、予生脉注射液益气养阴治疗；注意围手术期急性胃肠损伤，定期评估胃肠功能，尽早开始肠内营养。

经治疗后，患者发热逐渐缓解，感染指标进一步下降，血压、氧合指数逐步升高；10 月 6

日循环稳定，予停用去甲肾上腺素泵入、并逐步下调呼吸机参数；10 月 9 日患者无发热，予拔除气管插管改高流量氧疗；10 月 10 日患者生命体征稳定，予转腹部外科继续专科治疗。

值得一提的是，患者术后 2 天未解大便，中医辨证为气阴耗竭＋腑气不通证，中药予益气养阴的同时，予针灸、耳穴压豆等中医特色疗法调整胃肠功能，加用大承气汤灌肠以通腑行气，其后患者大便通畅、病情逐渐好转。

（三）临床结局

2022 年 10 月 15 日患者生命体征稳定，一般状况可，已顺利办理出院。

【诊治评析与心得体会】

本例患者消化道穿孔、腹腔感染、导致脓毒症，且合并循环、呼吸等器官功能衰竭，经早期的及时抗感染、扩容等对症治疗，临床结局良好。但在 2019 年的《中国腹腔感染诊治指南》中，术后腹腔感染合并脓毒症具有极高的死亡率，严重危害公共卫生安全。

国外多项研究表明 22%～35% 的脓毒症患者源于腹腔感染，针对全球 132 个医疗机构、4553 例重度腹腔感染患者的多中心回顾性研究发现其病死率高达 9.2%，腹腔感染无脓毒症时病死率为 1.2%，发展为脓毒症时病死率为 4.4%，进展为脓毒症休克时病死率则高达 67.8%。因此，在临床实践中，早期识别合并脓毒症的腹腔感染对于提升腹腔感染整体治愈率至关重要。

（一）腹腔感染脓毒症的早期诊断

1）重视腹部体征的变化，以腹部手术后继发腹腔感染为例，腹部手术后从腹腔引流管流出脓液或者肠液多为术后 7 天甚至更长时间，此时诊断治疗多已延误。因此，应关注患者术后生命体征与腹部体征的变化。腹部体格检查应包括仔细检查切口部位是否有疼痛和红肿、蜂窝织炎、延迟愈合、切口与腹腔引流液性质以及筋膜层愈合情况。腹肌紧张或腹壁僵硬可能表明腹膜刺激，然而对于 ICU 中一些镇静、镇痛和气管内插管的危重患者，体格检查的诊断准确性较差。另外，术后患者新发或者持续腹腔压力升高，是腹腔感染的重要征象，因此，建议所有腹部术后危重患者均应常规测量腹内压。

2）生命体征与器官功能改变，不明原因的心动过速或者呼吸急促，预示可能出现感染。低血压更提示病情危重，需要紧急干预并对原因进行分析；符合两个快速器官衰竭评估条件时（神志改变、收缩压≤100mmHg、呼吸频率≥22 次/分），即应怀疑脓毒症，及时评估患者的有效循环血容量和血流动力学将有助于指导恰当的液体复苏以对抗脓毒症。

3）感染标志物监测，根据多项研究规定，早期诊断中 PCT 诊断价值优于 WBC 与 CRP；因此，推荐对脓毒症腹腔感染的高危患者早期多次连续检测感染标志物，以早期诊断。

4）及时的影像学检查，常用的腹部影像学检查包括超声、X 线平片以及 CT 扫描等，其中 CT 扫描可以提供更多的腹腔内器官和病变的细节，是诊断腹腔感染的主要方法。本次病例正是根据既往病史、体征、血压改变和检查结果迅速做出腹腔感染源性的脓毒症的判断。

（二）腹腔感染脓毒症的早期诊疗

1）抗菌药物治疗为核心：外科感染学会（Surgical Infection Society，SIS）、世界急诊外科学会（World Society of Emergency Surgery，WSES）、美国传染病学会（Infectious Diseases Society of America，IDSA）等组织提出的腹腔感染治疗指南均推荐对于表现脓毒症或者脓毒症休克的医院获得性腹腔感染患者应尽早（1h 内）给予经验性抗菌药物，同时进行积极的感染源控制。抗菌药物治疗每延迟 1h，死亡率将增加 7%。另外，在感染源控制后使用抗菌药物不应大于 7 天，如果仍存在脓毒症或者全身炎性反应，应积极进行调查评估，以判断是否为感染源控制失败还是抗菌药物治疗失败。个人认为，本次患者恢复良好，正是早期应用足够强度抗生素及积极补液扩容的功劳。

2）针对感染源的递增式处理策略，对于此类患者，应及时调查评估以明确感染源，实施感染源控制措施越早越好，可以显著缩短抗菌药物使用时间，避免出现导致治疗失败的如耐药菌感染、慢性危重症（CCI）、腹内高压（IAH）及多器官功能障碍等高风险因素，从而提高救治成功率。

3）多学科协作除了 ICU，患者成功救治离不开外科、感染科、营养科、药学部等多学科的通力协作，各学科的进展对提高腹腔感染脓毒症的救治成功率也非常有帮助。

【学术争鸣与分享】

本例脓毒症腹腔感染患者诊治过程较为顺利，但有关严重腹腔感染的死亡率仍高，诊治研究目前仍在马不停蹄地进行着，特别是其诊治的核心——感染源的控制；以下是一些目前外科领域总结的术后严重腹腔感染（合并脓毒症）的部分诊疗流程。

不同指南均指出（脓毒症）腹腔感染治疗的关键点——早期诊断，液体复苏，尽早启用合理的抗感染治疗，尽早及有效的感染源控制，动态评估病情变化及调整治疗方案；感染源控制是整个治疗过程中的核心关键点。

（一）外科感染源控制

各指南均提及第一时间进行感染源的彻底控制是腹腔感染治疗的根本。腹腔感染源外科性控制应遵循"首次干预—效果评估—感染源控制失败—再次（序贯）干预"这一治疗思路。

（二）感染源控制

抗生素的使用是我们的重点。在临床实践中，抗生素的使用往往先于感染积液、组织的清除，其在腹腔感染治疗中尤为重要，而难点在于在没有得到病原学证据前的经验性抗感染方案的选择。有学者总结，应在"知己知彼"的基础上，遵循着"早应用、广覆盖、短疗程、动态评估"原则进行抗感染方案的制定。

1）"知己"：即需要从流行病学角度了解治疗单元、所在医院、地区及国内不同腹腔感染类型致病菌尤其是耐药菌的类型及特点。

2）"知彼"：是需要准确判断腹腔感染的类型、部位及严重程度，方可有个体化的方案推荐。例如，社区获得性腹腔感染多为混合菌，革兰阴性菌中以大肠杆菌多见，肺炎克雷伯菌、铜绿假单胞菌较少，革兰阳性菌中则以链球菌多见，肠球菌少见；卫生保健相关腹腔感染则以大肠杆菌多见，葡萄球菌（尤其是 MRSA）、肠球菌、念珠菌（特别是暴露过广谱抗毒素）及耐药菌（多为多重耐药菌）比例逐渐增多。胃、十二指肠、近端小肠与胆道主要以革兰阴性或阳性需氧菌或兼性需氧菌为主，亦有少部分真菌；远端小肠以不同密度的革兰阴性需氧菌或兼性需氧菌、厌氧菌为主；结肠则以兼性需氧（大肠杆菌）或纯厌氧菌为主，链球菌、肠球菌亦常见。

3）"早应用"：是指一旦腹腔感染诊断成立后尽早开始抗生素治疗，尤其是合并脓毒症或脓毒症性休克的患者，应在 1h 内即开始抗菌治疗。

4）"广覆盖"：是指选择的抗感染方案需要覆盖可能存在的常见革兰阴性肠杆菌科细菌、常见革兰阳性球菌及专性厌氧菌，必要时须增加抗真菌治疗，此部分内容在多个指南及综述中均有具体推荐。

5）"短疗程"：是指须尽量缩短抗生素的使用时间，感染源得到充分控制者抗菌药物治疗应 <96h；确诊腹腔感染但未接受清创患者一般抗菌药治疗小于 5 天；腹腔感染继发性菌血症，已充分控制感染源且菌血症消失的患者，抗菌治疗小于 7 天。

6）"动态评估"：是指需动态评估抗生素使用的有效性，治疗后出现生命体征和氧合指数不稳定、感染指标持续升高则提示感染源控制失败，须重新留取感染组织及体液进行细菌培养。同时，在治疗有效的前提之下，需评估何时停用抗生素。此时，需综合考虑：①患者有无发热表现。②感染指标（白细胞、中性粒细胞百分比、降钙素原等）是否下降。③器官功能改善（呼吸、胃肠、肝肾功能等）。④引流液培养结果等。

【中医药特色与优势】

本例脓毒症腹腔感染患者为胃肠道穿孔术后，而在胃肠道穿孔手术中，排出大便时间是评价手术后胃肠道功能康复的一个重要指标。此患者的顺利康复出院，可能与术后胃肠道功能早期康复相关。

（一）中医外治法改善胃肠功能

在众多既往研究中，中医药对于术后胃肠功能障碍改善具有独特的优势：毫针刺激足三里、大肠俞、神阙，对消化道穿孔术后患者胃肠功能恢复起促进作用；使用中药灌肠治疗胃十二指肠穿孔修补术后肠麻痹也具有确切效果；杨军军通过刺激三阴交、天枢、足三里联合枳实、大黄、厚朴等中药灌肠预防胃十二指肠穿孔术后肠麻痹，效果尤为显著。朱其卉自创的通气散（乌药 10g，槟榔 10g，莱菔子 10g，搅拌均匀磨成细粉，用醋和成糊状），联合外敷神阙穴，助排气排便；黄继东等将大承气汤制作成熨剂外敷于脐部对急腹症术后胃肠功能恢复有良好的效果，可见在促进术后胃肠动力的治疗上，中医特色疗法不失为一种有效的治疗手段。

（二）中药汤剂诊治腹腔感染

在中药治疗消化道穿孔术后的古代文献、现代研究中，大承气汤是没办法绕开的经典方剂。由大黄、芒硝、厚朴、枳实组成《伤寒论》大承气汤，作为寒下峻剂，常用于治疗热实于里、大便硬、胃中有燥结的阳明腑实证。《伤寒论》第 215 条："阳明病，谵语有潮热，反不能食者，胃中必有燥屎五六枚也……宜大承气汤下之"。厚朴枳实合用以行气散结、消痞除满，并助硝、黄荡涤积滞以加速热结之排泄，共为佐使。全方峻下热结功效显著，主治阳明腑实证、热结旁流以及里热实证。大承气汤是治疗腑实燥热证的经典方，各药物组成在现代药理学研究中亦被证明具有重要作用。临床药理研究表明，大黄能直接作用于肠壁，提高胃肠道内黏膜的血流灌注，可促进肠动力恢复，从而使肠道的运动能力得到增强，促进排便；大黄素、大黄酸、鞣酸等，可预防和治疗胃肠功能障碍，起到荡涤肠胃作用。芒硝味苦咸，性寒，归胃及大肠经，能泻火通便、润燥软坚、清火消肿，为臣药。硫酸钠作为主要成分，其中硫酸根离子不易被吸收，留在肠腔内易产生高渗性介质，从而引起肠道机械性刺激，增加胃肠蠕动。厚朴味辛、性温，能疏利气机、行气消胀。现代药理研究证实，厚朴可增进胃肠道运动；同时抑制降低血液凝聚速度，减轻高凝状态。枳实味苦、辛，性稍寒，主要治疗积滞内停、痞满脘痛、大便秘结。研究表明，枳实化学成分具有使胃肠道平滑肌兴奋的作用，可增加胃肠道平滑肌的张力，从而促进胃肠蠕动，进而达到治疗功能性消化不良的目的。硝、黄配合，相须为用，增强泻下热结之功，消痞除满，通降胃肠气机，泻下通便。四药共同使用，行峻下热结之功。对于消化道穿孔术后实热证及常见并发症肠粘连在多方面具有确切效果。

参 考 文 献

胡付品,郭燕,朱德妹,等. 2016 年中国 CHINET 细菌耐药性监测. 中国感染与化疗杂志,2017,17(5):481-491.

吴秀文，任建安. 中国腹腔感染诊治指南（2019 版）. 中国实用外科杂志，2020，40（1）：1-16.

吴宗芳，华玲. 芒硝治疗肠梗阻作用的研究进展. 上海医药，2021，42（3）：33-34＋41.

张山，秦欣欣，苏惠萍. 医方考中大黄的应用规律研究. 世界中西医结合杂志，2020，15（1）：64-67＋95.

Bharti S, Rani N, Krishnamurthy B, et al. Preclinical evidence for the pharmacological actions of naringin：a review. Planta Med, 2014, 80（6）：437-451.

Lodise T P, Zhao Q, Fahrbach K, et al. A systematic review of the association between delayed appropriate therapy and mortality among patients hospitalized with infections due to Klebsiella pneumoniae or Escherichia coli：how long is too long? . BMC Infect Dis, 2018, 18（1）：625.

Mazuski J E, Tessier J M, May A K, et al. The surgical infection society revised guidelines on the management of intra abdominal infection. Surg Infect Larchmt, 2017, 18：1.

Sartelli M, Abu-Zidan F M, Catena F, et al. Global validation of the WSES Sepsis Severity Score for patients with complicated intra-abdominal infections：a prospective multicentre study（WISS Study）. World J Emerg Surg, 2015（10）：61.

Sartelli M, Catena F, Ansaloni L, et al. Complicated intra-abdominal infections in Europe：a comprehensive review of the CIAO study. World J Emerg Surg, 2012, 7（1）：36.

Tolonen M, Sallinen V, Leppäniemi A, et al. The role of the intra-abdominal view in complicated intra-abdominal infections. World Journal of Emergency Surgery, 2019, 14（1）.

（郑伯俊）

第五章　重症神经疾病

病例 13　脓毒症脑病

【典型病例】

（一）病史资料

欧某某，女，33岁，2021年2月5日求诊。

主诉：发热7天，伴肢体抽搐2小时。

现病史（家属代诉）：1月25日患者出现右眼上睑结节样肿物，当时未予重视；1月29日患者开始出现寒战、发热，最高体温40℃，双眼肿胀，右眼为甚，头痛，无咳嗽咳痰、气促、恶心呕吐等，自服布洛芬混悬液后体温可下降，但仍反复发热。2月1日患者就诊于当地医院感染科门诊，查血常规：WBC $1.90×10^9$/L；CRP 18.01mg/L；胸部CT提示双肺未见异常。初步诊断为①发热，②毛囊炎？③眼睑脓肿？因考虑其粒细胞减少、发热原因待查，建议患者住院系统诊疗，患者及家属拒绝，予口服药物抗感染、退热等对症处理，后患者体温下降，热退时头痛减轻，但发热仍反复出现，双眼肿胀加重。2月2日上午患者再次就诊于当地医院皮肤科门诊，考虑面部皮肤疖，予口服克林霉素、裸花紫珠片，及外涂复方多黏霉素B软膏治疗后效果不佳。当日患者转诊至急诊，急诊查血常规：WBC $3.06×10^9$/L，NEUT% 57.9%，PLT $123×10^9$/L；CRP 14.03mg/L；PCT 0.11ng/ml；血清淀粉样蛋白A 32.28mg/L；肝功能检查：ALT 97U/L，GOT 79U/L。急诊予美林退热、奥司他韦胶囊抗病毒、金花清感颗粒清热解毒、地榆升白片口服提升白细胞浓度，建议其眼科就诊并留观治疗，患者当日未急诊留观。2月3日上午患者再次就诊于眼科门诊，当时患者仍持续发热，眼睑肿痛，双眼结膜水肿，头痛，伴有呕吐胃内容物，肢软乏力，精神差，纳差，眼科考虑眼睑脓肿（右眼），结膜炎，予行眼睑脓肿切开引流术，予左氧氟沙星滴眼液及眼膏、妥布霉素地塞米松滴眼液治疗；并急诊留观，予头孢呋辛抗感染、地塞米松抗炎等治疗，患者夜间仍有持续发热，最高38.9℃。2月4日患者精神进一步变差、纳差、持续发热，于上午由家属背入眼科复诊，右眼上睑愈合良好，予伤口换药后继续输注头孢呋辛＋左氧氟沙星抗感染、地塞米松抗炎等治疗。当日下午在急诊留观过程中，患者进食后再次出现呕吐胃内容物，急诊予抑酸护胃、补液对症等支持治疗，患者19：00体温降至正常；22：30左右患者突然出现四肢抽搐，持续性，发作时伴意识丧失，无吐白沫、无呕吐，无二便失禁，立即予地西泮静脉推注镇静，并完善头颅CT自阅片见脑水肿，予甘露醇脱水降低颅内压，德巴金维持泵入抗癫痫，并请神经科会诊协助诊疗，考虑病情危重，予完善头颅、胸、腹部CT检查后收入重症医学科。入院症见浅昏迷，呼之不应，肢体抽搐，暂无寒战、发热，气促，喉中痰鸣，双眼肿胀，结膜水肿，眼睑不能闭合，尿管固定在位，可引出黄色尿液，4日未解大便。

既往史（家属代诉）：甲亢病史5年余，诉恢复可，已停药，具体用药不详。否认高血压、糖尿病、冠心病等慢性病史。否认肝炎、肺结核等传染病史，否认肾病等其他内科疾病病史，否认其他外伤、手术及输血史。

过敏史：否认药物、食物及接触过敏史。

查体：T 37.1℃，HR 133次/分，R 25次/分，BP 124/69mmHg，SPO$_2$% 100%，急性生理和慢性健康状况Ⅱ评分26分；患者浅昏迷（GCS评分5T分：E1VTM4），发育正常，营养良好，形体中等，被动体位。双眼巩膜水肿，余皮肤黏膜、巩膜无黄染，未见肝掌及蜘蛛痣等，全身浅表淋巴结未扪及肿大。头颅五官无畸形，口唇无发绀，伸舌不配合。胸廓对称无畸形，呼吸动度对称，双肺听诊呼吸音清，双肺未闻及干湿啰音。心前区无隆起，未扪及震颤及心包摩擦感，心律齐，各瓣膜听诊区未闻及病理杂音。腹部平坦，未见胃肠型及蠕动波，肠鸣音正常，无气过水声及高调金属音。全腹按压无躲避，未扪及无包块，肝脾肋下未及。双下肢未见明显浮肿。神经系统查体：左侧瞳孔直径约4.5mm，右侧瞳孔直径约4.0mm，双侧对光反射稍迟钝，双侧球结膜重度水肿。四肢肌张力增高，腱反射消失，肌力检查不配合，双侧巴氏征（＋），双侧克氏征（＋）。伸舌不能配合，脉数。

中医诊断：①痫病（痰瘀热结证）；②发热（痰瘀热结证）。

西医诊断：①全面性癫痫持续状态（颅内感染？）；②脓毒症；③急性肾衰竭；④眼睑脓肿（右侧，切除术后）；⑤原发性甲状腺功能亢进症；⑥结膜炎；⑦眼底出血（双眼）；⑧玻璃体积血（双眼）；⑨视乳头水肿（双眼）；⑩结膜水肿（双眼）。

（二）诊治经过

患者入院后立即行气管插管接呼吸机辅助通气，予咪达唑仑＋丙泊酚＋芬太尼镇静镇痛，德巴金抗癫痫，头孢曲松抗感染，奥美拉唑钠抑酸护胃、预防应激性溃疡，进一步完善脑部相关检查、完善病原学相关检查、邀请癫痫、神经、眼科、影像、风湿等各科会诊，进一步明确感染源及完善治疗方案。

初步治疗后，患者癫痫未见发作，仍反复发热，神志未见好转，结合各科会诊意见，考虑脓毒症颅内感染、急性脑膜炎诊断明确，改用美罗培南＋利奈唑胺＋阿昔洛韦抗感染，同时予甲泼尼龙加强抗炎，白蛋白＋呋塞米加强降颅压，加强免疫调节、营养神经、预防癫痫等治疗，并嘱冰帽降温、严格控制血压等措施，同时完善相关检验检查排除免疫性脑病、泌尿系感染、血液系统感染的可能，脑脊液病原学检测亦未见致病菌。

2月10日患者神志有所改善，暂停镇痛镇静后，疼痛刺激下可见痛苦表情，复查MRI（图5-1、图5-2）提示脑部炎症下降，考虑治疗有效，加用丙种球蛋白＋甲泼尼龙冲击，进一步加强营养神经治疗；后患者神志进一步好转、肢体活动增多，但智能未见明显恢复，治疗上，暂维持头孢曲松抗感染，丙种球蛋白＋甲泼尼龙改善脑水肿、抗炎、调节免疫，及营养神经、维持电解质平衡等诊疗方案。

（三）临床结局

2021年2月22日患者神志较前好转，可自主睁眼，肢体自主活动增多，生命体征平稳，但智能未见明显恢复，因应家属个人原因要求转至外院治疗；后续随访患者神志转清，恢复自主生活能力。

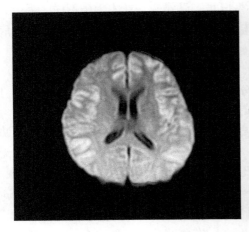 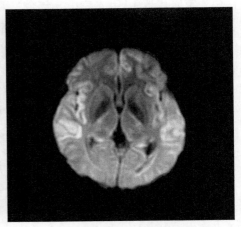

图 5-1　头颅 MRDWI 图像示双侧大脑半球、小脑半球软脑膜及硬脑膜弥漫增厚强化（以软脑膜为著）　　图 5-2　头颅 MR 增强冠状位示双侧大脑半球、小脑半球软脑膜及硬脑膜弥漫增厚强化（以软脑膜为著）

【诊治评析与心得体会】

本例患者在发热、眼睛肿胀之始已有头部症状，目前没有明确证据支持眼部感染、颅内感染的先后顺序，不排除脓毒症出现后引起的颅内感染、颅脑损伤，回顾病史考虑脓毒症、颅内感染的诊断是明确的且相关治疗有一定疗效；为此，本次仅针对脓毒症颅内感染（脑病）的诊治进行总结、评析。

脓毒症是一种危及生命的多因素疾病。近几十年来，在美国，脓毒症的发病率从每年每 10 万人中 300 例增加到 1000 例，全球每年约增加 3100 万例。本质是宿主对感染反应失调引起的危及生命的器官功能障碍，中枢神经系统作为人体最先受影响的器官之一，其临床表现是所谓的脓毒症相关性脑病，发病率高达 70%，与较高的短期病死率和长期认知障碍风险相关。

由于脓毒症相关性脑病的诊断是一种排他性诊断，脓毒症患者需要排除脑病的其他原因，如代谢变化、药物中毒、脑结构病变、脑血管病变、脑炎、脑膜炎和非惊厥性癫痫持续状态。从临床角度看，病程可分为急性期和慢性期。

（一）急性期——谵妄

症状包括激动、幻觉、注意力下降和睡眠觉醒周期改变，根据疾病的严重程度，患者可发生嗜睡，甚至昏迷。类似的神经和精神表现也可以在其他病因的脑病中发现，如由于器官衰竭、中毒或维生素缺乏而引起的脑病。早期的研究表明脓毒症脑病与脓毒症患者的死亡率有很高的关联，即使是精神状态轻微改变（格拉斯哥昏迷评分为 13～14 分），也有可能使脓毒症的预后恶化。且脓毒症脑病引起的谵妄与出院后长期认知功能障碍的发展密切相关。谵妄是迄今为止唯一被证实的导致长期认知功能障碍的危险因素。相反，机械通气、缺氧、镇静剂、术中低血压和使用镇痛药与长期认知功能障碍无关。由于前面提到的大多数研究没有区分脓毒症幸存者和危重病后的幸存者，因此，不能给出导致脓毒症患者神经认知结果不良确切危险因素的最终结论。

（二）慢性期——痴呆

由于脓毒症发病率的增加和死亡率的降低，脓毒症幸存者的数量正在稳步增长。脓毒症的幸存者往往伴随着长期的认知障碍，主要影响记忆力、注意力、语言流畅性和执行功能。在很大比例的患者中，认知功能障碍甚至可以达到轻度阿尔茨海默病的程度。除认知功能障碍外，脓毒症幸存者的精神障碍，如抑郁、焦虑、创伤后应激障碍和自残倾向的发生率也高于一般人群。因此，脓毒症幸存者的生活质量显著降低。目前的医疗指南中没有提出任何治疗或标准化管理建议。

（三）治疗管理

脓毒症脑病发病机制复杂，炎症、血流动力学、代谢因素、药物使用、环境因素等均可导致脓毒症患者的脑功能障碍。因此这些因素都是需要控制的，①炎症控制：脓毒症抗生素启用时间延迟 1h，病死率就会增加 7%，启用时间与认知功能减退相关。同时应优先选择中枢神经毒性低的抗生素，以减少与抗生素相关脑病的风险。②血压控制：脓毒症期间大循环可能会中断，血压波动会很大，导致缺血性、出血性脑损伤和血脑屏障的损伤，尝试提高平均动脉压可能有利于减轻脑损伤，但血管活性药物的使用与脓毒症脑病发病率密切相关，分析显示，更高的血压目标反而会增加病死率。③控制代谢因素：过度氧疗可能会激活活性氧，中枢神经系统通常首先会受到活性氧形成的影响而出现神经系统症状。动脉高氧会增加全身血管阻力并诱导血管收缩，导致器官灌注不良，尤其是在大脑和冠状动脉更为显著，因此需防止过度氧疗。高碳酸血症、酸碱失衡、高钠血症、急性肾衰竭都是与 SAE 相关潜在的可变因素。另外，血糖控制可抑制脓毒症模型大鼠大脑中促炎症细胞因子的释放和神经胶质细胞活化，保护血脑屏障，存活率和对刺激的敏感性更高。④环境因素：ICU 中噪声、人造光、频繁的诊断和治疗程序、常规的生命体征采集、侵入性设备、药物、疼痛、焦虑和潜在的疾病程度都会导致睡眠不佳。合理使用眼罩、耳罩等措施有助于改善睡眠，都有助于减少脑功能障碍发生率。

综上所述，结合这次病例的诊治过程，我们体会到：①脓毒症脑病可能存在严重预后不良的神经系统损伤时，明确病因尤为重要，且脓毒症存在着合并多器官功能障碍的风险，及早启动多学科的诊断、针对性的治疗方案落实尤为重要；②在疾病病因尚未完全明确时，抓住主要矛盾，尽量逆转、避免预后不良的主要因素是首要治疗目标；③以临床疗效为导向，发散思维，及时调整治疗策略的宗旨也是值得学习的。

【学术争鸣与分享】

脓毒症脑病作为一个死亡率极高的严重并发症，及早识别、早期诊治是重中之重。根据文献报道，从多方面、多工具评估是有利的。

（一）全身评估

首先要明确颅内外原发感染病灶，评估多脏器功能，如是否存在肾性脑病、肝性脑病、肺性脑病、代谢性脑病、高血压脑病等，是否存在药物的影响（尤其是镇静镇痛药物及抗生素影响），以及水电解质紊乱，酸碱代谢失衡，低血糖或高血糖等。

（二）神经精神评估

脓毒症脑病患者临床症状多样且具有异质性，个体间差异显著，即使同一个患者临床表现仍复杂多变。部分症状可能与 SAE 患者神经解剖结构病变有关联，根据病变程度以及病变部位，表现出多种多样的临床表现和长期认知障碍。例如，神经内分泌系统失调导致嗜睡；下丘脑或杏仁核的功能紊乱与行为改变有关，包括人格改变、抑郁、恐惧和焦虑；海马和额叶皮层的损伤会导致学习、记忆和执行功能的恶化等。此外，SAE 患者还可能会出现定向障碍、食欲减退、语速变慢、不配合医疗工作和注意力不集中等症状，意识状态改变从轻度嗜睡到深昏迷，也可能会出现不同程度、不同类型的癫痫发作等。

（三）影像学检查

脓毒症脑病患者颅脑影像学检查无特异性改变，但对鉴别颅内占位性病变、脑梗死、出血性病变或脑脓肿等疾病具有重要意义。脓毒症脑病患者头颅 MRI 结果可能会出现如脑白质病变、局灶缺血灶、血管源性水肿等特异性表现，存在一定的诊断意义；头颅 CT 检查则对出血性疾病更为敏感。脑电图通过监测脑电波的异常信号来检测脑功能紊乱，多数脓毒症脑病患者中存在不同程度的脑电图异常，多为局部癫痫发作形式，而且脑电图异常程度与脓毒症脑病严重程度有关。经颅多普勒超声、近红外光谱、超声造影技术等，可以无创监测脑血流变化。动态正电子发射计算机体层显像（PET/CT）和功能性 MRI 能对脑功能状态进行客观、量化和动态的判断，超越了对大脑形态的简单探索，对脓毒症脑病的早期诊断更敏感。

【中医药特色与优势】

脓毒症脑病是一种急性和弥漫性的脑功能障碍，为常见的危急重症。其以意识改变、行为异常为主要特征，表现为谵妄、焦虑、抑郁、睡眠障碍、昏迷、癫痫发作或局灶性神经系统体征。中医学根据本病焦虑、谵妄、昏迷等临床表现，多将其归属于"神昏"范畴。神昏病因复杂，内伤或外感的疾病发展过程中均可能出现神昏症状，主要与温、热、湿无形之邪及痰、瘀有形之邪有关，病位在心脑清窍，与肝、脾、肾关系密切。

近年来，中医药治疗脓毒症脑病取得一定的成效，其中以中药及针灸为本病常见的中医学治疗手段。

中药方面，安宫牛黄丸具有清热解毒、醒神开窍之效，可广泛运用于临床危急重症。动物实验发现安宫牛黄丸组的白细胞、神经元特异性烯醇化酶（NSE）、S100B 水平及脑组织 IL-6、肿瘤坏死因子 α（TNF-α）水平及组织疏松水肿情况较脓毒症组明显减轻，说明安宫牛黄丸可有效保护脑神经以及减轻认知功能障碍并发症。而清瘟败毒饮是中医治疗气营两燔证的代表方剂，具有清热解毒、凉血散瘀之效。通过临床对照试验发现，该方可改善慢性健康评分及 GCS 评分，降低 NSE、CRP、钙结合蛋白水平，可抑制过度炎症反应、改善脑功能。还有研究发现，大承气汤可通过降低同型半胱氨酸、Lac、PCT 的水平，改善脓毒症脑病患者的认知功能障碍。张云海等医家临床研究发现，通窍活血方能通过调节神经元细胞内钙离浓度，减少神经细胞损伤；清除氧自由基，降低再灌注损伤，促进神经细胞修复；抑制炎症反应，减轻细胞水肿；改善脑血管微循环，防止微血栓形成；改善代谢，降低氧耗，提高脑组织对缺氧的耐受性。醒脑静注射液由人工麝香、栀子、郁金、冰片等药物组成，具有清热解毒、凉血活血、开窍醒脑的功效。有研究表明，醒脑静注射液可降低 NSE、IL-6、CRP、PCT 水平，减少脑神经细胞的凋亡，改善脑电图，提高 GCS 评分，减轻脑水肿，促进血脑屏障的重建，提高 28 天生存率；联合连续肾脏替代疗法能更有效控制炎症反应，缩短退热及恢复意识时间。血必净注射液则是另一种经典药物，其由红花、芍药、川芎、丹参、当归组成的中成药制剂，具有抗炎、抗凝之效，还可提高免疫力，缩短脓毒症脑病患者住院时间。

作为中医学的特色治疗，针灸已广泛应用于中枢神经系统疾病的临床治疗。百会、印堂、内关、神门、水沟等穴位具有醒神开窍、安神定志等功效，可通过调节神经递质、胆碱能神经系统功能、氧自由基代谢等起到治疗中枢神经系统疾病的作用。刺激百会、水沟可开窍启闭、醒脑复神，电针百会、水沟可上调脑红蛋白表达以及正性调控 MAPK 信号通路，促进神经元突触生长、抑制神经元凋亡，抑制炎症反应，能有效改善脓毒症脑病患者脑功能，对患者具有积极的脑保护作用，可明显升高 GCS 评分。同样有动物实验表明，电针足三里可以有效地降低脓毒症小鼠术后炎症因子、应激反应指标的释放量，有效保护小鼠脑部与记忆和学习相关的海马组织，减轻脑部损伤，改善其认知功能。有医家实践电针百会、曲池和足三里预处理可减轻海马损伤，其机制可能与减轻脓毒症脑病大鼠海马氧化应激反应和海马突触损伤有关，电针预处理可激活相关信号通路，从而减轻海马损伤；电针预处理还可上调海马突触素和突触后致密物质-95 表达水平，升高海马 CAI 区神经元基树突和顶树突棘密度，增加锥体神经元数量，减轻海马神经元突触损伤。通督调神针法治疗可以降低 IL-6、CRP 与 Lac 的水平，其机制可能与减轻脓毒症相关炎性反应及与改善脑组织缺血缺氧状态有关。

中医药治疗方式多样化，中药具有多成分多靶点的组成及治疗特点，可病症结合，随证灵活加减，针灸可通过经络、腧穴的传导达到内病外治的作用，可为脓毒症脑病提供更多治疗思路，降低病死率，减少后遗症，提高生存质量。

参 考 文 献

沙丽恒·阿布德克，肖东，吕欣炜，等. 脓毒症相关性脑病早期诊断与治疗研究新进展. 中国医药科学，2023，13（8）：75-78.

谭文章，邓竣，伍大华，等. 脓毒症相关性脑病的中医药治疗作用机制研究进展. 湖南中医杂志，2023，39（8）：197-200.

唐梅，马艳，张西京，等. 脓毒症脑病的诊疗进展. 空军军医大学学报，2023，44（4）：375-379＋384.

Evans L，Rhodes A，Alhazzani W，et al. Surviving sepsis campaign：international guidelines for management of sepsis and septic shock 2021. Intensive Care Medicine，2021，47（11）：1181-1247.

Fleischmann-Struzek C，Mellhammar L，Rose N，et al. Incidence and mortality of hospital- and ICU-treated sepsis：results from an updated and expanded systematic review and meta-analysis. Intensive Care Medicine，2020，46（8）：1552-1562.

Helmerhorst H J F，Schultz M J，van der Voort P H J，et al. Bench-to-bedside review：the effects of hyperoxia during critical illness. Critical Care，2015，19（1）.

Heming N，Mazeraud A，Azabou E，et al. Vasopressor therapy and the brain：dark side of the moon. Frontiers in Medicine，2020，6.

Huang C，Lue J，Cheng T，et al. Glycemic control with insulin attenuates sepsis-associated encephalopathy by inhibiting glial activation via the suppression of the nuclear factor kappa B and mitogen-activated protein kinase signaling pathways in septic rats. Brain Research，2020，1738：146822.

Jouan Y，Seegers V，Meziani F，et al. Effects of mean arterial pressure on arousal in sedated ventilated patients with septic shock：a sepsispam post hoc exploratory study. Ann Intensive Care，2019，9（1）：54.

Kempker J A，Martin G S. The changing epidemiology and definitions of sepsis. Clinics in Chest Medicine，2016，

37（2）：165-179.

Lund-Sørensen H, Benros M E, Madsen T, et al. A nationwide cohort study of the association between hospitalization with infection and risk of death by suicide. JAMA Psychiatry, 2016, 73（9）：912.

Mazeraud A, Righy C, Bouchereau E, et al. Septic-associated encephalopathy: a comprehensive review. Neurotherapeutics, 2020, 17（2）：392-403.

Medrzycka-Dabrowska W, Lewandowska K, Kwiecień-Jaguś K, et al. Sleep deprivation in intensive care unit—systematic review. Open medicine（Warsaw, Poland）, 2018, 13（1）：384-393.

Mei B, Li J, Zuo Z. Dexmedetomidine attenuates sepsis-associated inflammation and encephalopathy via central α2A adrenoceptor. Brain, Behavior, and Immunity, 2021, 91：296-314.

Wintermann G, Brunkhorst F M, Petrowski K, et al. Stress disorders following prolonged critical illness in survivors of severe sepsis. Critical Care Medicine, 2015, 43（6）：1213-1222.

（郑伯俊）

病例 14　恙虫病脑膜脑炎

【典型病例】

（一）病史资料

赖某某，女，64 岁，2023 年 8 月 30 日求诊。

主诉：反复头痛头晕 3 年余，加重伴发热 1 天。

现病史：患者 3 年余前开始出现头痛，以前额疼痛为主，性质不定，头晕，无天旋地转感，体位改变头晕无加重，伴有耳鸣，眠差，间断于门诊就诊，诊断为"焦虑状态、睡眠障碍"，予药物助眠、抗焦虑、活血通络止痛等对症处理，症状可减轻。昨日上午患者自觉头痛头晕较前加重，有天旋地转感，体位改变时头晕加重，耳鸣感，视物模糊，背部、右膝疼痛，四肢乏力感，走路踩棉花感，遂至门诊就诊，门诊予药物助眠、活血通络止痛等对症治疗。昨日下午患者开始出现发热，最高体温 39℃，无鼻塞流涕，无咽痛，无咳嗽咳痰，无腹痛腹泻，无尿频尿急尿痛，伴有肢体震颤，当时无意识障碍，无牙关紧闭，无双目上视，无偏瘫，无呕吐，无抽搐，持续约 1 分钟后可自行缓解，患者自行服用对乙酰氨基酚，后体温可下降。今日患者仍有头痛、发热，全身乏力感，间断有肢体震颤发作，为求进一步诊治，遂收入神经科。

入院后完善相关检查，血常规：WBC 9.70×10^9/L，NEUT% 95.4%，Hb 123g/L，PLT 116×10^9/L；CRP 236.30mg/L；降钙素原 0.29ng/ml；BNP 130.9ng/L；肝功能检查：ALT 130U/L，GOT 97U/L；红细胞沉降率、血管炎 3 项未见异常。心电图正常。头颅＋胸部 CT 报告示：①颅脑 CT 平扫未见异常。②右肺尖结节影，考虑炎性肉芽肿。③双侧后胸膜稍增厚。④主动脉硬化。⑤双侧腋窝多发小淋巴结。心脏彩超：EF 70%，左房增大，二尖瓣少量反流，三尖少量反流，左心室舒张功能减退。颅脑 MRI 平扫＋增强＋磁共振血管成像＋磁共振静脉成像报告示：①双侧半卵圆中心及双侧额叶皮层下白质多发性缺血变性灶；轻度脑白质疏松（Fazekas 1 级），轻度脑萎缩。②左侧内听道小结节强化灶，提示听神经瘤，请结合临床、随诊复查。③三维 TOF-MRA 示轻度脑动脉硬化、前交通动脉开放、双侧后交通动脉开放。右侧颈内动脉 C7 段外侧可疑少许隆起。④左侧乙状窦及横窦较对侧稍纤细，考虑发育变异；余颅脑磁共振静脉成像未见明显异常。⑤双侧上颌窦及筛窦炎症。鼻咽顶后壁软组织影增厚，拟慢性炎症。

治疗上予注射用哌拉西林钠他唑巴坦钠抗感染，草酸艾司西酞普兰片抗焦虑，甘草酸二铵肠溶胶囊护肝，普瑞巴林胶囊、卡马西平片止痛，诺和锐特充＋地特胰岛素控制血糖，异丙托溴铵溶液、布地奈德混悬液解痉平喘，雷贝拉唑钠肠溶胶囊抑酸护胃，补液及能量支持等治疗。9月1日患者出现气促，复查胸片示：①轻度肺水肿，心影增大，双侧胸腔少量积液，注意心功能；②双下肺野少许渗出；③主动脉硬化，主动脉型心脏。腹部 CT 平扫报告示：①轻度脂肪肝。②副脾。③左侧肾上腺稍增厚，考虑肾上腺增生。④腹腔少量渗出灶，腹膜后、肠系膜脂肪间隙多发小淋巴结；胸腹壁皮下软组织水肿。⑤所见双肺多发渗出灶、肺水肿，双侧胸腔少量积液，双肺下叶含气不全，对比 2023 年 8 月 30 日胸部 CT，较前新发，注意心功能。请心脏科会诊后考虑为急性心衰，予无创呼吸机正压通气，利尿等处理后，患者症状改善不明显，为求进一步专科治疗，遂转入 ICU 监护治疗。

既往史：有糖尿病史 1 年余，服用二甲双胍降糖，平素血糖在 6.0～7.0mmol/L。否认高血压、肾病病史；否认肝炎、结核等传染病史；否认外伤、输血及手术史。

过敏史：否认药物、食物及接触过敏史。

查体：T 38.7℃，P 120 次/分，R 32 次/分，BP 136/76mmHg，SpO_2 86%。神志清楚，精神疲倦，言语流利，对答切题。全身皮肤黏膜、巩膜无黄染，左侧腹股沟上方约 2cm 处可见一大小约 1cm×0.5cm 焦痂，全身皮肤潮红，未见皮疹及出血点，浅表淋巴结未触及肿大。双侧瞳孔等大等圆，直径约 3mm，对光反射存在。颈软，无抵抗。颈静脉无怒张，肝颈静脉反流征（－），气管居中，胸廓对症无畸形，双肺叩诊呈清音，双肺呼吸音粗，双下肺可闻及湿啰音。心界无扩大，心前区无隆起，心率 120 次/分，律齐，各瓣膜听诊区未闻及病理性杂音。腹部平坦，无腹壁静脉曲张，无胃肠型及蠕动波，腹肌软，无包块，无压痛，无反跳痛，肝脾肋下未触及，肝肾区叩击痛（－），墨菲征（－），麦氏点压痛（－），肠鸣音 5 次/分。神经系统查体：四肢肌力、肌张力正常，生理反射存在，病理征未引出。舌暗红，苔白腻，脉弦滑。

中医诊断：①头痛（痰瘀阻络）；②肺痈（痰瘀阻络）。

西医诊断：①脓毒症；②肺部感染；③感染性多器官功能障碍综合征（呼吸、凝血）；④急性心力衰竭；⑤2 型糖尿病；⑥脑缺血灶（多发）；⑦脑萎缩。

（二）诊治经过

患者转入 ICU 后立即予无创呼吸机辅助通气，对症补液扩容，维持内环境稳定等处理，患者生命体征逐渐平稳。追问患者及家属，自诉有家禽喂养史，圈养家禽场地有老鼠，结合其查体左侧腹股沟处焦痂样皮肤改变，高度怀疑其为恙虫病感染，予加用多西环素抗感染治疗，并完善血液 mNGS 检查以明确致病菌。后检验结果回复示肥达试验阳性，外斐反应 OXK 菌株抗体效价 1∶320，血 mNGS 结果示恙虫病东方体。至此，患者明确诊断为恙虫病，经规范抗感染治疗下，患者体温逐渐下降，呼吸衰竭症状改善，血小板回升。

但患者却逐渐出现神志改变，意识不清，间中烦躁，不配合问诊及查体，不自主摇头、下肢抽动等表现。完善腰椎穿刺检查考虑颅内感染，头颅 MRI 提示双侧额顶部硬脑膜增厚强化，明确诊断为脑膜脑炎，结合病史特点，考虑为恙虫病所致神经系统病变，继续予多西环素联合头孢曲松抗感染后，患者神志逐渐清晰，言语流利，对答切题。

（三）临床结局

2023 年 9 月 22 日顺利出院，后随访未有神经系统后遗症状，生活自理。

【诊治评析与心得体会】

恙虫病又名丛林斑疹伤寒，是由恙虫病东方体感染所引起的急性自然疫源性传染病，是我国法定报告传染病之一。

目前，全球有超过 10 亿人面临感染恙虫病的风险，且每年新发病例约 100 万例，主要发生于以东南亚、澳大利亚北部和环亚太地区为主的"恙虫病三角"地区。在我国，恙虫病几乎在全国各地均有报道，主要集中分布于福建、广东、广西、云南、湖南等东南沿海与西南地区，主要影响农村人口，但如今随着我国绿化工程的不断完善，也越来越多地影响到大都市地区。

恙虫病的潜伏期一般在 4～21 天，多数患者潜伏时间在 10～14 天，同时其具有明显的季节性，多见于 7～11 月。农民是恙虫病的主要发病群体，同时病例主要集中于野外工作的人群，尤其是农村地区的田间劳作者、在潮湿阴暗环境工作的渔民、经常到户外旅游者及野外作战的特种军人更易感染。

鼠类等野生啮齿动物是恙虫病的主要传染源，其所携带的恙螨幼虫作为传染媒介，通过叮咬向人体传播恙虫病东方体，从而导致疾病发生。恙虫病的靶细胞是各器官（如心、肺、肾、脑）中的内皮细胞和位于肝脏、脾脏中的巨噬细胞，其基本病理改变为播散性血管炎和血管周围炎。恙螨叮咬后，恙虫病立克次体进入机体，通过巨噬细胞的吞噬作用进入细胞，酸化过程中脱离吞噬体，在胞质内以二分裂方式增殖，最后通过出芽方式脱离吞噬细胞并获得部分宿主细胞膜，进一步感染邻近细胞；同时，其可通过血液循环和淋巴循环途径扩散至多器官，导致器官特异性炎症反应、组织损伤和多器官衰竭。

恙虫病的典型临床表现为由发热、焦痂和全身性皮肤皮疹组成的三联征。有研究发现，恙虫病患者出现焦痂为 96.0%，其中焦痂分布在腹股沟、腘窝、腋窝、会阴等褶皱部位为 36.0%，分布在躯干部及四肢部位为 62.0%。然而，受感染的患者可能会出现其他临床症状，包括非特异性流感样症状、孤立性发热、肌痛、咳嗽、全身性淋巴结病、腹痛以及各种神经系统症状。其临床表现各异，危重程度不同，疾病的严重程度与病原体毒性、宿主相关因素（如年龄、延迟诊断、肝和肾功能不全、中枢神经系统和肺受累性）的差异相关。

恙虫病诊断参照中国疾病预防控制中心《恙虫病预防控制技术指南（试行）》，患者至少具备以下 3 项情况：①患病前 3 周有丛林/草地接触史或田间劳作史。②发热并伴有特征性皮肤焦痂或溃疡。③皮疹，淋巴结肿大，肝脾大。④外斐反应抗体效价 1∶160 及以上。同时满足以上 3 项即可诊断恙虫病。

恙虫病的治疗多采用一般治疗、病因治疗以及对症支持治疗。一般治疗是指恙虫病患者要保持良好的作息、维持水电解质平衡、注意减少并发症的发生，这是治疗的首要手段，也是治疗的基础。其次，恙虫病患者的病因治疗是指采取脂溶性抗生素破坏恙虫病东方体在细胞内寄生，其中强力霉素以及阿奇霉素是抗恙虫病的常用抗生素。对症支持治疗主要是针对危重症的恙虫病患者，当恙虫病患者伴随呼吸、肝、肾功能损害时，常采取抗炎、给氧、保肝降酶以及维持肾功能等治疗，此时需采用呼吸机辅助呼吸、血液净化、人工肝等生命支持手段对症处理。

通过对相关文献的复习，结合该病例的成功救治经验，笔者有以下体会。

1）早期明确诊断，避免误诊、漏诊，是恙虫病诊治的关键。

恙虫病患者病情轻重不一，临床表现多样，极易漏诊、误诊。造成误诊或漏诊的原因众多，常见的包括：①有特殊而少见的临床表现，加上合并有多个器官损害，使病情趋向多样化、复杂化；②体检不仔细，由于本病典型焦痂或溃疡，不痛不痒，且多位于会阴、腋窝等隐蔽部位，患者自己难以发现，如果医生查体不全面，极易被遗漏；③诊治中主观片面，满足于个别临床表现和常见病的诊断，而忽视对本病有诊断价值的流行病史和体征，未能及时检查；④对多数病例其接触野外草丛的历史了解得过晚。

因此，对于在恙虫病流行地区无明确原因发热的患者，应注意考虑患病的可能性，及时完善相关检查；皮肤焦痂是典型的临床特征，医生需要通过全面、系统的病史询问、体格检查，结合实验室检查，才能达到早期明确诊断，减少漏诊、误诊的可能。

2）现代化的检测手段有助于恙虫病的及时确诊。

血清学检测是恙虫病最主要的实验室诊断方法，间接免疫荧光技术检测恙虫病立克次体抗体阳性是诊断恙虫病的"金标准"，但通常出现于感染后约1周，不利于早期诊断。而随着抗菌药物的不规范使用，传统检测技术阳性率低，加上外斐反应假阴性，易造成误诊或漏诊。

mNGS具有检测时间短、敏感性和特异性高等优点，能覆盖较大范围的病原体，同时进行病毒、细菌、真菌和寄生虫的检测。对于疑似感染但常规试验结果为阴性的患者，使用mNGS检测技术有助于提高疾病的诊断率。

【学术争鸣与分享】

（一）恙虫病的分层诊治策略

根据感染后严重程度，恙虫病可分为单纯型、单纯急性型、复杂型、复杂危重型。重症恙虫病可累及各大系统，并发症包括肝炎、肺炎、急性呼吸窘迫综合征、心肌炎、脑炎、急性肾损伤、消化道出血、弥散性血管内凝血及脑膜脑炎等，重症病例可出现多器官功能障碍甚至死亡。

文献报道指出，重症恙虫病患者年龄较大，基础疾病较多，呼吸困难发生率较高，同时其白细胞计数、总胆红素、天门冬氨酸氨基转移酶、乳酸脱氢酶、胱抑素C、尿酸及血肌酐水平较高，血小板计数、白蛋白水平等指标与非重症患者相比均较低。而呼吸困难、总胆红素升高及血肌酐升高为重症恙虫病的独立危险因素，有助于早期识别重症恙虫病。

重症恙虫病诊断标准需符合以下任何一项。①中枢神经系统：意识改变、抽搐、脑出血或脑梗死；②呼吸系统：X线胸片或CT显示双肺浸润，并具有下列至少一项：①氧合指数≤250mmHg（1mmHg=0.133kPa），②呼吸频率>30次/分，③需要机械通气；④心脏：心肌炎、心肌缺血或新发心律失常；⑤肾脏：血肌酐≥177μmol/L；⑥感染性休克：收缩压<90mmHg或较基础值下降40mmHg以上，且排除其他原因；⑦消化道出血（无消化性溃疡基础）；⑧死亡。

（二）恙虫病的神经系统损害并不罕见

恙虫病合并神经系统损害主要见于重症恙虫病患者，通常发生于发病后10天。其发生率与地区因素密切相关，韩国恙虫病住院患者中约10%合并神经系统损伤，而在印度等恙虫病流行地区可高达25%。

恙虫病患者的神经系统损害可同时影响中枢神经系统和周围神经系统,可表现为各种形式的神经受累:①中枢神经系统(CNS)受累,如无菌性脑膜炎、脑膜脑炎、脑病、癫痫发作等;②周围神经系统(PNS)受累,如脑神经病变、格林-巴雷综合征、周围神经病变(包括多发性单神经炎);③多轴受累,同时累及 CNS 和 PNS;④精神障碍。

恙虫病患者神经系统损害的潜在机制包括病原体直接侵袭、血管炎症反应和免疫介导损伤等。通常认为,其发生在疾病的全身阶段,并伴随着细菌通过血液传播。然而,立克次体进入中枢神经系统的精确分子机制尚未被描述。

恙虫病神经系统损害的患者,其临床主要表现为发热、精神错乱、头痛、呕吐、局灶性神经功能缺损、癫痫发作等。脑脊液异常与无菌性脑膜炎的病例相似,蛋白质含量升高,正常或边缘性低糖水平,淋巴细胞增多。

因此,在恙虫病流行季节和流行区域,当患者出现持续发热及神经系统损害表现时,应想到本病,通过病史采集、特异性焦痂和溃疡的寻找、脑脊液病原学检测、影像资料的辅助等手段,早期识别和及时治疗恙虫病神经系统损害。

【中医药特色与优势】

恙虫病在我国具有悠久的历史,早在公元 313 年我国即有恙虫病描述和记载,古时称"沙虱热"或"沙虱毒"。根据其初起轻微恶寒,随即高热、口干多饮、身热、神昏等发病特点及临床表现,中医学将其可归属于温病学"暑温病"范畴。

中医学认为,恙螨叮咬后虫毒之邪随肌肤进入人体,化生热邪,热邪随气血循行于全身,郁结腠理则发热,郁结肌肉筋骨则全身酸痛,累及脏腑则表现为肝功能异常,神志神昏、谵妄;热邪耗伤津液,则口干;热邪蕴结中焦则纳差、痞满而不欲食;热邪干肺则肺失宣肃,表现为干咳;若热邪于气分之时不能及时清散,则可热入营血,出现热毒攻窜而昏迷、出血、恶性心律失常等危急重症。

治疗以温病学"卫气营血"辨证为手段,多采用疏风清热、解毒凉血为治疗大法。有文献报道,联合中药柴胡葛根汤加减能显著提高恙虫病患者的治疗效果。方中柴胡有和解表里,疏肝升阳之效;葛根有解肌退热,透疹,生津止渴,升阳止泻之功;金银花、板蓝根清热解毒;夏枯草、赤芍疏肝散结;僵蚕祛风通络消肿。诸药合用,具有疏风散邪、清热解肌的功效,能提升恙虫病患者的临床疗效。

血必净注射液是中成药方,由红花、赤芍、川芎、丹参、当归组成,功能是化瘀解毒,用于温热类疾病,尤其是因感染诱发的全身炎性反应综合征。采用血必净注射液联合多西环素治疗恙虫病患者,结果显示皮疹消失时间、退热时间及住院时间显著下降,表明血必净联合多西环素能快速缓解恙虫病患者的临床症状,并缩短其住院时间,疗效优于单药多西环素治疗。研究发现血必净能显著降低脂多糖(LPS)、TNF、IL-6、IL-8 等炎性因子水平,通过减少炎症介质的释放、调节免疫反应、改善微循环而起作用。其机制是:①丹参、红花降低LPS 水平,抑制单核细胞、内皮细胞及血小板失控性释放 TNF、IL-6、IL-8 等炎性介质;②可增加组织的血液灌流,改善微循环,促进细胞的修复和再生;③川芎嗪、当归具有清除氧自由基,防止细胞内 Ca^{2+} 超载,保护血管内皮细胞的功效;④赤芍能减轻毛细血管的通透性,减少炎性渗出,促进炎症吸收,抑制炎性肉芽肿的形成;调节免疫功能,提高超氧化物歧化酶的活性等。

参 考 文 献

陈大勇，黎焯基，陈华新，等. 血必净对恙虫病患者多器官功能障碍的保护作用及机制. 热带医学杂志，2011，11（10）：1151-1152.

陈永锋，严宪才，赖贵龙. 柴胡葛根汤治疗恙虫病. 中医学报，2020，35（11）：2451-2454.

黄文添，邓世富，吴美燕，等. 血必净联合多西环素治疗恙虫病的临床效果观察. 临床医学工程，2021，28（11）：1517-1518.

黄毅辉. 71例恙虫病合并肺炎临床观察. 中国医药指南，2023，21（7）：79-82.

梁桐，刘莹，李幼霞，等. 恙虫病临床特征及重症危险因素分析. 中国热带医学，2023，23（9）：961-965.

王淑敏，于长申，左芝治，等. 恙虫病合并中枢神经系统感染四例报道并文献复习. 中国现代神经疾病杂志，2022，22（10）：903-909.

张嘉溪，谭盛葵. 恙虫病流行病学研究新进展. 中国热带医学，2022，22（3）：274-278.

Basu S，Chakravarty A. Neurological manifestations of scrub typhus. Current Neurology and Neuroscience Reports，2022，22：491-498.

Sekeyova Z，Danchenko M，Filipčik P，et al. Rickettsial infections of the central nervous system. PLOS Neglected Tropical Diseases，2019，9：1-18.

（邓定伟）

病例 15　重症肌无力合并肺部感染

【典型病例】

（一）病史资料

郑某某，女，38岁，2022年12月23日求诊。

主诉：反复呼吸困难5年余，加重5天。

现病史：2017年1月始患者自觉呼吸困难，伴吞咽困难、进食呛咳、四肢乏力，遂赴当地医院住院治疗，住院期间完善新斯的明试验提示阳性，查细胞免疫组合、体液免疫五项、重症肌无力相关抗体等检查（未见报告单）后，诊断为"重症肌无力、胸腺瘤"，予免疫球蛋白冲击（×8天）及激素（甲泼尼龙）、溴吡斯的明片治疗后，四肢乏力、吞咽及呼吸困难、眼睑下垂、肢体乏力均有好转，需搀扶缓慢行走，生活部分需要帮助，病情稳定后出院休养。后多次予溴吡斯的明片抑制胆碱酯酶活性、糖皮质激素抗炎、来氟米特、他克莫司等药物调节免疫及对症治疗。12月19日上午患者再发呼吸困难加重，痰多，不能平卧，伴大汗出，无发热恶寒，家属给予新斯的明片口服后不缓解，遂呼叫120送至急诊就诊，新型冠状病毒核酸检测阳性；胸部CT提示双肺炎症，伴右肺下叶及左肺实变，遂拟重症肺炎、重症肌无力收入留观。治疗上予气管插管接呼吸机辅助通气，厄他培南抗感染，甲泼尼龙、免疫球蛋白冲击治疗等，经治疗患者氧合稍改善，为求进一步监护治疗，拟"重症肺炎、重症肌无力"收入ICU。

入院症见患者神志清楚，精神疲倦，四肢乏力，维持气管插管接呼吸机辅助通气，经气管插管可吸出中量白黏痰，无鼻塞流涕，无恶寒发热，无全身酸痛，少许气促，无胸痛，无恶心呕吐，无腹胀，无腹泻，无潮热盗汗，无消瘦，无皮肤皮疹，无口干，纳可，眠可，留置尿管可引流出淡黄色尿液，大便1次/天，便质正常。

既往史：2017 年 3 月因胸腺瘤在外院行胸腺瘤切除术（微创），病理示 B2 型胸腺瘤，并于 2017 年 5 月～6 月行胸部放射治疗 30 次；自诉曾发生 2 次死胎，后于外院行"血清"及封闭抗体免疫治疗；2019 年 4 月于神经科住院期间诊断为重症肌无力（中度全身型），现治疗方案为，来氟米特片 10.00mg（每日一次）、醋酸泼尼松片 25.00mg（每日一次）、溴吡斯的明片 90.00mg（每日三次）。否认高血压、糖尿病、冠心病、肾病等重大内科病史；否认病毒性肝炎、结核、梅毒等传染病病史；否认其他手术、重大外伤及输血史。

过敏史：否认药物、食物及接触过敏史。

查体：T 36.5℃，P 108 次/分，R 22 次/分，BP 143/95mmHg，SpO_2 100%。神清，精神疲倦，查体欠合作，形体适中，营养良好，皮肤黏膜色泽正常，皮肤湿度正常，皮肤弹性正常，无肝掌、蜘蛛痣，无皮下出血点，无瘀斑，骶尾部见 2 个约 2cm×1cm 压疮，无皮疹，无皮下结节、肿块，无溃疡，毛发分布正常。全身浅表淋巴结见明显肿大。头颅畸形无，眼睑正常，全身皮肤巩膜无黄染。双瞳孔等大等圆，直径约 3mm，对光反射灵敏。乳突无压痛，鼻窦无压痛，口唇红润，扁桃体无肿大。颈软，颈静脉无怒张，颈动脉搏动正常，无颈动脉杂音。气管居中，甲状腺无肿大，甲状腺血管无杂音。呼吸稍急促，胸廓对称无畸形，无胸壁静脉曲张，肺部呼吸运动度对称，肋间隙正常，语颤对称，无胸膜摩擦音，无皮下捻发感，双肺叩诊呈清音，双肺听诊呼吸音稍粗，双肺听诊无干性啰音，有湿性啰音。心前区无隆起，心尖搏动正常，心界叩诊正常，心率 108 次/分，心律齐，无闻及期前收缩，未闻及病理性杂音，无心包摩擦音。腹部平坦，无肠型，无蠕动波，无腹式呼吸，无腹壁静脉曲张，无疝，脐孔无外突；腹壁柔软，无压痛反跳痛，麦氏点压痛（-），墨菲征（-），肝脏未触及，脾脏未触及，腹部无包块；肠鸣音正常，声调正常，约 3 次/分，无气过水声，无腹部血管杂音，无振水音。脊柱无畸形，肌张力正常，肌力 3-级。生理反射存在，病理反射未引出。舌淡红，苔白腻，脉滑。

中医诊断：①痿证类病（脾虚痰湿证）；②喘病（脾虚痰湿证）。

西医诊断：①重症肌无力（全身型）；②重症肺炎；③大手术个人史，不可归类在他处者（胸腺瘤切除术）。

（二）诊治经过

患者入院后立即留置气管插管接呼吸机辅助通气，药物上予亚胺培南西司他丁钠抗感染，氨溴索促进排痰，布地奈德雾化解痉，完善肺泡灌洗液培养等查找病原体，结合神经专科意见予甲泼尼龙、免疫球蛋白冲击治疗，并予补充白蛋白，抑酸护胃、预防应激性溃疡及维持水电解质、酸碱平衡等支持治疗。中医方面，辨证为"脾虚痰湿"证，以健脾祛湿化痰为法，中药汤剂予四君子汤合二陈汤加减，配合耳穴压豆选脾胃、肺、大肠调理肺脾气机。

感染方面，治疗期间患者出现发热，血常规指标及炎症指标有升高趋势，肺泡灌洗液培养提示耐碳青霉烯鲍曼不动杆菌，结合药敏结果，予暂停亚胺培南西司他丁钠，改为头孢哌酮舒巴坦钠联合米诺环素抗感染治疗，并间断予行纤维支气管镜治疗廓清气道，加强深部痰液引流。重症肌无力方面，多次联系神经专科，结合专科意见调整激素及球蛋白用量。中医方面，予四君子汤合二陈汤加减，加黄芪健脾益肺、补气生肌，起用 20g，逐步加量至 60g，后期予加五指毛桃、牛大力等品以加强健脾补肺、行气利湿、强筋通络之功。

（三）临床结局

经治疗后，患者感染控制，呼吸困难及肢体乏力症状改善，逐步予下调呼吸机支持力度，监测患者呼吸情况可，动态复查血气提示氧合情况可，复查胸部 CT 提示部分炎症较前吸收，最终于 2023 年 1 月 5 日拔除气管插管，1 月 6 日患者转出 ICU 至神经内科病房继续康复治疗，1 月 19 日患者症状痊愈出院。

【诊治评析与心得体会】

重症肌无力（myasthenia gravis，MG）是由自身抗体介导的获得性神经肌肉接头传递障碍的自身免疫性疾病。乙酰胆碱受体（acetylcholine receptor，AChR）抗体是最常见的致病性抗体。此外，还有肌肉特异性受体型酪氨酸激酶（muscle-specific receptor tyrosine kinase，MUSK）抗体、低密度脂蛋白受体相关蛋白 4（low-density lipoprotein receptor-related protein 4，LRP4）抗体及兰尼碱受体（RyR）抗体等。本病全球患病率约为（150～250）/百万，预估年发病率为（4～10）/百万。我国重症肌无力发病率约为 0.68/10 万，女性发病率略高，住院死亡率为 14.69‰，主要死亡原因包括呼吸衰竭、肺部感染等。

本病主要表现为渐进性、波动性、易疲劳性的肌无力，全身骨骼肌均可受累，早期多从一组肌群开始，逐步累及其他肌群，最终出现全身肌无力。其中，眼外肌常常最早受累，患者多出现单侧或双侧上眼睑下垂和（或）双眼复视，而后逐渐累及面肌、咽喉肌、颈肌、肢体肌、呼吸肌等肌群，从而出现眼睑闭合无力、鼻唇沟变浅、吞咽困难、构音障碍、饮水呛咳、抬头困难、肢体肌肉乏力、呼吸困难等症状。患者出现症状时，多呈现"晨轻暮重"、活动后加重，休息后症状缓解的特点，部分患者短期内进展迅速，从而出现肌无力危象。

重症肌无力临床表现具有较大的异质性，现临床上主要结合患者血清抗体及临床特点对其进行亚组分类，主要分为眼肌型 MG、AChR-全身型 MG、MUSK-MG、LRP4-MG、抗体阴性MG、胸腺瘤相关 MG。治疗上，当前临床上主要采用胆碱酯酶抑制剂、糖皮质激素、免疫抑制剂、静脉注射免疫球蛋白、血浆置换及胸腺瘤切除为主。患者一旦出现肌无力危象及危象前状态，应积极给予快速起效治疗，包括球蛋白冲击或血浆置换治疗。同时，应尽快评估患者呼吸功能，监测血气，如果出现呼吸衰竭，应及时气管插管及正压通气。再者，筛查危象诱因，常见的如感染、手术及药物等，然后积极采取相应的控制措施。

此例患者在重症肌无力基础上，由于感染新型冠状病毒，出现重症肺炎，因此很快出现呼吸困难、难以平卧等呼吸衰竭症状。针对此类患者，治疗上应强调联合治疗，包括脏器功能支持、尽早抗感染及肌无力快速起效治疗等方面。

1）脏器功能支持：针对呼吸衰竭，应该尽快气管插管，并给予机械通气。如果感染恶化，出现脓毒症、多器官功能障碍等情况，应给予衰竭的脏器相应的支持治疗。

2）尽早抗感染治疗：在还没能获得病原学证据的情况下，应根据患者感染的来源，尽早给予经验性广谱抗感染治疗，注意抗生素足量应用。尽快完善相关的病原学检查，后期根据病原学检查结果给予目标性抗感染治疗。

3）肌无力的快速起效治疗：免疫球蛋白冲击或血浆置换。球蛋白冲击治疗方法为，按体重 400mg/（kg·d）静脉注射 5 天。血浆置换使用方法为，剂量为 1.0～1.5 倍总血浆容量，在10～14 天内进行 3～6 次置换，置换液可用健康人血浆及白蛋白。对于伴有全身感染的患者，血浆置换应慎用，应在积极抗感染后进行。同时，在免疫球蛋白冲击治疗后 4 周，应避免进行血浆置换治疗，以免影响冲击治疗效果。

通过对相关文献的学习，结合本例患者的救治经验，笔者主要有以下几点体会：

1）尽早明确感染灶，尽快明确病原学情况：感染是重症肌无力患者出现肌无力危象的常见诱因，常见的如呼吸道感染、消化道感染、尿路感染、皮肤感染等，其中以呼吸道感染最为多见，临床上需结合患者病史、症状、体征及相关辅助检查结果，尽早明确感染灶。尽快获取相关病原学标本，如痰、肺泡灌洗液、尿液、粪便、静脉血等，完善培养及检测以明确病原学情况，根据病原学结果及时启动目标性抗感染治疗。

2）建立人工气道及机械通气，加强气道管理：肌无力危象及前兆时，患者一旦出现呼吸衰竭，应尽快建立人工气道，进行机械通气，以改善患者缺氧情况。对于机械通气患者，需加强气道管理，根据患者情况给予定期翻身、拍背、雾化、化痰、肺泡灌洗等治疗，以保持气道通畅。同时，应积极控制感染，根据患者呼吸情况动态调整呼吸支持力度，及时评估拔除气管插管指征，争取尽早脱离呼吸机。

3）规范治疗重症肌无力：针对重症肌无力患者，应告诫患者平素规范化治疗，定期门诊随诊及调整用药。一旦出现肌无力危象及前兆时，应及时医院就诊，尽快给予免疫球蛋白冲击或血浆置换等治疗，以封闭或清除抗体，达到快速改善肌无力的效果。

4）对于应用免疫抑制剂治疗的患者，合并感染时应采用广谱抗感染策略：重症肌无力患者大多采用糖皮质激素、他克莫司、环孢素等免疫抑制剂治疗，由于免疫功能的抑制，机体抗感染能力下降，因此一旦感染，则容易出现耐药菌、真菌等感染。治疗上，早期抗感染应重拳出击，选择广谱抗生素，尤其在感染重，出现脓毒症及多器官功能障碍时。后期应根据病原学情况，给予目标性治疗，同时注意动态评估感染情况，及时调整抗感染方案。

5）强调学科间协作及中西医联合治疗：对于重症肌无力合并重症肺炎患者的诊治，应强调联合急诊、ICU、神经内科、影像科等多学科合作救治，脏器支持、诱因清除及原发病治疗缺一不可。同时，在西医规范化治疗的基础上，联合中医药治疗，对改善患者症状及预后具有显著的作用。

【学术争鸣与分享】

（一）感染评估与抗感染策略制定

对于重症肌无力危象及前兆患者，入院后需尽快进行肺部感染评估。主要从以下三方面进行筛查：①实验室指标，包括血常规、红细胞沉降率、C 反应蛋白、降钙素原、白介素-6、血乳酸、免疫球蛋白水平等；②影像学检查，尽快完善胸部 CT 以评估肺部情况；③病原学检查，完善痰培养、血培养、β-D-葡聚糖试验（G 试验）、呼吸道病原体检测、流感病毒检测、新型冠状病毒检测等，若条件允许者，可进行痰或血的二代测序。针对考虑存在感染的患者，抗感染治疗策略的制定应遵循早期广覆盖治疗，后期精准目标性治疗的原则。早期可经验性给予广谱 β-内酰胺类抗生素，必要时给予碳青霉烯类药物。由于大环内酯类和氨基糖苷类药物可损害神经—肌肉传递，加重重症肌无力，早期应避免使用。由于氟喹诺酮类药物可能损害神经-肌肉传递，早期应慎用于重症肌无力危象患者。后期若有充分药敏结果提示应该选用上述抗生素，且在充分免疫治疗基础上，可根据药敏结果选用。由于重症肌无力患者长期应用免疫抑制剂，免疫功能低下，因此需评估真菌感染、卡氏肺孢子虫感染风险，一旦怀疑感染，需尽早联用抗真菌药物、磺胺类药物。

（二）肌无力快速起效治疗方法的选择

重症肌无力最常用的快速起效治疗方法主要有球蛋白冲击治疗和血浆置换治疗，两者治疗效果相当。球蛋白冲击治疗主要是通过封闭免疫抗体及调节免疫反应而发挥作用，其治疗中常见的不良反应有头痛、发热、呕吐、皮肤潮红等。针对存在严重肾衰、严重 IgA 缺乏、对血液制品过敏、心衰等患者，应谨慎评估应用。血浆置换是通过机器将含有致病物质的血浆分离并弃去，同时加入健康供体的新鲜冰冻血浆的治疗方法，其不良反应一般较为轻微，常见的如低钙血症、过敏等。对于存在血流动力学不稳定、严重全身感染、凝血功能障碍、血液制品过敏等患者，临床上需谨慎应用血浆置换。临床上，对于重症肌无力危象患者，应综合评估患者病情，选择最契合患者病情的治疗方法。

近年来，随着吸附技术及材料的研发，免疫吸附技术亦被应用于重症肌无力危象患者的救治中，主要通过应用特殊的吸附材料将致病抗原、抗体及相关的炎症因子等吸附并清除，从而达到治疗的作用。有研究显示，免疫吸附治疗相对于血浆置换治疗，更能缩短患者的住院时间及降低重症肌无力评分。

【中医药特色与优势】

尽管现代医学在治疗重症肌无力上具有一定的优势，但临床实践发现，中医药在本病的治疗上亦有显著作用。重症肌无力患者以肌肉萎废不用、肢体乏力为主要表现，属于中医"痿证"、"虚劳"等病范畴，但临床上尚缺乏统一的辨证分型，多从脾胃、肝肾、湿浊、肺热等方面辨证论治。

《素问·痿论》有云："治痿独取阳明"，故临床治疗本病尤其重视调理脾胃。又《素问·痿论》有云："有渐于湿，以水为事，若有所留，居处相湿，肌肉濡渍，痹而不仁，发为肉痿"，《素问·生气通天论》记载："湿热不攘……软短为拘，弛长为痿"，故临床上亦多从湿热、痰湿论治本病。中医理论认为，脾胃为后天之本，气血生化之源，脾主四肢百骸，主肌肉，脾气散精，脾气健运则四肢百骸充养，得以行使正常功能。若先天禀赋不足，脾胃虚弱，或后天饮食、劳伤损及脾胃，运化功能失司，气血生化乏源，肌肉、筋脉失养，加之湿浊内生，湿邪困遏肢体，则四肢痿软无力。故国医大师邓铁涛教授（以下简称邓老）认为本病的病机关键为"脾胃亏虚为本，湿热壅盛为标"。治疗上，临床上多以补气健脾、升举清阳、清热化湿为法，多采用补中益气汤、参苓白术散、四君子汤、归脾汤、四妙丸等方剂。邓老在本病的治疗上，尤其重视黄芪的运用，认为其有健脾益损、升阳举陷之功，契合本病病机。同时，邓老擅长应用岭南道地药材治疗重症肌无力，常用五指毛桃、牛大力、千斤拔、独脚金、火炭母等药物。

肾为先天之本，主身之骨髓，五脏之根本，肾虚则形体不充，故可见肢体乏力。肝藏血，主身之筋膜，筋膜连系肌肉、关节，肝之气血亏虚，则筋膜失养而肌肉萎软。故临床上亦有从肝肾亏虚论治，以补益肝肾为法，多采用虎潜丸、柴胡桂枝汤、小柴胡汤等方剂。《素问·痿论》有云："肺热叶焦，则皮毛虚弱急薄，著则生痿躄也"，故临床上亦有医家主张本病治疗中，需兼顾肺热津伤这一病机，多从清热润燥、养阴生津入手处方遣药，常采用清燥救肺汤等方剂。

除了中药汤剂内服外，中医外治法亦广泛应用于重症肌无力的治疗中，显示出独特的疗效，尤其针灸治疗备受重视。针灸治疗多根据病情的顺逆虚实进行辨证选穴，或施以针刺，或施以灸法，多针灸并用。临床中对于重症肌无力的治疗，针药并用，综合治疗，配合肢体锻炼，或许更有助于提高治疗效果，改善患者的预后。

参 考 文 献

常婷. 中国重症肌无力诊断和治疗指南（2020 版）. 中国神经免疫学和神经病学杂志，2021，28（1）：1-12.

黄子天. 国医大师邓铁涛学术经验传承研究. 广州中医药大学，2016.

罗苏珊，奚才华，杨磊，等. 重症肌无力危象多学科协作的华山经验. 中国临床神经科学，2023，31（5）：550-557.

沈洁，臧海生，徐蓓峥，等. 重症肌无力的中西医治疗进展. 现代中西医结合杂志，2021，30（36）：4089-4094.

宋健，曾进浩，刘友章，等. 国医大师邓铁涛从脾论治重症肌无力临床经验. 陕西中医，2022，43（12）：1774-1777.

王安荣，李衍滨. 浅析从肺论治重症肌无力. 湖南中医杂志，2019，35（5）：116-117.

Ashwin A. Pinto, Jerome De Seze, Anu Jacob, et al. Comparison of IVIg and TPE efficacy in the treatment of neurological disorders: a systematic literature review. Ther Adv Neurol Disord, 2023, 16: 1-26.

Carr A S, Cardwell C R, Mccarron P O, et al. A systematic review of population based epidemiological studies in myasthenia gravis. BMC Neurol, 2010, 10: 46.

Chen J, Tian D C, Zhang C, et al. Incidence, mortality, and economic burden of myasthenia gravis in China: A nationwide population-based study. Lancet Region Health, 2020, 5: 100063.

Heldal A T, Owe J F, Gilhus N E, et al. Seropositive myasthenia gravis: a nationwide epidemiologic study. Neurology, 2009, 73（2）: 150-151.

Schneider-Gold C, Krenzer M, Klinker E, et al. Immunoadsorption versus plasma exchange versus combination for treatment of myasthenic deterioration. Ther Adv Neurol Disord, 2016, 9（4）: 297-303.

（吴科锐）

病例 16　吉兰-巴雷综合征合并重症肺炎

【典型病例】

（一）病史资料

刘某某，男，77 岁，2023 年 1 月 29 日求诊。

主诉：排尿不畅 1 年余，加重 1 周。

现病史：患者 1 年余前开始出现排尿不畅，时有排尿中断，无尿频、尿急等不适，当时未重视，未及时系统诊治。2022 年 2 月 9 日患者发现肉眼血尿，无尿频尿急尿痛，遂至门诊就诊，予完善相关检查。尿常规：尿隐血 3＋，尿红细胞计数 394.91 个/uL。腹部螺旋 CT 平扫、增强＋三维重建：①双肾多发囊肿，左肾下部者较大。②扫及肝左叶肝内胆管少许积气；轻度脂肪肝。③胆囊缺如，请结合临床病史。④前列腺增生伴钙化，必要时进一步检查。门诊予宁泌泰胶囊对症治疗后症状未见好转，遂于 2022 年 2 月 17 日入院，腹部 CT 示双肾多发囊肿，左肾下部者较大。前列腺增生伴钙化，必要时进一步检查。前列腺磁共振平扫＋增强示前列腺增生，多发增生结节，前列腺影像报告与数据系统（PI-RADS，V2.1）评分 3 分。尿液液基薄层细胞学检查（TCT）未找到恶性肿瘤细胞。诊断为肾囊肿、前列腺增生，排除禁忌证后于 2022 年 2 月 18 日送介入室局部麻醉下行左肾肾囊肿硬化剂注射术＋经皮肾囊肿抽吸术，术后无腰背部疼痛等不适。药物上予降压、控制心率、改善脑神经损伤、抑酸护胃、改善前列腺增生等治疗后症状好转出院。2022 年 3 月 17 日患者再次因排尿不畅、血尿住院治疗，排除手术禁忌证后，于 2022 年 3 月 18 日行超声引导下前列腺穿刺活检，病理提示前列腺增生，予抗感染、补液等治疗后症状好转出院。近 1 周，患者因反复排尿不畅并逐渐加重伴少许尿频尿急，至门诊就诊，门诊医师建议患者系统诊治，现患者为进一步系统治疗，由门诊拟"前列腺增生（并钙化灶）"收入我院肾内科。

入院症见患者神清，精神疲倦，少许胸闷心悸，无胸痛、气促，头昏沉感，口干，无双下肢浮肿，无咳嗽咳痰，无腹胀，纳可，眠欠佳，多梦，排尿不畅，尿频尿急，夜尿 3～4 次/晚，色黄，尿量可，无肉眼血尿及泡沫尿，大便调。

既往史：40 余年高血压病史，收缩压最高达 190mmHg，近期服用厄贝沙坦片控制血压，自诉血压控制情况尚可。50 余年前因"急性阑尾炎"行阑尾切除术。15 年前因"胆囊结石"行胆囊切除术（具体不详）。10 余年前因"腰椎滑脱"行腰椎固定术（具体不详）。2015 年 5 月行冰冻球囊射频消融术（具体不详）。2013 年 7 月因前列腺炎性疾病入住肾科，诊断为"后天性肾囊肿（左）""慢性浅表性胃炎""内痔""腔隙性脑梗死""脑萎缩"。2014 年 1 月 20 日因脂肪肝于我院住院治疗，服用瑞舒伐他汀钙调脂稳斑，现已停药。2013 年 4 月外院心脏彩超提示心肌肥厚，诊断为高血压心脏病。2014 年 2 月因"鼾症"于耳鼻喉科检查，诊断阻塞性睡眠呼吸暂停综合征（轻度）。2014 年 8 月曾因"胆管结石伴胆管炎，梗阻性黄疸，肝内胆管结石（多发）"住院治疗，出院后腹痛反复，外院行胆管结石手术切除术（具体不详），术后并发右下肢静脉血栓，经药物治疗后好转。2014 年 9 月因心悸于肾内科住院，住院期间查 CT 提示冠状动脉狭窄（左回旋支中段及右冠状动脉中段，轻度）、肺部感染（左肺上叶舌段、右肺中叶、双肺下叶少许慢性炎症）。2018 年 1 月于心内科住院治疗，1 月 19 日行冠状动脉造影示冠状动脉呈右优势型，RCA 近段狭窄约 70%，中远段欠光滑，LM 未见狭窄，LAD 近中段长狭窄，近段最窄约 70%，D1 开口及近段狭窄约 60%，LAD 远段未见狭窄，LCX 未见明显狭窄。2022 年 10 月在住院期间诊断为 2 型糖尿病，目前饮食控制血糖。否认甲状腺功能异常等其他内科疾病。否认结核等传染病史，否认外伤、输血。

过敏史：否认药物、食物及其他过敏史。

个人史：既往吸烟史 6 年，现已戒。嗜酒史 40 余年，每日饮酒量折合乙醇含量约 40g，已戒酒 8 年余。

流行病学史：2022 年 12 月至 2023 年 1 月上旬因感染新型冠状病毒及肺部感染在肾内科治疗。

查体：T 36.4℃，P 77 次/分，R 19 次/分，BP 148/85mmHg。神志清楚，精神疲倦，发育正常，营养良好，形体适中，言语流利，对答合理，入院方式步行，自动体位，查体合作。全身皮肤巩膜无黄染，未见皮疹及出血点，无肝掌、蜘蛛痣，浅表淋巴结无肿大。头颅无畸形，双瞳孔等大等圆，直径 3mm，对光反射灵敏，听力正常，外耳道及鼻腔通畅，无口唇发绀，咽无充血，口腔无溃疡，双扁桃体无肿大，无脓性分泌物。颈软，无抵抗，颈部活动可，颈静脉无怒张，气管居中，甲状腺无肿大，无压痛及无震颤。胸廓对称无畸形，局部未见隆起、凹陷及压痛。呼吸平顺，双肺叩诊呈清音，双肺呼吸音稍粗，双肺可闻及散在细湿啰音，无胸膜摩擦音。心前区无隆起，心界无扩大，心脏未触及震颤及摩擦感，心律齐，心率 77 次/分，各瓣膜听诊区未闻及病理性杂音。腹部平坦，腹软，无包块，全腹压痛无，全腹反跳痛无，肝脾肋下未及，肝肾区无压痛及叩痛，麦氏点压痛阴性，墨菲征阴性，肠鸣音正常。四肢无畸形。

神经系统检查示四肢肌力、肌张力正常，生理反射存在，病理反射未引出。舌淡暗，苔黄腻，脉滑。

专科查体：双输尿管行程无压痛，双侧肋脊点、肋腰点无压痛，双肾区叩击痛（－）。双下肢未见明显浮肿。

辅助检查：2022年2月17日尿液TCT未找到恶性肿瘤细胞。腹部彩超示脂肪肝声像。胆囊切除术后，肝内胆管积气并胆总管上段扩张。脾脏、胰腺未见明显异常。心脏彩超示左房扩大、升主动脉近段扩张、三尖瓣少量反流、左心室舒张功能减退。病理肾囊肿穿刺液未见恶性细胞。细胞块病理诊断（肾囊肿穿刺液）未见恶性细胞。前列腺磁共振平扫＋增强示前列腺增生多发增生结节，PI-RADS（V2.1）评分3分。2022年3月17日膀胱残余尿测定，膀胱未见明显残余尿。尿流率检测最大尿流率13.6ml/s，尿量405.5ml。前列腺穿刺病理（前列腺左侧叶结节）送检前列腺组织呈良性改变。前列腺左叶1～6送检结果示前列腺组织呈良性改变。免疫组化结果：CK（H）（基底细胞存在），P63（基底细胞存在）。前列腺右叶送检结果示前列腺组织呈良性改变。免疫组化结果：CK（H）（基底细胞存在），P63（基底细胞存在），AR（＋）。

中医诊断：淋证（脾肾气虚证＋湿热瘀阻证）。

西医诊断：①前列腺增生（并钙化灶）；②心律失常；③单纯性肾囊肿；④3级高血压（高危）；⑤冠状动脉粥样硬化性心脏病（双支病变）；⑥2型糖尿病；⑦慢性胃炎；⑧后循环缺血；⑨阻塞性睡眠呼吸暂停综合征（轻度）；⑩椎基底动脉供血不足；⑪腔隙性脑梗死；⑫高脂血症；⑬脂肪肝；⑭颈椎间盘突出；⑮腰椎退行性病变；⑯大手术个人史，不可归类在他处者（胆囊切除、阑尾切除、腰椎滑脱固定手术史）。

（二）诊治经过

在肾内科经过治疗后，2月6日下午患者突发意识丧失，疼痛刺激下无反应，血氧持续性下降，血气提示2型呼吸衰竭，立即予气管插管接呼吸机辅助通气，经补液、纠酸、镇静后症状改善，意识稍恢复，无对答，由肾内科转入ICU继续治疗。入ICU期间完善颅脑MRI平扫＋DWI＋磁共振血管成像：①右侧丘脑双侧基底节区、双侧放射冠及半卵圆中心、双侧额叶多发脑梗死灶，病灶较前略增多；DWI未见急性梗死。②侧脑室旁脑白质变性、脑萎缩。排除急性脑血管意外导致神志改变，遂行腰椎穿刺并完善脑脊液检查，脑脊液生化检查示葡萄糖6.26mmol/L，氯离子144.7mmol/L，脑脊液蛋白579mg/L；脑脊液常规检查示脑脊液潘氏试验弱阳性。脑脊液IgG寡克隆电泳分析示免疫球蛋白G322mg/L，血清免疫球蛋白G4、血清和脑脊液（CSF）均见寡克隆区带（OCB），且位置完全相同，脑脊液寡克隆电泳分析（OCB）阳性。脑脊液蛋白定量分析示脑脊液免疫球蛋白G 322mg/L，血清免疫球蛋白G 11.54g/L。脑脊液常规检查：脑脊液颜色淡黄色，脑脊液潘氏蛋白试验2＋，脑脊液红细胞计数$3×10^6$/L。新型冠状病毒抗体2项检查示新型冠状病毒IgG抗体70.40。肌电图示四肢多发不对称混合性周围神经病变。经神经科会诊后，考虑吉兰-巴雷综合征，病因不排除新型冠状病毒感染导致的神经免疫反应。治疗上予静脉注射人免疫球蛋白（25g/d）治疗，联合鼠神经生长因子、甲钴胺、维生素B_1营养神经。

治疗期间肺泡灌洗液细菌培养试验示铜绿假单胞菌、肺炎克雷伯杆菌（泛耐药）感染，先后予头孢哌酮舒巴坦、万古霉素、头孢他啶阿维巴坦、利奈唑胺抗感染治疗。经上述治疗后，患者肌力较前恢复，但尝试拔除气管插管失败，遂经家属同意后于2023年2月28日行暂时性气管切开术。其后行呼吸及四肢肌力锻炼，逐渐停用呼吸机。4月1日停用呼吸机使用，改中流量给氧。

（三）临床结局

患者肌力及呼吸情况较前明显改善，并于4月12日转至肾内科。经过康复训练后，患者肌力进一步改善，于4月28日出院。

【诊治评析与心得体会】

吉兰-巴雷综合征（Guillain-Barré syndrome，GBS）是一种罕见但严重的自身免疫性神经系统疾病，通常与感染有关。结合患者的病史特点，GBS考虑与新型冠状病毒感染相关。GBS合并重症肺炎是一种危重病症，需要采用综合性治疗方法来对其进行脱机治疗。

1）早期干预和积极治疗原发病灶：早期发现和诊断GBS合并重症肺炎的病情非常重要。对于同时合并GBS和重症肺炎的患者，早期干预、积极治疗原发病可以提高治疗成功的概率。例如，及时给予免疫球蛋白和抗生素治疗，保持呼吸道通畅，纠正液体和电解质失衡等。

2）对于GBS的治疗，免疫球蛋白治疗是非常常见的方法：这种治疗方式可以通过抑制自身免疫系统来改善肌肉和神经系统的功能，提高患者康复的机会。

3）在重症肺炎发作的时候，可能需要使用机械通气来辅助患者呼吸。机械通气可以减轻呼吸道压力，缓解呼吸困难的情况。

4）康复治疗：康复治疗在GBS的康复中极其重要。康复治疗可以包括物理治疗、职业治疗和言语疗法等。对于GBS合并重症肺炎的患者，按照康复师的指导进行练习非常关键，可以帮助恢复肌力和神经功能，重建日常生活能力。

5）多学科团队合作：GBS合并重症肺炎是一种非常严重、复杂的疾病，涉及多个系统和器官的损害，需要通过综合治疗方法进行处理。成功的救治通常涉及一个多学科的团队，包括神经科医生、重症医学专家、呼吸科医生、康复治疗师等。这样的团队合作可以确保全面且协调的治疗措施。

6）个体化治疗计划：每个患者的情况都是独特的，因此治疗计划也需要进行个体化的制定。根据患者的具体病情、年龄、并发症等因素，制定适合的治疗方案，并根据病情的变化进行调整。

尽管每个患者的治疗过程和康复进程是独特的，但及早确诊、综合治疗、维持支持和积极康复是成功治疗GBS的关键。

【学术争鸣与分享】

GBS合并重症肺炎的脱机治疗一直是医疗界讨论的热点话题之一，涉及许多学术争鸣和分享。以下是一些相关的争议点和学术分享。

1）免疫球蛋白剂量：对于GBS的治疗，免疫球蛋白治疗是非常常见的方法。然而，对于GBS合并重症肺炎的患者，免疫球蛋白的剂量应该如何确定现在仍无定论。一些研究认为，增加免疫球蛋白的剂量可能改善预后，而其他研究则认为，高剂量免疫球蛋白治疗可能增加不良反应的风险。

2）呼吸机支持治疗：在 GBS 合并重症肺炎的患者中，呼吸机支持治疗是非常常见的。然而，对于呼吸机的模式和参数设置现在仍然存在争议，包括是否应该采用控制通气，或是采用较高的呼吸分钟体积和呼气末正压。

3）呼吸康复治疗：GBS 合并重症肺炎的患者在出院后需要进行呼吸康复治疗。然而，对于何时开始康复治疗、如何制定康复治疗计划、康复治疗的时间长度和模式等问题，现在没有明确的共识。

总之，GBS 合并重症肺炎的脱机治疗面临许多争议和挑战，需要多学科的团队合作和不断探索新的技术和方法。尽管存在争议，我们仍需继续进行科学探究并广泛分享治疗经验，以改善 GBS 合并重症肺炎患者的治疗效果和康复质量。

【中医药特色与优势】

GBS 合并重症肺炎的治疗通常依赖于现代医学的综合治疗措施。在 GBS 合并重症肺炎的康复阶段，中医药可以结合现代医学的康复治疗，为患者的恢复提供一定的辅助作用。中医药的特色在于注重整体调理和个体化治疗，它可以从多个方面促进康复和功能的恢复。

中医药调理气血：中医药强调平衡和调理人体的气血运行，有助于改善患者的能量水平和微循环功能。中医药中的一些药物、针灸和推拿等手段可以促进气血的流通，从而改善患者的疲乏、无力等症状，提高身体的康复能力。

针灸和推拿疗法：针灸和推拿是中医药中常用的疗法，可以通过刺激穴位、调节气血运行，来促进患者的康复和恢复功能。针灸和推拿可改善肌肉力量、肢体活动度，缓解肌肉僵硬和疼痛等症状，促进神经的再生和修复。

参 考 文 献

关迪，王舒. 针刺治疗吉兰-巴雷综合征 1 例. 亚太传统医药，2017，13（7）：72-73.

姬梦丽，苏志伟，赵亚伟，等. 苏志伟教授治疗吉兰-巴雷综合征经验. 现代中西医结合杂志，2020，29（34）：3844-3847＋3859.

Bellanti R, Rinaldi S. Guillain-Barre syndrome: A comprehensive review. Eur J Neurol, 2024, e16365.

Kalita J, Mahajan R, Kumar M. Effect of intravenous immunoglobulin and plasmapheresis on nerve conduction parameters compared to the natural course of Guillain-Barre syndrome. J Clin Neurosci, 2024, 125: 76-82.

Rodriguez-Mendez A A, Briseno-Ramirez J, Rivas-Ruvalcaba F J, et al. Clinical predictors for mechanical ventilation assistance in Guillain-Barre syndrome. Front Neurol, 2024, 15: 1385945.

Roodbol J, Korinthenberg R, Venema E, et al. Predicting respiratory failure and outcome in pediatric Guillain-Barre syndrome. Eur J Paediatr Neurol, 2023, 44: 18-24.

Shrimpton M, Shaw C. Concurrent transverse myelitis and acute inflammatory demyelinating polyneuropathy. BMJ Case Rep, 2024, 17（5）.

Song Y, Liu S, Qiu W, et al. Prediction of mechanical ventilation in Guillain-Barre syndrome at admission: Construction of a nomogram and comparison with the EGRIS model. Heliyon, 2024, 10（9）: e30524.

Valaparla V L, Rane S P, Patel C, et al. Guillain-Barre syndrome and link with COVID-19 infection and vaccination: a review of literature. Front Neurol, 2024, 15: 1396642.

（禹　移）

病例 17　神经脊髓炎谱系疾病合并吸入性肺炎

【典型病例】

（一）病史资料

丘某某，男，47 岁，2021 年 6 月 25 日入院。

主诉：反复呛咳、呕吐 1 月余。

现病史：患者于 1 月前反复出现呛咳，恶心呕吐胃内容物，并逐渐出现视物模糊、重影，言语含糊，起床上厕所时自觉头晕，双下肢乏力感，步态不稳，无肢体抽搐等不适。遂至当地医院就诊，完善头颅＋颈段脊髓 MRI 平扫增强：①延髓背侧异常信号灶，拟急性脑梗死可能，未排除其他；②双侧额顶叶少许小缺血灶；③颈椎退行性改变；④颈椎间盘变性、颈 3/4～颈 6/7 椎间盘突出；⑤考虑颈 5～颈 7 椎体脊髓水肿。头颅与颈部计算机体层成像血管造影（CTA）示：①脑动脉轻度硬化，右侧大脑中动脉 M1 段轻微狭窄；②右侧大脑后动脉未见显影；③右侧大脑前动脉 A1 段纤细，拟先天发育改变；④双侧颈内动脉虹吸段轻度狭窄；⑤双侧椎动脉-基底动脉未见明显斑块及狭窄；⑥颈椎骨质增生，局部椎动脉受压；⑦延髓斑块稍低密度影。考虑患者存在脑梗死？视神经脊髓炎？给予抗聚、降脂、改善循环、护胃、止咳、止晕等治疗，症状未见明显改善，现为进一步治疗，以"急性脑梗死"收入 ICU。

入院症见患者神清，精神疲倦，言语含糊，呛咳，食物无法下咽，视物模糊、重影，起床、上厕所时自觉头晕，双下肢乏力感，步态不稳，左侧面部及肢体麻木，眠可，二便调，舌暗红，苔薄白，脉弦滑数。

既往史：既往当地医院诊断为慢性胃炎、贲门炎、十二指肠球炎。否认高血压、糖尿病、冠心病、肾病等病史，否认肝炎、结核传染病史，否认重大外伤史、输血史、手术史。吸烟史 20 余年，每日 1 包，现已戒。

过敏史：否认药物、食物及其他过敏史。

查体：T 36.5℃，P 112 次/分，R 21 次/分，BP 107/73mmHg，神志清楚，精神疲倦，发育正常，查体合作。胸廓正常，双肺呼吸音清，未闻干湿啰音。心界不大，心率 112 次/分，律齐，各瓣膜听诊区未闻及病理性杂音。腹部平软，无压痛及反跳痛，肝脾未及，肝肾区无叩击痛，肠鸣音正常存在。脊柱四肢无畸形。美国国立卫生研究院卒中量表（NIHSS）7 分，神清，精神疲倦，检查合作，记忆力、计算力、定向力、理解力、判断力正常。双侧眼裂等大，眼睑无下垂，左眼外展受限，眼球其余各向活动正常，双侧瞳孔等圆等大，对光反射灵敏，双眼可见水平眼震。鼻唇沟对称，言语含糊，饮水呛咳，双侧软腭提升可，右侧腭咽弓低垂，咽反射减弱。伸舌稍左偏，舌肌有震颤，左侧舌肌萎缩。四肢肌力、肌张力正常，左侧面部、左侧手掌痛触觉减退，双侧指鼻试验、跟膝胫试验完成欠佳，无不自主活动。腹壁反射存在，双侧肱二头肌、肱三头肌、桡骨骨膜反射、膝反射、跟腱反射（＋＋），巴宾斯基征（－），髌阵挛、踝阵挛（－）；病理征未引出。脑膜刺激征（－）。舌暗红，苔薄白，脉弦滑数。

中医诊断：中风-中经络（风痰瘀痹脉络证）。

西医诊断：①脑梗死（怀疑延髓梗死）；②考虑视神经脊髓炎；③肺部感染；④颈椎退行性病变；⑤颈椎间盘突出；⑥慢性胃炎；⑦贲门炎；⑧十二指肠球炎。

（二）诊治经过

患者中年男性，既往长期吸烟史，急性起病，以呕吐为首发症状，后出现吞咽困难、构音含糊、头晕、步态不稳、精细动作笨拙。神经系统提示前庭神经下核（眼震、左眼外展受限）、迷走神经背核（心动过速）、小脑下脚（共济失调）、疑核（喉部、咽部肌肉瘫痪）、三叉神经脊束核（左侧面部痛温觉减退）、植物神经系统损害体征。既往外院头颅 MRI 不排除延髓梗死可能。外院查脑脊液及血清寡克隆带阳性，提示血脑屏障破坏，查自免脑抗体、副肿瘤综合征抗体、中枢神经系统脱髓鞘疾病抗体阴性。结合病史症状及外院辅助检查，不排除感染、炎症相关性疾病，治疗上继续抗聚、降脂稳斑、营养神经治疗。

2021 年 7 月 1 日颅脑 MRI 平扫＋增强扫描＋DWI＋磁共振血管成像示：①延髓背侧及邻近 C1 水平颈髓背侧长条片状异常信号，DWI 呈稍高信号，增强轻度斑片状强化，考虑亚急性脑梗死与脱髓鞘病变相鉴别；②双侧额顶叶皮层下白质多发脑缺血灶，DWI 未见急性梗死；③脑白质疏松［法泽考什（Fazekas）分级 I 级］，轻度脑萎缩；④三维 TOF-MRA 示脑动脉未见明确异常。自身免疫性周围神经病抗体检测示抗 GD1a 抗体 IgG 阳性，其余抗体结果为阴性。重症肌无力抗体检查呈阴性，予丙种球蛋白冲击治疗封闭自身抗体。2021 年 7 月 2 日起予甲泼尼龙 1g（每日一次）冲击治疗调节免疫，继续使用维生素 B_1 片、甲钴胺、鼠神经生长因子营养神经，停用抗聚药物及降脂稳斑药物。

2021 年 7 月 3 日患者出现呼吸急促、痰多、舌根后坠，血氧饱和度下降，监测提示 HR 130 次/分，R 28 次/分，$SpO_2$93%，予反复吸痰畅通气道，置入口咽通气管及改中流量面罩给氧，经以上处理患者外周血氧改善不明显，仍波动于 92%～95%，患者烦躁不安，全身大汗，不耐受口咽通气管，予床边气管插管，插管后患者气道可吸出大量黄白黏稠痰液，吸痰后患者血氧饱和度上升至 98%～99%，予转入 ICU 进一步监护治疗。转入后继续予丙种球蛋白＋甲泼尼龙冲击治疗，定期行纤维支气管镜廓清气道，抗感染、营养神经等治疗。

2021 年 7 月 9 日经治疗后患者无发热，炎症指标不高，胸片提示肺部炎症较前吸收，经带管停机锻炼后，患者血气氧合指数可，具有拔管指征。但考虑视神经脊髓炎，导致球麻痹、脑神经功能损害，影响吞咽功能。患者气道保护功能差，误吸及重插管风险高，院内大会诊后，决定予拔除气管插管。

2021 年 7 月 14 日患者再次出现气促、痰多，血氧饱和度下降，再次行紧急气管插管，接呼吸机辅助通气后患者血氧饱和度逐渐恢复。考虑患者存在视神经脊髓炎谱系疾病，目前反复出现吸入性肺炎，有气管切开指征，与家属沟通病情后送手术室行全身麻醉下气管切开术。

（三）临床结局

经治疗，患者呼吸情况逐渐稳定，转至神经科继续康复治疗。至 2021 年 8 月 19 日出院，患者神清，反应灵敏，口型示意，能独立坐稳，站立及步行需要搀扶。

【诊治评析与心得体会】

视神经脊髓炎谱系疾病（neuromyelitis optica spectrum disorders，NMOSD）是一种主要累及青壮年人群，高复发、高致残性中枢神经系统炎性脱髓鞘病，其发病机制主要与水通道蛋白 4（aquaporin-4，AQP4）抗体相关，需要早期诊断及长期预防复发治疗。NMOSD 好发于青壮年，女性居多，临床上多以严重的视神经炎（optic neuritis，ON）和纵向延伸的长节段横贯性脊髓炎（longitudinally extensive transverse myelitis，LETM）为主要临床特征，复发率及致残率高。

2021年中国NMOSD指南指出，NMOSD有6组核心临床症候：严重的ON、急性脊髓炎、极后区综合征、急性脑干综合征、急性间脑综合征和大脑综合征（表5-1）。本例患者即表现出视物模糊、呼吸肌麻痹、恶心、呕吐、共济失调等表现。

NMOSD的诊断原则为，以"病史＋核心临床症候＋影像特征＋生物标志物"为基本依据，以AQP4-IgG作为分层，并参考其他亚临床及免疫学证据做出诊断，此外还需排除其他疾病可能，详细见《中国视神经脊髓炎谱系疾病诊断与治疗指南（2021版）》。治疗上，NMOSD的治疗分为急性期治疗、序贯治疗（预防复发治疗）、对症治疗和康复治疗。本例患者，在ICU住院阶段，考虑视神经脊髓炎，累及呼吸肌，予丙球冲击及甲泼尼龙抗炎治疗。

表5-1　NMOSD的核心临床症候

疾病	临床表现
视神经炎	急性起病，迅速达峰。多为双眼同时或相继发病，伴有眼痛，视功能受损，程度多严重：视野缺损，视力明显下降，严重者仅留光感甚至失明
急性脊髓炎	急性起病，多出现明显感觉、运动及尿便障碍。多有根性疼痛，颈髓后索受累可出现莱尔米特征。严重者可表现为截瘫或四肢瘫，甚至呼吸肌麻痹。恢复期易残留较长时期痛性或非痛性痉挛、瘙痒、尿便障碍等
极后区综合征	不能用其他原因解释的顽固性呃逆、恶心、呕吐，亦可无临床症候
急性脑干综合征	头晕、复视、面部感觉障碍、共济失调，亦可无临床症候
急性间脑综合征	嗜睡、发作性睡病、体温调节异常、低钠血症等，亦可无临床症候
大脑综合征	意识水平下降、高级皮层功能减退、头痛等，亦可无临床症候

【学术争鸣与分享】

对于神经重症患者而言，一旦出现呼吸中枢功能受损、气道阻塞或呼吸功能不全等情况，应立即进行人工气道插管。由于脑组织对缺氧非常敏感，缺氧的发生将严重威胁患者的生命。因此，在这种情况下，建立人工气道可以有效地保证患者通气和供氧需求。普遍认同的指征包括存在气道堵塞、通气和血液供应障碍、预期神经功能恶化以及预期心脏功能恶化等情况。为确保患者正常呼吸，必须及时采取措施。在这种状态下，患者无法自主维持正常呼吸，并面临着严重缺氧风险。

重症患者的气道通畅能力明显减弱，当意识受损时，舌根后坠易导致气道阻塞，并且自主咳嗽排痰能力也明显下降。一旦出现气道梗阻表现，应考虑建立人工气道。在可能存在误吸的情况下，应尽早进行人工气道插管。当预计意识状态会进一步恶化时，宜及早建立人工气道。当意识状态逐渐加重时，有可能随时出现呼吸停止或气道堵塞，在此情况下应迅速建立人工气道以避免因缺氧对中枢神经系统造成进一步伤害。当患者已经进入或预计即将发生休克状态时，应考虑进行气道插管。因此，在医护人员监护下及时建立人工气道是至关重要的措施之一。

神经脊髓炎谱系疾病患者，如果出现呼吸肌麻痹，则会影响通气，导致二氧化碳潴留，且咳痰能力下降，容易导致气道堵塞，因此需要建立人工气道，接呼吸机辅助通气，以提供足够的氧气及呼出二氧化碳。首先推荐经口或经鼻气管插管。气管插管前，需要评估是否为困难气道，如小下颌、张口受限、颌舌间距过小等。如果预计短期内不能解决病因（可能＞2 周），需要依赖人工气道进行辅助通气，建议尽早行气管切开。手术气管切开和快速经皮扩张气管切开可一样满足呼吸支持，可根据患者及主治医师的具体情况选择。

在准备气管切开时，需要对颈部进行评估，必要时完善颈部 CT，以确认颈部解剖结构。另外，需要了解有无颈部手术史，是否存在颈部肿瘤或甲状腺肿大等，并做好相应的预案，避免反复穿刺等刺激导致缺氧，造成中枢神经系统进一步损伤。经皮气管切开时，需要注意避免穿刺过深，避免形成气管食管瘘等严重并发症，可通过纤维支气管镜光源直视下行气管穿刺，降低穿刺至食管的概率。另外，不管是经皮或手术气管切开，均需要对患者进行适当的镇痛、镇静或肌松剂治疗，特别是浅昏迷或烦躁的患者，以避免气胸等意外发生。

气管切开可以延长需要机械通气支持的神经脊髓炎谱系疾病患者的生存期。目前未见相关神经脊髓炎谱系疾病患者气道管理的相关报道。但可参考同样是神经内科疾病的肌萎缩侧索硬化症的气道管理。有研究表明，机械通气延长了其中位生存期，而且经气管切开接呼吸机辅助通气优于无创呼吸机辅助通气，其中经气管切开接呼吸机辅助通气的中位生存期是 75 个月，无创呼吸机辅助通气的中位生存期为 43 个月，而疾病自然进程的中位生存期为 32 个月。其中，相较于老年患者，进行气管切开接呼吸机辅助通气的年轻患者（≤65 岁）延长寿命的效果更加显著。而临床中决定进行气管切开与否，与以下因素相关：①患者年龄是否大于 65 岁；②需要无创呼吸机辅助通气的时间；③是否有家属照顾；④疾病进展速度；⑤是否保留有运动功能。

【中医药特色与优势】

古代中医无视神经脊髓炎病名，当视神经脊髓炎累及肌肉，出现四肢无力，呼吸乏力等表现，现代多将其归入"痿证"，视神经脊髓炎以视力异常为主的患者可被归于"视瞻昏渺"的范畴。中医认为视神经脊髓炎发病涉及六淫、七情、劳倦等因素，病机系五脏气偏，功能失调，而核心病机是肾中精气亏虚，或兼痰夹瘀，治疗宜调整脏腑功能，特别是补益肾中精气之不足，以固其根本。因此，对于二者的治疗应该贯彻中医"寓防于治"的思想，采取中西医结合治疗，以补益肝肾，化痰活血为主要治法。而视神经脊髓炎累及呼吸肌的患者，多以辨证为脾肾阳虚证、气虚血瘀证或痰湿热证。

1）脾肾阳虚证：本证患者平素多有神疲乏力，动则气促，胸闷，畏寒肢冷，肢体关节僵硬、冷痛，面色㿠白，排便无力，便秘或腹泻，小便失禁，遗尿阳痿，性欲减退，舌胖大，苔白，脉沉等的表现。汪昂曾云"男女媾精，皆秉此命火以结胎，人之穷通寿夭，皆根于此……无此真阳之火，则神机灭息，生气消亡矣。唯附子、肉桂，能入肾命之间而补之"。清代田云槎《伏阴论》阐述了"春夏感受寒湿阴邪，不即为病，伏于肺、脾、肾三经孙络，乘人阴气内盛时，随从阴化而发"。因此，治疗以温补脾肾为法，方药以麻黄附子细辛汤、四逆汤加减。其中方中麻黄用量可逐渐增加，以不出现心悸、汗多、心律失常等不良反应为度，可从 12g 开始使用，每次增加 3g，最后达到耐受剂量；如见腹泻、下利清谷，可加四神丸，如有肢体浮肿，舌胖大，可加真武汤等；如阳虚动风，出现肢体䐴动，可加僵蚕、全蝎、天麻、钩藤、蜈蚣、蝉衣等祛风药。麻黄附子细辛汤出自《伤寒论》，由张仲景所创，原用于治疗外感风寒所致的阳虚状态，特别是下肢冰冷、乏力等症。四逆汤源于《金匮要略》，同样由张仲景所著，主要用于治疗阳气虚弱所导致的四肢冷、腹痛等症状，与脾肾阳虚相关。麻黄发汗解表，温阳散寒，适用于外感风寒；附子温肾阳，补虚寒，增强体内阳气；细辛温通经络，解表散寒，配合麻黄增强发汗效果；干姜温中散寒，增强阳气，有利于温暖脏腑；甘草调和诸药，补脾和中。麻黄附子细辛汤与四逆汤的合方在治疗脾肾阳虚时，能够发挥药物间的协同作用，增强温阳散寒的效果。僵蚕是一种具有祛风、通络作用的中药。它可以通过活化局部血液循环、减少神经组织的炎症反应，帮助改善视神经和脊髓的血液供应，从而缓解疼痛与不适，促进受损神经的修复。全蝎具有良好的散风通络、镇痛作用，常用于治疗风湿痹痛。对视神经脊髓炎患者来说，其可以减少神经的炎症和水肿，缓解视力模糊及肢体麻木等症状。天麻常用于平肝息风、止痉。具有调节神经系统的功能，能够改善微循环，促进血液灌注，减轻神经细胞的损伤。对于视神经脊髓炎引起的眩晕、头痛等症状有一定缓解作用。钩藤具有平肝息风、清热镇静的作用，可以帮助减轻神经兴奋状态，降低神经系统的炎症反应，进而缓解由视神经脊髓炎引起的神经症状。蜈蚣为一味重要的祛风湿药，具有宣通经络、活血化瘀的功能。其对神经系统有调节作用，能够改善神经的传导功能，缓解疼痛和麻木感。蝉衣具有清热解毒、利咽的作用，对于炎症性疾病可能为患者提供一定的缓解。通过调节免疫功能，蝉衣有助于消除体内的毒邪，降低神经炎症状态。针灸也可应用于脾肾阳虚患者。广州中医药大学教授、广东省名中医李丽霞，从事针灸临床工作 30 余年，在治疗神经系统难治病、疑难病方面颇具心得。李教授在治疗中枢神经系统脱髓鞘疾病方面重视针灸为主，多以"醒脑调枢启阖"针刺法联合岭南火针进行治疗，临床中取得满意效果。"醒脑"即以督脉及头部腧穴为主取穴，以达治神醒脑之效，其中"百会""印堂"穴为主穴。"调枢"是以少阳经为主取穴，以达利枢机的作用，其中"外关""风市""阳陵泉""光明"为调枢主穴。"启阖"是以阳明经为主取穴，其中"合谷""手三里""足三里"为启阖主穴，可以益阳明，养气血。

2）气虚血瘀证：患者神疲乏力，动则气促，胸闷，劳累后症状加重，肢体关节刺痛，肢体困重，面色少华，汗多，汗液清稀，舌淡暗，苔白腻，脉细涩。方药：补阳还五汤加减，如见肢体严重乏力，可重用黄芪益气，用量 30g 起，每日剂量可增加 15g，可用至 120g，甚至更大，也可合并使用补中益气汤；如血瘀较重，肢体疼痛明显，疼痛部位固定，舌体见瘀点瘀斑，肌肤甲错，则需加强活血化瘀药物的运用，如加用桂枝茯苓丸。补阳还五汤方出自清朝王清任《医林改错·下卷·瘫痿论》，此方为治疗气虚血瘀证的名方，原文如下："补阳还五汤，此方治半身不遂，口眼歪斜，语言謇涩，口角流涎，大便干燥，小便频数，遗尿不禁。"本方重用生黄芪，补益元气，意在气旺则血行，瘀去络通，为君药。当归尾活血通络而不伤血，用为臣药。赤芍、川芎、桃仁、红花协同当归尾以活血祛瘀；地龙通经活络，力专善走，周行全身，以行药力，亦为佐药。黄芪在治疗视神经脊髓炎的过程中，通过益气固表、调节免疫、促进微循环和抗炎等多重机制。

3）痰湿热证：此证出现概率较小，此证患者常常表现为平素身体壮实，突发出现神经缺损症状，表现为体质较为壮实，四肢肌肉酸重痛，视力减退，肢体困重，头蒙如裹，头晕目眩，呕吐，排尿无力，苔白腻或黄腻，脉滑或滑数。方药以涤痰汤加减。如见下肢沉重或溃烂，小便黄，可用四妙散加减；如舌苔黄腻，且厚而干燥，大便秘结，躯干、肢体麻木，可予升降散加减。涤痰汤出自《奇效良方》卷一，具有豁痰清热，利气补虚之功效。主治中风，痰迷心窍，舌强不能言。

当患者出现呼吸肌麻痹时，往往很大概率出现气虚甚至阳虚的表现，因此益气温阳在视神经脊髓炎累及呼吸肌中的应用非常广泛。但在大剂量应用益气温阳药物时，需要注意疏通经络，以达到阳气输布四末的效果，可配合四逆散加减。

参 考 文 献

黄德晖，吴卫平，胡学强. 中国视神经脊髓炎谱系疾病诊断与治疗指南（2021版）. 中国神经免疫学和神经病学杂志，2021，28（6）：423-436.

谢丽琴，李丽霞，陈楚云，等. 李丽霞教授"醒脑调枢启阖"法针灸治疗中枢神经系统脱髓鞘疾病经验. 河北中医，2023，45（8）：1237-1239＋1244.

中华医学会神经外科学分会，中国神经外科重症管理协作组. 中国神经外科重症患者气道管理专家共识（2016）. 中华医学杂志，2016，96（21）：1639-1642.

（许　健）

第六章　脓毒症与多器官功能障碍综合征

病例 18　重症肺炎、脓毒症合并急性呼吸窘迫综合征

【典型病例】

（一）病史资料

项某，男，61 岁，2019 年 4 月 17 日入院。

主诉：发热 5 天伴少尿、血尿 1 天。

现病史：患者于 5 天开始出现发热，体温最高达 39.2℃，伴鼻塞流涕，咽痛、恶寒、四肢酸痛，未及时于医院就诊，家属自行前往药店购买阿司匹林、穿心莲口服液、重感灵、抗病毒药物及中药（具体不详），服用药物后可暂时汗出热退，体温可达 37.5℃，但仍反复发热，体温波动在 37.5~39.2℃。昨日患者出现尿量减少（具体不详），患者及其家属未予重视，未及时就诊。今晨患者仍有发热，体温达 39℃，伴气促及肉眼血尿，为求系统诊治，遂于急诊就诊，急诊拟"发热查因（怀疑泌尿道感染）"收入肾内科。

入院症见患者神清，精神疲倦，发热恶寒，伴气促及肉眼血尿，无头晕头痛，无咳嗽咳痰，无恶心呕吐，无腹痛腹胀，无腰酸腰痛，纳一般，眠尚可，大便调。

既往史：高血压病史 15 年，既往曾同时服用苯磺酸氨氯地平片、酒石酸美托洛尔片控制血压（具体不详），现规律服用酒石酸美托洛尔片，血压最高可达 130/90mmHg。个人史及过敏史无特殊。已婚育，育有 1 女，家人体健。

入院时查体：T 38.0℃，P 121 次/分，R 19 次/分，BP 133/97mmHg。步行入院，神清，精神疲倦，发育正常，营养中等，双下肺呼吸音减弱。心率 121 次/分，律齐，各瓣膜听诊区未闻及各期病理性杂音。腹部膨隆。舌暗红，苔黄微腻，脉沉细。

入院后完善相关检查。尿常规：白细胞 44.5 个/μL，红细胞 13.4 个/μL，尿蛋白质 3＋；血常规：WBC $6.32×10^9$/L，NEUT% 88.8%，LYM% 7.0%，LYM $0.44×10^9$/L，RBC $3.87×10^{12}$/L，Hb 125g/L，PLT $115×10^9$/L；甲状旁腺激素 96.3pg/ml；凝血功能检查：D-二聚体 5.08mg/L，FDP 14.60mg/L；肝功能检查：ALT 63U/L，GOT 175U/L；肾功能检查：Cr 123μmol/L；心肌酶：CK 709U/L，CKMB 24.8U/L，LDH 1404U/L；CRP 47.40mg/L；降钙素原 1.27ng/ml；肌钙、BNP 未见明显异常。结合病史、临床症状及辅助检查结果，感染部位考虑为肺部感染，而非最初的尿路感染；治疗上，西医方面，予莫西沙星控制感染，酒石酸美托洛尔片控制血压，雾化吸入用复方异丙托溴铵溶液、吸入用布地奈德混悬液解痉平喘，盐酸氨溴索注射液促进排痰，布洛芬混悬液降温，多烯磷脂酰胆碱胶囊改善肝功能，氯化钾缓释片补钾；中医方面，以补益脾肾，清热祛湿化瘀为法，予尿感宁颗粒清热利尿通淋，尿毒清颗粒通腑降浊、健脾利湿、活血化瘀。

2019 年 4 月 18 日早晨 7 时 20 分患者突发心悸、胸闷，气促明显，稍烦躁，伴大汗出，尿少。查体：R 44 次/分，血氧饱和度 80%，双肺呼吸音粗，呼吸频率快，双肺可闻及明显干湿啰音，心率 125 次/分。立即予无创呼吸机辅助通气（90%吸氧状态下），血氧饱和度波动范围为 92%～97%，心率波动于 120～128 次/分，床边心电图示窦性心动过速，急查血常规：WBC $2.82×10^9$/L，NEUT% 67.4%；血气分析：PaO_2 50.5mmHg，PCO_2TC 22.4mmHg，Lac 6.50mmol/L；hsCRP 180.30mg/L；BNP 105.0pg/ml，生化：Cr 319μmol/L，TCO_2 13.8mmol/L，阴离子间隙 28.8mmol/L；降钙素原＞100.00ng/ml。考虑肺部感染加重，进展至急性呼吸窘迫综合征（acute respiratory distress syndrome，ARDS）、重症肺炎，予气管插管接有创呼吸机辅助通气，经上述抢救处理后转 ICU 进一步监护治疗。

中医诊断：①发热（肾阳不足，气化无权）；②脏衰（肾阳不足，气化无权）。

西医诊断：①肺部感染（重症）；②脓毒症；③感染性多器官功能障碍综合征（呼吸、循环、肝、肾、胃肠、凝血）；④急性呼吸窘迫综合征（重度）；⑤感染性休克；⑥急性和亚急性肝衰竭；⑦急性肾衰竭；⑧消化道出血；⑨去纤维蛋白综合征；⑩1 级高血压（低危）。

（二）诊治经过

心脏彩超示二尖瓣少量反流，三尖瓣少量反流，左心室舒张功能减退，EF 56%，短轴缩短率（FS）30%，E/A＜1。治疗上予镇痛镇静及肌松治疗，维持气管插管接呼吸机辅助通气，根据血气情况适当调整呼吸机参数，予俯卧位通气，去甲肾上腺素维持血压，静脉滴注白蛋白补充胶体渗透压及补液支持治疗；感染方面，患者已出现 MODS，病情进展迅速、病势凶险，抗感染方面应重拳出击予选用亚胺培南西司他丁钠、万古霉素抗感染，奥司他韦抗病毒，氨溴索化痰，乌司他丁减轻炎性反应，谷胱甘肽护肝，泮托拉唑制酸护胃、预防应激性溃疡，行 CRRT 治疗及时纠正水、电解质及酸碱平衡。中医方面，予参附注射液益气回阳。

2019 年 4 月 20 日 11 时 5 分，患者床边心电监测提示房颤律，心室率波动于 195～210 次/分，BP 106/65mmHg，$SpO_2$86%，查血气提示 PaO_2 61.6mmHg，PCO_2TC 45.4mmHg，Lac 9.70mmol/L，予去乙酰毛花苷丙注射液静脉推注，并停用肾上腺素及咪达唑仑，维持俯卧位通气，加强痰液引流，心电监护仍提示快速型房颤，予胺碘酮负荷后持续泵入、心脏电复律术；抢救至 13 时 15 分患者仍为房颤律，心室率波动于 170～183 次/分，BP 95/60mmHg，SpO_2 95%，复查血气 PaO_2 83.2mmHg。考虑患者乳酸升高与缺氧相关，与家属交代病情后，请心外科协助行 VV-ECMO 治疗，过程顺利，行 ECMO 后患者心率可下降至 140 次/分左右，SpO_2升至 100%。复查血气：PaO_2 136.0mmHg，PCO_2 24.9mmHg，Lac 14.5mmol/L。患者凝血功能异常，血红蛋白、血小板进行性下降，予申请血浆、红细胞及血小板改善凝血及纠正贫血。患者降钙素原持续大于 100ng/ml，考虑患者行持续 CRRT 治疗对亚胺培南西司他丁钠血药浓度存在影响，予以调整亚胺培南西司他丁钠为每 6 小时 2g；胆红素高，停异甘草酸镁注射液，换用丁二磺酸腺苷蛋氨酸加强退黄治疗，行血浆胆红素吸附治疗。

中医方面，予参附注射液益气回阳（4 月 18 日至 4 月 23 日），丹参川芎嗪注射液化瘀通络（4 月 19 日至 4 月 23 日），参芪扶正益气扶正（4 月 23 日至 5 月 4 日），参麦注射液益气固脱养阴，血必净化瘀解毒，配合中医特色疗法电针、穴位贴敷、中药封包治疗、推拿治疗、中频调节脏腑，中药汤剂辨证给予。

2019 年 5 月 1 日患者有饥饿感，予开放肠内营养。2019 年 5 月 2 日，请中医经典科主任查房，考虑患者外邪入侵，病由气及血，耗气动血，最终导致气血衰败，脏腑功能衰竭，加之患者年过六旬，脏腑之气渐衰，故发为脾肾气虚；气虚则水液、血液运行不畅，留滞体内，化为湿邪、瘀血，湿瘀互结，久而化热，故发为本病。湿邪郁遏脾阳，脾运受损，故见食滞内停；气血两亏，脾虚运化无权，肠道传送无力，血亏津少，不能濡润肠道，故见大便不通；湿热侵袭，膀胱湿热阻滞，气化不利，故见小便不通；患者舌象未及，脉弦滑，重按无力，腹部膨隆，肌张力增高，考虑脾肾大亏，阳明不降，寒热错杂，湿邪弥漫。故治以"益气健脾，化瘀利湿"为法。结合患者病史症状，以"益气健脾，化瘀利湿"为法，拟方：炮姜10g、白术45g、太子参20g、生晒参10g、乌梅45g、生半夏45g、黄芩30g、黄连10g、春砂仁10g（后下）、白蔻仁20g、苦杏仁20g、姜厚朴20g、陈皮5g、炒麦芽60g、大枣5g、茵陈30g、桂枝5g、葛根60g、酒大黄30g（后下），分6次，胃管内注入。

抗感染方面，肺泡灌洗液细菌培养＋药敏提示肺炎链球菌，对阿莫西林、左氧氟沙星、氯霉素、万古霉素敏感；静脉血培养结果示肺炎链球菌感染，对阿莫西林、左氧氟沙星、万古霉素敏感。先后予亚胺培南西司他丁钠（4月23日至5月9日）、万古霉素（4月22日至5月13日）、左氧氟沙星（4月26日至5月3日）、哌拉西林钠他唑巴坦钠（5月9日至5月20日）、阿米卡星（5月9日至5月17日）、头孢哌酮钠舒巴坦钠（5月20日至转出）抗感染，予卡泊芬净（4月29日至5月10日）、伏立康唑（5月10日至5月15日）抗真菌，奥司他韦抗病毒，并胸腺法新、免疫球蛋白增强免疫力，氟哌噻吨美利曲辛片改善情绪，善存补充维生素，枸橼酸莫沙必利片促胃肠动力，双歧杆菌乳杆菌三联活菌片调节肠道菌群，白蛋白补充胶体渗透压及补液支持治疗，并先后多次输注同型红细胞悬液、冰冻血浆、机采血小板，纠正贫血、改善凝血、提高携氧能力。

2019年4月18日至2019年5月20日间中行CRRT治疗纠正水、电解质及酸碱平衡紊乱、血浆胆红素吸附治疗。经治疗患者血流动力学稳定，炎症指标下降，于5月8日顺利撤除VV-ECMO；评估病情后于5月13日拔除气管插管改用高流量湿化给氧，5月20日下午转肾内科继续治疗。

患者于2019年5月26日因气促、呼吸困难，意识模糊，外周血氧不良，考虑感染加重由肾病科再次转入ICU监护治疗。转入后给予高流量湿化治疗改善通气，予拔除相关导管并留取培养，先后予万古霉素（5月26日至5月28日）、美罗培南（5月26日至5月30日）抗感染，乌司他丁减轻炎性反应，善存补充维生素，双歧杆菌乳酸杆菌三联活菌调节肠道菌群，枸橼酸莫沙必利片改善胃动力，输注同型红细胞混悬液纠正贫血，同型新鲜冰冻血浆改善凝血功能，输注白蛋白提高胶体渗透压，艾司奥美拉唑抑酸护胃，碳酸氢钠碱化尿液，床边CRRT治疗以维持水、电解质及酸碱平衡及补液等对症支持治疗；结合患者症状舌脉象，中药汤剂辨证给予，中成药予尿毒康益气温肾，活血降浊；舒眠胶囊疏肝解郁、宁心安神，黄芪注射液益气养元、扶正祛邪，养阴通脉，开胃健脾饮开胃健脾；配合中医特色疗法调节脏腑功能。经治疗，患者无发热，鼻导管给氧下呼吸平顺，尿量尚可，复查炎症指标、胸片较前明显吸收，血气氧合指数良好，于2019年6月12日转综合三科继续治疗。

（三）临床结局

转至综合三科后，间断行血透及无创呼吸机辅助治疗，予呋塞米利尿，酒石酸美托洛尔片控制心率，碳酸氢钠片碱化尿液，硝苯地平降压，氨溴索化痰，艾司奥美拉唑抑酸护胃，吸入用复方异丙托溴铵溶液雾化化痰止咳，胸腺法新增强免疫力，促红素皮下注射纠正贫血，并请营养科会诊调整饮食方案；中成药予尿毒清活血降浊，参芪扶正益气扶正，蛹虫草胶囊补肺益肾，配合中医特色疗法调节脏腑功能。经治疗，患者气促、咳嗽咳痰症状缓解，可自行解小便，2019年6月16日停用无创呼吸机，拔除尿管，后复查肌酐较前进一步下降，予拔除血滤管。经治疗，患者无发热，复查炎症指标、胸片较前明显吸收，肝功正常，肌酐及BNP均明显下降，考虑感染明显控制，心脏功能、肾功能较前恢复，病情平稳于2019年7月15日带药出院。

【诊治评析与心得体会】

通过对相关文献的复习，结合该病例的成功救治经验，笔者有以下体会。

（一）急性呼吸窘迫综合征（ARDS）的诊断

回顾ARDS 50多年的发展过程，急性呼吸窘迫综合征的名称就经历了数次的改变，比如"创伤性湿肺""休克肺""弥漫性肺泡损伤""成人呼吸窘迫综合征"，直到1992年美国胸科协会和欧洲重症医学会联合建议用急性（acute）取代成人（adult），缩写ARDS才是其现在在用的名称。同样ARDS的诊断标准也不断在完善。1992年在欧美联席会议上（American-European Consensus Conference，AECC）第一次提出了规范化的ARDS的概念和诊断标准，广泛应用于临床。但应用过程中存在一些争议，比如AECC标准未能考虑机械通气及呼气末正压（positive end expiratory pressure，PEEP）水平对氧合的影响，未能明确定义急性期及提出相关危险因素，需要进一步改进。因此，随着对ARDS的临床及基础研究的不断深入，到2012年提出了柏林定义，该标准主要改变是取消了急性肺损伤（acute lung injury，ALI）的概念，并且取消了肺动脉嵌顿压的标准，同时进一步完善相关指标，加入了最小的呼吸机设定条件。

而从病理学的角度去判断ARDS，其本质为弥漫性肺泡损伤（diffuse alveolar damage，DAD），电镜下可见损伤的 I 型肺泡上皮细胞线粒体因嵴被破坏而呈空泡变、内质网扩张、板层小体变性/坏死，发病数天后即可见肺间质内成纤维细胞及 II 型肺泡上皮细胞大量增生，透明膜极化和胶原沉着，导致肺泡和间质弥漫性纤维化。在ARDS患者的尸检中弥漫性肺泡损伤是最常见的病理改变，尤其在重度ARDS患者中，弥漫性肺泡损伤比例可达46%。

虽然该例患者入院后没有尿路梗阻的临床症状，但是从肺的炎症渗出改变来看，进展非常迅速，在一到两天内，就发展到了呼吸衰竭的程度，而且从入院时胸部CT来看，只是有轻微的慢性炎症，可见当时肺部渗出并不明显，但从出现呼吸衰竭时的胸片来看，肺部的炎症渗出已经很明显。而且在气管插管后，患者氧合没有明显好转，需要较高的PEEP，所以符合ARDS的标准。

（二）ARDS的机械通气治疗

机械通气是救治ARDS患者重要的措施，为患者治疗原发病赢得时间。但不合理的机械通气策略反而会增加患者病死率。有创机械通气治疗虽然可有效改善ARDS患者氧合，但有创机械通气治疗也可导致呼吸机相关肺损伤（ventilator induced lung injury，VILI）。VILI的病理生理机制十分复杂，早期对ARDS的临床研究表明，有创机械通气治疗导致 VILI 主要与肺泡过度扩张以及肺泡塌陷和周期性重新开放相关。后来的研究显示，机械通气导致VILI可能还有其他机制，如直接损伤肺泡细胞，即促进细胞因子释放到肺泡间隙和循环；以及"机械转导"机制，即机械通气期间反复拉伸肺泡上皮及血管内皮，将机械刺激转化为生化反应，机械刺激触发细胞信号传导，从而影响肺和全身细胞功能障碍的各种炎症介质。所以，为了减少机械通气对肺的损伤，合理使用机械通气很关键，如小潮气量、肺复张、呼气末正压（positive end-expiratory pressure，PEEP）。

国内外的指南都提示，ARDS 患者使用肺保护性通气策略，与传统通气策略相比，小潮气量通气能降低 28 天病死率和 ICU 病死率，其机制可能是减少重力依赖区的肺组织过度膨胀并防止肺泡反复塌陷和扩张。降低潮气量以后，部分患者可能会出现 $PaCO_2$ 升高，但大多数患者都能耐受一定程度的 $PaCO_2$ 升高。如果 $PaCO_2$ 进一步升高，经积极处理后 pH 仍低于 7.2 可联合体外 CO_2 清除技术以维持可接受的 pH。需要注意的是，部分重度 ARDS 患者即使采用小潮气量通气，但平台压大于 $30cmH_2O$ 时也会发生肺泡损伤。故我国的指南推荐 ARDS 患者机械通气时应采用肺保护性通气策略（限制 TV≤7ml/kg 和平台压≤$30cm H_2O$）。

（三）体外膜氧合（extracorporeal membrane oxygenation，ECMO）

ECMO 源于心外科的体外循环技术，其本质仍是一种人工心肺机器，始于 20 世纪 60 年代，成熟于 80 年代。ECMO 将血液从静脉引出，通过膜肺进行气体交换（吸收 O_2，排出 CO_2），经过气体交换的血在血泵的推动下可回到静脉（VV 通路），也可回到动脉（VA 通路）。前者主要用于体外呼吸支持，后者因血泵可以代替心脏的泵血功能，既可用于体外呼吸支持，又可用于心脏支持。因此，ECMO 针对严重呼吸循环功能衰竭患者可提供较长时间的生命支持，使心肺得以休息，为心肺功能恢复创造有利条件。

目前大部分 ECMO 治疗中心多采用以下标准：①吸纯氧条件下，氧合指数（PaO_2/FiO_2）＜100mmHg，或肺泡动脉氧分压差＞600mmHg，墨累（Murray）肺损伤评分≥3 分；②pH＜7.2；③年龄＜65 岁；④传统机械通气时间＜7 天；⑤无抗凝禁忌；⑥对继续积极治疗的机械通气治疗有禁忌。对于 ARDS 患者，尤其是重症患者，禁忌是相对的，在权衡患者全身状况、ECMO 治疗所带来的益处，机体能否耐受等因素后，根据患者的具体情况作出抉择。

【学术争鸣与分享】

（一）无创通气

NIV 并发症少、患者耐受性良好，能够有效缓解 ARDS 症状，改善血流动力学及血气指标。长期以来，NIV 在 ARDS 的治疗方面一直存在争议。有研究表明，采用 NIV 治疗轻度 ARDS 即氧合指数为 200～300mmHg 的患者中，避免了约 44% 的患者插管，大大降低了气管插管的需求及并发症，且患者 90 天病死率明显降低。而其他使用 NIV 治疗 ARDS 的研究也显示，与标准氧气疗法相比，采用 NIV 患者的氧合指数虽有所改善，但并没有减少肺炎诱发的早期轻度 ARDS 患者的插管需求；且对于氧合指数低于 150mmHg 的患者，与有创机械通气治疗相比，采用 NIV 可能会增加 ARDS 患者的重症监护病房病死率。

所以，ARDS 患者能否早期使用无创呼吸支持策略替代有创通气，避免有创通气所致相关并发症并改善患者预后是临床亟须解决的问题。有研究者探索建立可以识别 NIV 是否合适的量表或模型，如 Duan 等通过纳入患者心率、酸中毒、意识、氧合和呼吸频率等变量，建立了一种新的评分系统（HACOR 评分）也可很好地预测床旁 NIV 失败的可能性，以 HACOR 评分 5 分作为临界值，该评分对预测 NIV 失败具有较高的诊断准确性；在 NIV 治疗 1 小时后，若 HACOR 评分≥5 分，则 NIV 失败率为 87.1%，住院病死率为 65.2%。因此不论是根据患者氧合指数或 HACOR 评分，一旦预计 NIV 治疗失败可能性较大，都应及时调整为有创机械通气治疗。

（二）VV-ECMO 时的俯卧位通气

VV-ECMO 联合俯卧位通气在重度 ARDS 患者的疗效仍存有争议且研究样本较少。虽然一些研究已经证明 ECMO 期间实施俯卧位通气的可行性，但在临床实践中，出于患者安全考虑，ECMO 治疗过程中经常会停止俯卧位通气。最近一项涉及 23 个 ECMO 中心的国际研究中，仅 6%的患者在 ECMO 第一天联合俯卧位通气，15%的患者在整个 ECMO 过程中联合俯卧位通气。相关指南也推荐 ECMO 期间增加俯卧位通气有助于降低与低氧血症相关记忆和其他认知障碍的风险，但到目前为止，仅有少量文献支持 ECMO 期间实施俯卧位通气，且缺乏高质量证据支持在 VV-ECMO 期间使用俯卧位通气。近期一项回顾性分析提示，ECMO 期间实施俯卧位通气的住院生存率与仰卧位组相比差异无统计学意义，甚至在 VV-ECMO 期间进行俯卧位治疗，可能会导致住院时间和 ICU 住院时间的延长。研究结果的不对称可能与实施 ECMO 联合俯卧位通气标准不同有关。

【中医药特色与优势】

中医学中并无 ARDS 的定义，王今达等在 1982 年就指出，ARDS 的临床表现与阳明腑实喘满证相似。肺与大肠相表里，各种原因导致的上"喘"下"满"证，互相影响，互为因果，形成恶性循环，终因喘满致正气脱竭而亡。此观点与肠道功能衰竭，导致肠道菌群移位学说颇为相似。有学者根据 ARDS 起病急骤、呼吸急促、胸闷憋喘等临床症状，也将其纳入中医学"暴喘"范畴。临床常表现为呼吸频数、呼吸窘迫，甚则张口抬肩、摇身撷肚、不能平卧、面青唇紫或烦躁不安等。属于中医学"喘病"的急性发作阶段。

宣肺化饮、调畅气机是 ARDS 根本治则。根据 ARDS 起病急、发病迅速的临床特点，早期中医药干预治疗尤为重要。针对 ARDS 肺失宣降、气机逆乱的根本病机，在 ARDS 发病初期，以宣肺化饮、调畅气机为治则，可使肺气通畅调达，遏制"痰饮"这一关键致病因素，延缓或阻止痰、瘀、毒等其他病理产物的产生，从中枢环节阻断 ARDS 病情的发展。若气机畅达，肺气得以宣发，肺水也可通利，二者相辅相成；肺脏作为 MODS 首先受损的器官，调畅全身之气机，在治疗肺脏之病的同时，亦可保护其他脏器的功能，以防肺脏之病殃及其他脏器，造成多脏器功能衰竭。

宣白承气汤可以减轻急性肺损伤的炎症反应水平，减轻肺组织损伤及肠黏膜损伤，同时还具有腑气通畅以及肺气宣降的功效，治疗后患者的呼吸功能明显改善，肺损伤程度明显减轻。贾元萍等对 12 篇宣白承气汤联合西医常规疗法治疗 ALI/ARDS 的随机对照试验进行系统评价和 Meta 分析，结果提示，与单纯常规治疗相比，宣白承气汤联合西医常规疗法能降低促炎细胞因子、升高抗炎细胞因子，延缓疾病进展，改善疾病预后，在一定程度上降低炎性瀑布样反应的发生、渗透性肺水肿和透明膜的形成。

大承气汤有消痞除满、泻热推荡的效果，同时还具有较好的抗氧化以及调节炎性介质的效果。不但可治疗全身炎症，还可调节局部抗炎与促炎的平衡，进而有效保护患者的肺功能，并且可加快氧自由基清除，使得患者机体的抗氧化能力不断增强，并对多形核白细胞的聚集进行抑制，使得肺损伤程度不断减轻，具有较好的肺保护效果。

凉膈散中大黄、芒硝荡涤下行，去其结而逐其热，以黄芩、薄荷、竹叶清上中之火，连翘解散经络中之余火，栀子自上而下，引火邪屈曲下行，如是则有形无形、上下表里诸邪，悉从解散。现代研究证实凉膈散可通过上调 miR-21 表达、抑制 STAT3 和 P-STAT3（Tyr705）蛋白表达，从而减少 LPS 诱导的 ALI 小鼠中 IL-6 的释放、炎性细胞浸润以及水肿程度。

血必净注射液含有的中药成分主要有当归、丹参、川芎、赤芍以及红花。现代研究表明，血必净注射液还可以降低炎性因子、肿瘤坏死因子的水平，调节患者机体的免疫功能，治疗后肿瘤坏死因子水平以及 IL-8 明显降低，并且肺部炎性反应明显减轻，各种炎性介质的释放也不断减少，肺损伤现象不断减轻，有助于肺功能恢复以及肺组织的修复。

痰热清注射液的中药成分主要有连翘、金银花、山羊角、熊胆粉以及黄芩，其中连翘与金银花具有疏风散热以及清热解毒的功效，山羊角以及熊胆粉具有平肝息风的效果，黄芩可泻火解毒、清热燥湿，诸药合用具有宣肺化痰以及清热解毒的效果。另外，痰热清注射液还具有调节炎性介质、调节基质金属蛋白酶、抗氧化以及保护内皮功能的作用。

参 考 文 献

哈力旦·阿布都，刘子泉，刘燕青，等. 急性呼吸窘迫综合症的体外膜肺氧合治疗研究新进展. 中华灾害救援医学，2021，8（9）：1180-1183.

贾元萍，李玉娟，窦丹，等. 宣白承气汤联合西医常规疗法治疗急性肺损伤/急性呼吸窘迫综合征的系统评价. 中医杂志. 2021，62（2）：130-137.

陆峰，李大可，蒋继强. 急性呼吸窘迫综合征中医治疗的现代认识. 中国中医急症，2001，10（3）：160-162.

王今达，高天元，崔乃杰，等. 祖国医学"肺与大肠相表里"学说的临床意义及其本质的探讨. 中西医结合杂志，1982，2（2）：77-81.

余林中，刘建新，胡孔友，等. 凉膈散对内毒素诱导大鼠急性肺损伤模型 Toll 样受体 4 表达的影响. 中药新药与临床药理，2010，21（4）：334-337.

张淑芬. 血必净注射液的临床应用概况. 现代中西医结合杂志，2008，17（15）：2418-2419.

中华医学会呼吸病学分会呼吸危重症医学学组. 急性呼吸窘迫综合征患者机械通气指南（试行）. 中华医学杂志，2016，96（6）：404-424.

Ards N. Ventilation with lower tidal volumes as compared with traditional tidal volumes for acute lung injury and the acute respiratory distress syndrome. The Acute Respiratory Distress Syndrome Network. N Engl J Med，2000，342（18）：1301-1308.

Duan J，Han X，Bai L，et al. Assessment of heart rate, acidosis, consciousness, oxygenation, and respiratory rate to predict noninvasive ventilation failure in hypoxemic patients. Intensive Care Med，2017，43（2）：192-199.

Fan E，Brodie D，Slutsky A S. Acute respiratory distress syndrome：Advances in diagnosis and treatment. Jama，2018，319（7）：698-710.

Giani M，Martucci G，Madotto F，et al. Prone positioning during venovenous extracorporeal membrane oxygenation in acute respiratory distress syndrome. A multicenter cohort study and propensity-matched analysis. Ann Am Thorac Soc. 2021，18（3）：495-501.

He H，Sun B，Liang L，et al. A multicenter RCT of noninvasive ventilation in pneumonia-induced early mild acute respiratory distress syndrome. Crit Care，2019，23（1）：300.

Hoppe K，Khan E，Meybohm P，et al. Mechanical power of ventilation and driving pressure：two undervalued parameters for pre extracorporeal membrane oxygenation ventilation and during daily management？. CRIT CARE. 2023，27（1）：111.

Patel B K，Wolfe K S，Pohlman A S，et al. Effect of noninvasive ventilation delivered by helmet vs face mask on the rate of endotracheal intubation in patients with acute respiratory distress syndrome：a randomized clinical trial. JAMA，2016，315（22）：2435-2441.

Poon W H, Ramanathan K, Ling R R, et al. Prone positioning during venovenous extracorporeal membrane oxygenation for acute respiratory distress syndrome: a systematic review and meta-analysis. Crit Care. 2021, 25 (1): 292.

Schuerer D J, Kolovos N S, Boyd K V, et al. Extracorporeal membrane oxygenation: current clinical practice, coding, and reimbursement. Chest, 2008, 134 (1): 179-184.

Sutherasan Y, Vargas M, Pelosi P. Protective mechanical ventilation in the non-injured lung: review and meta-analysis. Crit Care, 2014, 18 (2): 211.

Thille A W, Esteban A, Fernandez-Segoviano P, et al. Comparison of the Berlin definition for acute respiratory distress syndrome with autopsy. Am J Respir Cri, 2013, 187 (7): 761-767.

Yoshida T, Fujino Y, Amato M B, et al. Fifty years of research in ARDS. Spontaneous breathing during mechanical ventilation. Risks, mechanisms, and management. Am J Respir Crit Care Med, 2017, 195 (8): 985-992.

（杨　广）

病例 19　气性坏疽合并感染性多器官功能障碍综合征

【典型病例】

（一）病史资料

杨某某，男，23岁，2015年11月24日入院。

主诉：左下肢骨折3天，左大腿肿胀疼痛瘀黑伴发热、气促1天。

现病史：患者3天前骑摩托车时摔倒，具体情况不详，受伤后自觉左肩、左下肢疼痛，左下肢活动受限，被送至当地医院就诊，行左膝、左足伤口初步清创后转送至急诊，完善头部、胸腹部CT检查后，拟"左股骨髁骨折、左足骨折"收入骨科专科治疗。

入院后完善相关检查，行左腿石膏托固定，予活血、抗感染、止痛、抗破伤风等处理。入院后患者出现左大腿肿胀疼痛、瘀黑，呈进行性加重，伴气促发热，体温最高39.1℃，复查相关炎症指标明显升高，考虑脓毒症，更改抗生素为亚胺培南西司他丁钠加强抗感染，予胫骨结节牵引，但患者病情无好转，行急诊CT检查，提示左大腿及膝关节有气体及积血，以左膝关节腔及左大腿外侧筋膜下为主（图6-1），结合病史、症状体征及实验室检查，考虑气性坏疽，马上联系手术室拟行手术治疗，但在准备送手术室过程中，患者出现烦躁，气促明显，床边监测BP 65～80/40～50mmHg，HR 121～156次/分，R 33次/分，考虑患者气性坏疽，已并发感染性休克，病情危重，转入急诊ICU抢救。

转入急诊ICU后使用无创呼吸机辅助通气，积极补液扩容，去甲肾上腺素升压，亚胺培南西司他丁钠、万古霉素、奥硝唑抗感染，骨科在床旁行左侧膝关节及左大腿切开清创术，术中留取伤口分泌物送检，涂片提示革兰阳性芽孢杆菌，菌体粗大，有荚膜，疑似

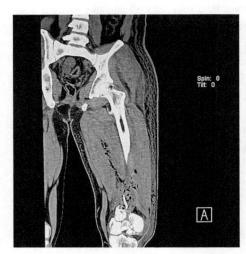

图6-1　CT示左侧臀大肌、臀中肌、左侧股中间肌、股内、外侧肌、股二头肌肿胀出血，积气

产气荚膜梭菌。考虑患者气性坏疽，多器官功能障碍综合征（multiple organ dysfunction syndrome，MODS），病情危重，有高压氧治疗指征，遂转送至 ICU 继续监护治疗。

入院症见患者神清，倦怠乏力，间中烦躁，发热，气促，左肩、左下肢疼痛，左下肢活动受限，左大腿肿胀瘀黑至腹股沟以上，沿膝关节上方纵行切开减压，见皮下筋膜大量坏死，可闻及恶臭味，渗血渗液明显，纳眠一般，尿少，大便未解。

既往史：否认有高血压、糖尿病、心脏病、肾病等重大内科病史；否认手术史及输血史；左足蹈趾外伤史，后遗留垂状趾畸形。

个人史：出生生长于原籍，偶有喝酒，吸烟一天 20 支，无疫水疫区接触史。过敏史无特殊。

查体：心率 140 次/分，血压 92/40mmHg（维持去甲肾上腺素泵入升压），血氧饱和度 93%，呼吸 29 次/分。神清，精神倦怠，体形中等，营养一般，查体合作。全身皮肤、巩膜黄染，右下肢、双上肢肌张力、肌力正常，生理反射存在，病理反射未引出，双肺呼吸音粗，可闻及少许湿啰音。心率 140 次/分，律齐，各瓣膜听诊区未闻及病理性杂音。左肩、左膝、左足皮肤挫伤，左足底远端右侧有一横行伤口，已做缝合。左大腿明显肿胀瘀黑至腹股沟以上，沿膝关节上方纵行切开减压，见皮下筋膜大量坏死，可闻及恶臭味，渗血渗液明显，阴囊肿胀。舌淡暗，苔黄，脉细数。

中医诊断：①脏衰（气虚痰热瘀阻）；②下肢骨折（气虚痰热瘀阻）。

西医诊断：①感染性多器官功能障碍综合征（循环、肺、肾、肝）；②气性坏疽（左下肢，严重脓毒症）；③感染性休克；④急性呼吸窘迫综合征；⑤肾损伤（急性）；⑥肝损伤（急性）；⑦股骨下端骨折（左股骨髁间粉碎性骨折）；⑧跖骨骨折（左足第三跖骨基底部）；⑨软组织疾患（左肩、左膝、左足挫伤）。

（二）诊治经过

患者入院后完善相关检查，血常规：WBC 24.35×10^9/L，NEUT% 90.6%，Hb 30g/L，PLT 5×10^9/L；降钙素原＞100.0ng/ml；CRP 296.7mg/L；肝功能检查：ALT 22U/L，GOT 99U/L，ALB 17.4g/L，TBIL 139.8μmol/L，DBIL 122.1μmol/L；急诊生化：Na^+ 130mmol/L，K^+ 5.38mmol/L，Cr 271μmol/L；心肌酶：CK 5217U/L，CKMB 68U/L；Ca^{2+} 1.71mmol/L；凝血功能检查：PT 13.6s，AT 67.7%，FIB 6.26g/L，APTT 40.5s；分泌物细菌涂片发现革兰阳性芽孢杆菌（菌体粗大，有荚膜，疑似产气荚膜梭菌）；血乳酸 14.7mmol/L；血培养示肺炎克雷伯菌感染；胃液潜血试验阳性（2＋）；左下肢大腿伤口分泌物及左足底伤口分泌物细菌培养＋药敏试验示肺炎克雷伯菌、鲍曼不动杆菌、奇异变形杆菌、脆弱拟杆菌、产气荚膜梭菌（涂片发现革兰阳性芽孢杆菌及革兰阴性杆菌：革兰阳性芽孢杆菌，菌体粗大，有荚膜，疑似产气荚膜梭菌）；左下肢大腿伤口分泌物细菌培养、静脉血培养结果示大肠埃希菌感染。12 月 4 日左大腿伤口分泌物真菌培养结果示白色假丝酵母菌、大肠埃希菌、普通变性杆菌感染。12 月 11 日内毒素定量 56.3pg/ml，G 试验 290.20pg/ml。心脏彩超示 EF 70%，心内结构未见明显异常。彩色多普勒未见明显异常。腹部＋泌尿系彩超示肝、脾肿大，胆囊壁水肿，腹腔少量积液，膀胱内置导尿管。

转入后根据伤口分泌物培养及血培养结果，先后给予亚胺培南西司他丁钠、万古霉素、奥硝唑、甲硝唑、氟康唑抗感染，考虑患者气性坏疽，为厌氧菌感染，给予高压氧治疗；请骨科行左股骨骨折外固定术，定期行清创治疗；予积极液体复苏，去甲肾上腺素泵入升压，输注红细胞纠正贫血、输注血小板、皮下注射重组人白细胞介素 11 升血小板，输注血浆、冷沉淀改善凝血，白蛋白提高胶体渗透压，左卡尼汀改善代谢，丁二磺酸腺苷蛋氨酸、多烯磷脂酰胆碱胶囊改善肝功能，法莫替丁、艾司奥美拉唑防治应激性溃疡，呼吸机辅助通气，持续肾替代治疗，以及肠内/外营养支持、纠正酸碱平衡失调及电解质紊乱、对症止痛等，定期清创、每日换药保持伤口清洁。中医方面，辨证为气虚痰湿瘀阻，中药以血必净清热活血治其标，中药汤剂健脾益气、化痰祛湿治其本，后期气阴两伤，改血必净为生脉注射剂益气养阴，配合中医特色疗法综合调理。经治疗后，患者感染好转，12 月 28 日查血常规：WBC 9.25×10^9/L，NEUT% 71.5%，Hb 68g/L，PLT 229×10^9/L；降钙素原 0.32ng/ml。患者 12 月 20 日查肝功能：ALT 58U/L，GOT 44U/L，ALB 36.6g/L，TBIL 20.1mol/L，DBIL 13.7mol/L。经治疗，患者病情好转，生命体征平稳，脏器功能逐渐恢复，转骨科进一步住院治疗。

（三）临床结局

转回骨科后继续积极抗感染及营养支持治疗；多次予清创、抗生素骨水泥矿置、间断 VSD 负压引流及植皮等治疗，促进创面愈合；适时术口换药。指导患者进行功能锻炼。2019 年 11 月，患者一般情况可，左下肢及臀部创面愈合，患侧下肢可负重站立和行走，遂办理出院，出院后继续进行功能锻炼。

【诊治评析与心得体会】

通过对相关文献的复习，结合该病例的成功救治经验，笔者有以下体会。

（一）尽早明确病原菌诊断

产气荚膜梭菌广泛存在于自然界，尤以泥土和人畜粪便中常见。人类感染此菌不仅可引起气性坏疽，还会引起食物中毒、坏死性肠炎等感染性疾病。据美国疾病预防控制中心数据显示，除弯曲菌和沙门菌可引起细菌性食物中毒外，产气荚膜梭菌已成为又一大引起细菌性食物中毒的病原菌。

产气荚膜梭菌感染引起的气性坏疽侵入机体后会引起一种严重急性特异性感染，目前在临床患者中已很难见到，但该病发病急、进展快，来势凶猛，有文献报道，其病死率高达 40%，主要由人体抵抗力下降引起。人类感染的气性坏疽中，约 80%由产气荚膜梭菌引起。产气荚膜梭菌产生 5 种毒素，根据该菌的不同类型毒素组合，可产生 16 种毒素，主要的 α 毒素是强效溶血毒素，可导致局部组织坏死并大量产气，同时伴有肢体严重肿胀和剧烈疼痛，严重者会引起血管内溶血，甚至造成患者迅速死亡。及早的诊断和治疗，可大大降低病死率。

产气荚膜梭菌引起的血流感染经常导致严重的血管内溶血和贫血，与该菌的磷脂酶 C（α 毒素）降解红色细胞膜中的磷脂导致其加速破坏及破坏血小板导致血小板减少相关，实验室检查可出现相应的改变，如血红蛋白、血小板明显降低等。该患者感染产气荚膜梭菌后，转入 ICU 时，即出现了血红蛋白及血小板明显下降、胆红素升高，这些都是溶血和贫血的相关表现。

除了实验室检验的结果，我们还要常规观察创面肌肉组织的色泽、弹性、出血、收缩及损伤范围程度。定时拍 X 线或者 CT 以了解深层组织中有无气体存在，严重的开放性损伤常波及肌肉和筋膜层，早期应排除是否有或合并骨筋膜室综合征的发生，合并粉碎性和开放性骨折时对昏迷、休克患者还要警惕脂肪栓塞的发生。

（二）早期清创和及时有效手术是保存伤肢和挽救生命的关键

早期、及时、彻底清创处理局部感染灶是治疗的关键，早期伤口清创对气性坏疽的发生发展有其重要的预防作用，有报道称创伤后6小时内进行有效的清创几乎可完全避免气性坏疽的发生。如果患者没有得到彻底的清创，一旦诊断为气性坏疽，就必须进行彻底清创术，这是任何药物治疗都不能代替的。首次清创后，每天进行清创，剔除扩大的坏死组织，并以碘伏、盐水、双氧水交替的流程冲洗换药。不主张局部使用抗菌药物和用抗菌药物冲洗伤口，待坏死灶停止且创面有新鲜肉芽生长时再行Ⅱ期修复手术。

创伤性气性坏疽可发生于伤后或术后，任何药物治疗均不能代替手术治疗，包括扩创术及截肢术。我们在扩创过程中要求尽可能最大限度切除坏死肌肉组织，直至其色泽正常、有弹性，切除后有鲜血流出为止；另外，筋膜层广泛彻底多处切开减压；而且创面敞开通畅引流。如果患者出现昏迷、休克时候，可能判断会有一定的难度。所以在手术时，一定要在肉眼判断基础上超一定范围切除。如果病情较重，有下列条件可早期行预防性开放性伤肢高位截肢术：①伤肢各层组织均已受损并发展迅速；②肢体损伤严重，合并粉碎性骨折伴大血管损伤；③经清创处理感染仍不能控制，或者已经有严重毒血症者；④经适宜清创后肢体废用。

（三）高压氧治疗

许多研究发现，高压氧对气性坏疽有很好的治疗作用。其具体机制可能有两个方面：①对厌氧菌的生长繁殖有明显的抑制作用。在高压氧下产气荚膜梭菌停止分泌α毒素，坏死组织中的过氧化酶受到抑制，有助于梭菌属的清除。所以，高压氧治疗能减少坏死组织的蔓延，减轻局部病变组织的涌出和水肿，组织内气体体积明显减少，同时，可以增强抗菌药物的杀菌和抑菌能力。②高压氧治疗可以促进肢体创面的愈合。由于软组织损伤及开放性损伤使血管和细胞受损，局部血液循环无法满足受伤创面的需要致使损伤区出现低氧状态。在高压情况下吸入的氧可以直接溶解在血浆中，氧的有效弥散半径延伸，使创面组织氧张力增高，较迅速、有效地改善创面的缺血缺氧状态，促进毛细血管生长和组织的修复。

（四）积极全身对症支持治疗是重症患者的重要保障

积极的全身对症支持治疗，对重症伤员尤为重要。如果患者合并休克，应尽快纠正休克，保证各个重要脏器、组织的灌注。如并发呼吸衰竭，应尽早实行机械通气改善氧合，及早改善组织灌注，可以预防多器官功能衰竭的发生。该例患者并发了肾功能衰竭，我们给予了积极的血液净化治疗，不仅挽救了衰竭的肾功能，还纠正了水电解质紊乱，保证了生命安全；另外，及时纠正贫血和低蛋白血症，适当地给予高蛋白、高热量饮食也可以促进伤口的恢复。

必要时，可以联合多学科组成诊疗小组，如该例患者，虽然早期是在骨科救治，但是随着病情的加重，转入了ICU，由ICU联合骨科、外科、高压氧科、肾内科等组成了多学科诊疗小组，对其病情进行反复讨论，最终制定出最佳的治疗方案。

【学术争鸣与分享】

（一）本病应与蜂窝织炎相鉴别

蜂窝织炎是累及皮肤深部组织的细菌感染性疾病，常继发于外伤、溃疡及其他局限性化脓性感染，局部表现为感染部位边界不清、红肿、灼热或疼痛等。部分病例有弥散性水肿或浸润性红斑，严重者可形成深部化脓及组织坏死；所以应与其相鉴别。而芽孢菌性蜂窝织炎伤口周围也有捻发音，但全身症状轻，皮肤很少变色，水肿也很轻。厌氧性链球菌蜂窝织炎捻发音也很明显，但气肿仅限于皮下，渗出液涂片查有链球菌。大肠杆菌性蜂窝织炎脓液稀薄，涂片查可发现革兰氏阴性杆菌生长。但蜂窝组织炎的感染致病菌与气性坏疽的产气荚膜梭菌不同，多为溶血性链球菌，其次为金黄色葡萄球菌。所以在早期应该及时鉴别诊断。

（二）抗生素的选择

有研究认为，除青霉素外，四环素、氯林霉素、氯霉素、头孢菌素、红霉素、利福平和甲硝唑等抗生素，对治疗产气荚膜杆菌感染也有效。为了比较这些药物的效果，有学者在由产气荚膜杆菌引起的鼠模型气性坏疽实验中，做了氯林霉素、利福平、四环素、甲硝唑和青霉素的对照研究，结果发现，氯林霉素、利福平、四环素、甲硝唑预防气性坏疽的效果都优于青霉素。甲硝唑的效果与剂量有关，在其血清浓度接近中毒水平时才有效，而氯林霉素在剂量范围具有高效性。当然，这个研究是在20世纪80年代完成的，近年来很少有与气性坏疽相关的实验，对于气性坏疽的抗生素选择方面，青霉素类仍然是首选。

【中医药特色与优势】

气性坏疽属于少见疾病，没有大规模的临床研究进行观察。但中医中药在减轻毒性反应、改善全身状况、缓解疼痛、化腐生肌、预防休克等方面，均有较满意的效果。唐日生认为中药在调理脾胃、疏通气血、治疗并发症等方面也有独到之处，而且作用持久、稳定、不良反应少。整个过程辨证论治分为三个阶段。

1）初期，邪实正虚，湿热炽盛，瘀血阻滞，气血虚衰，阴液亏损。主要表现高热、口渴、患肢肿胀及溃烂、肤色紫暗或紫黑，溢大量血性、血水或脓血性分泌物，局部疼痛剧烈。精神衰惫，表情痛苦，面色萎黄、苍白或晦暗少华。脉数或细数。舌苔黄或黑。治法：清热除湿解毒为主，佐以活血化瘀，补益气血，养阴生津。基本方药：密蒙花或虎杖、地榆、玄参、杏仁、川芎、当归、黄芪、桂枝。

2）中期，邪衰正虚，湿热留恋，经络不畅，气血不足。主要表现为发热不扬，或潮热，热势缠绵，体温持续38℃左右；患肢肿胀与局部疼痛明显减轻，脓液减少，臭味不甚，色黄或淡黄，开始有部分新生肉芽生长，神色日渐好转，脉细或细数，舌质淡红，苔白。治法：清热除湿，活血通络，补益气血。基本方药：密蒙花、地榆、桃仁、红花、当归、黄芪、桂枝、杭芍。

3）后期，湿热渐尽，正气将复。主要表现为身无寒热，体温正常，患肢肿胀消失，肤色基本正常，疼痛消失或减轻，或仅活动时痛，患部干净或有少许脓液，伤口行将愈合，患肢已开始功能锻炼；治法：补益气血，通经活络；基本方药：党参、白术、茯苓、当归、桂枝、甘草。

侯继权等发现小蓟含生物碱、皂苷等成分有止血及抗菌作用，佛甲草有清热解毒、消肿止血的功效，而马齿苋有清热解毒、凉血止血的功效，可治疗火毒痈疖等疾病，三种中药鲜品外敷内服可增强疗效促进伤口的愈合。故采用小蓟、马齿苋、佛甲草鲜品捣烂外敷患处，同时以上三种药材鲜品榨汁后服用，每6小时服用一次。以上治疗方法均以7天为一个疗程，结果显示治疗组疗效明显高于对照组，配合西药及清创处理对气性坏疽患者能保存患肢具有重要意义。可在偏远的地区、缺医少药的地区推广应用。

赵敏将气性坏疽患者分为热毒内盛并阴血亏虚型及热毒内盛并气阴两虚型。①热毒内盛并阴血亏虚型：治疗当清热解毒、补养阴血，用五味消毒饮合四物汤加减。方药组成：蒲公英、紫花地丁、野菊花、银花各30g，连翘、生地各20g，当归、圆肉各15g，麦冬13g，生黄芪40g。②热毒内盛并气阴两虚型：以清热解毒、益气养阴为治疗原则，用五味消毒饮合生脉散加减。方药组成：西洋参（另炖）12g，麦冬、元参各15g，五味子、丹参各10g，生地、蒲公英、紫花地丁、野菊花、金银花各30g，连翘20g。分2～3次服用。11例患者经中西医治疗及辨证施护均获痊愈。

在救治唐山地震气性坏疽感染伤员中，于敏锐除用外科常规治疗方法外，并试用中药制剂菊罗液伤口换药（菊花与罗勒草煎药），取得良好效果。

参 考 文 献

陈典典，曹敬荣，王岩，等. 1例产气荚膜梭菌引起血流感染的临床和病原学分析. 检验医学与临床，2018，15（18）：2836-2837.

侯继权，郭宇军，徐志莹. 综合疗法治疗气性坏疽疗效分析. 中国误诊学杂志，2010，10（33）：8095.

刘晖，杨启菁. 高压氧综合治疗气性坏疽60例. 中华医院感染学杂志，2006（10）：1127-1128.

秦文，李国勇，曾月东. 创伤性气性坏疽早期诊治体会. 中国中医骨伤科杂志，2007，15（10）：27-28.

唐日生. 中西医结合治疗重症气性坏疽十一例. 云南中医杂志，1982（3）：1-3＋8＋51-52.

吴阶平，裘法祖. 黄家驷外科学. 5版. 北京：人民卫生出版社，1994：7.

于敏锐. 菊罗液治疗气性坏疽临床报告. 中级医刊，1986（10）：51-52.

张贺小. 氯林霉素、利福平、四环素、灭滴灵和青霉素预防实验性气性坏疽效果的比较. 国外药学（抗生素分册）. 1988（1）：75.

赵敏. 气性坏疽的中西医治疗及护理. 四川中医，2004，22（9）：73-74.

周树荣. 高压氧救治危急重患者1334例分析. 中华航海医学与高压氧医学杂志，2003，6（2）：91-93.

朱玲玲，周恒. 高压氧治疗下肢气性坏疽七例. 中华航海医学杂志，1996（3）：187-188.

Paredes-Sabja D, Raju D, Torres J A, et al. Role of small, acid-soluble spore proteins in the resistance of *Clostridium perfringens* spores to chemicals. Int J Food Microbiol，2008，122（3）：333-335.

（杨　广）

病例20　人感染猪链球菌致中毒性休克综合征

【典型病例】

（一）病史资料

黄某某，男，55岁，2021年9月21日求诊。

主诉：发热、腹痛1天

现病史：患者 2021 年 9 月 20 日凌晨 6 点进食后出现恶寒，发热，当时测体温最高达 42℃，伴腹痛腹胀，随后出现寒战，伴腹泻，解黄色烂便多次，遂至当地诊所就诊，经退热处理后体温仍波动在 38～39℃，遂于当天 13 点左右至当地中医院就诊。入院测体温 39.5℃，心率 105 次/分，血压 79/48mmHg，呼吸 26 次/分；查血气：pH 7.355，PO_2 72.0mmHg，PCO_2 19.5mmHg，BE −14.90；血常规：WBC $2.25×10^9$/L，NEUT% 81.1%，LYM% 13.9%，Lac 4.97mmol/L；PCT 21.96ng/ml；生化＋肝功能检查：Cr 208.5μmol/L，ALT 63.47U/L；甲型流行性感冒 A 抗原检测、登革病毒 NS1 抗原检测阴性。诊断考虑"脓毒症"，予头孢地嗪抗感染，地塞米松静脉滴注抗炎，以及复方氨林巴比妥退热、去甲肾上腺素维持血压、扩容补液等处理后，患者症状未见好转，血压波动仍在 66～81/38～51mmHg，气促较前加重，家属要求转上级医院诊治，拟"脓毒症"收入 ICU。

入院症见患者神清，烦躁不安，暂无发热，寒战，明显气促，腹胀、无腹痛，恶心呕吐，呕吐胃内容物 2 次，今日尿量约 1000ml，解黄色水样便 3 次。舌淡红，苔黄腻，脉弦数。

既往史：否认高血压、糖尿病、肾病等内科病史。否认肝炎、结核等传染病史。

过敏史：否认药物、食物及其他过敏史。

查体：T 37.1℃，P 102 次/分，R 26 次/分，BP 102/64mmHg[维持去甲肾上腺素 0.6μg/（kg·min）]，SpO_2 97%。急性病容，表情痛苦，右上臂散在有瘀斑，全身浅表淋巴结未见明显肿大。呼吸浅促，双肺听诊呼吸音粗，双肺听诊可闻及湿性啰音。

中医诊断：①发热（湿热蕴结证）；②腹痛（湿热蕴结证）。

西医诊断：①脓毒症（肠道感染可能）；②感染性休克；③急性呼吸衰竭；④急性肾损伤。

（二）诊治经过

首诊：入院后评估患者存在气管插管指征，即予紧急气管插管接呼吸机辅助通气，查血常规：WBC $11.63×10^9$/L，NEUT% 94.4%，Hb 109g/L，PLT $40×10^9$/L；CRP 80.60mg/L；PCT 46.53ng/ml；生化 Cr 186μmol/L；肝功能检查：ALT 169U/L，GOT 286U/L，ALB 26.5g/L，TBIL 33.8μmol/L，DBIL 29.0μmol/L。经验性予亚胺培南西司他丁钠＋万古霉素静脉滴注加强抗感染，维持去甲肾上腺素泵入升压，以及纤维支气管镜探查气道、纠酸、护肝、护胃、输血等处理。后患者血压可维持在 110/75mmHg 左右，呼吸频率下降至 16 次/分，外周血氧饱和度 100%，立即转运查胸＋全腹 CT 平扫：①两肺尖肺大泡；双侧胸腔少量积液，邻近两下肺组织含气不全、实变）；②胆汁淤积，双肾周渗出改变，肠系膜渗出改变，腹腔少量积液；③前列腺钙化；④腹主动脉及双侧髂血管粥样硬化。

中医方面，四诊合参，六经辨证考虑"少阳阳明合病"，八纲辨证为"湿热蕴结证"，治法采用"和解少阳，内泻热结"，方用大柴胡汤：法半夏 10g、柴胡 10g、黄芩 10g、麸炒枳实 10g、生姜 10g、大黄 10g、大枣 10g、白芍 10g。

二诊：9 月 22 日患者药物镇静下维持气管插管接呼吸机辅助通气，暂无发热寒战，尿量可，大便未解。脉弦数，舌未及。查体见双眼球结膜水肿，巩膜黄染，双肺听诊呼吸音粗，可闻及湿啰音，肠鸣音正常，四肢皮肤温度正常，可见轻度凹陷性水肿。维持泵入去甲肾上腺素 0.381μg/（kg·min）。经液体复苏后，患者去甲肾上腺素用量较前减少，尿量可，肌酐亦较前下降，下一步进入容量管理中优化阶段，控制补液量；继续予纤维支气管镜治疗行肺泡灌洗、加强痰液引流；患者腹部查体未见明显异常，已无腹泻，肠鸣音正常，予留置鼻肠管以早期肠内营养支持。

中医方面，继续治以"和解少阳，内泻热结"，予大柴胡汤为主方。

三诊：9 月 23 日至 9 月 26 日患者神清，精神疲倦，暂无发热，维持气管插管接呼吸机辅助通气，大便 2～3 日/行，量少质硬。舌未及，脉弦滑。去甲肾上腺素已停用。复查血气：pH 7.432，PO₂ 129.0mmHg，PCO₂ 41.4mmHg，Lac 1.30mmol/L，BE -3.0mmol/L，AB 27.2mmol/L，FiO₂ 40%；肝功能检查：PA 139mg/L，ALB 33.5g/L，GGT 100U/L；生化 Cr 74μmol/L。治疗上，患者尝试 SBT 停机试验通过，予拔除气管插管改普通吸氧，停用亚胺培南西司他丁钠及万古霉素，改头孢曲松静脉滴注降阶梯用药。当地中医院外送血培养结果提示猪链球菌，并按规定上报当地 CDC，追问患者及其家属发病前接触史，否认从事养殖生猪工作，但承认发病前手上有伤口，曾与家属一同处理、烹煮生猪肉后共同分食。

患者大便不通，已无发热，腹胀较前减轻，望诊见神疲乏力，考虑急性热病后中焦无力，故中药汤剂在原方基础上去大黄，加当归润下，白术、山楂健运脾胃。

（三）临床结局

9 月 27 日患者神清，精神疲倦，暂无发热恶寒，无腹痛腹胀，无呕吐腹泻，无胸闷气促，已解褐色烂便，舌淡红，苔黄腻，脉弦滑。床边监护：T 36.5℃，BP 119/69mmHg，HR 69 次/分，R 14 次/分，SpO₂ 100%。病情稳定，转呼吸内科继续治疗。

10 月 3 日患者复查 CT 提示双侧胸腔少量积液较前减少，邻近两下肺组织含气不全、实变较前明显复张、减轻；原双肾周、肠系膜渗出改变较前吸收好转，办理出院回家休养。

【诊治评析与心得体会】

猪链球菌病是由猪链球菌感染人而引起的一种人畜共患传染病，一般通过与病（死）猪等家畜的接触（如宰杀、洗切、销售等）而发病。临床表现为四个类型：普通型、休克型（败血症型）、脑膜炎型以及混合型，其死亡率以休克型为最高，脑膜炎型次之。

猪链球菌属链球菌（Streptococcus）科，革兰染色阳性，呈球形或卵圆形，近年根据细菌荚膜多糖抗原的差异，将猪链球菌分为 35 个血清型，迄今为止，文献报道感染人的猪链球菌分别是 2 型、1 型和 14 型，尤以 2 型为常见。感染猪链球菌的病（死）猪是人感染猪链球菌病的主要源头，目前尚无证据表明人感染猪链球菌病能在人与人间传播。潜伏期数小时至 7 天，一般为 2～3 天。

猪链球菌经皮肤或黏膜的伤口进入人体，进入血液循环后在血液中迅速生长和繁殖，并进入人体的各器官、组织，致多器官、组织发生病变；细菌同时释放毒素，致机体发生严重的中毒反应，即毒血症。重症感染及细菌毒素的作用，致血管内皮损伤，以及血液处于高凝状态，并发弥散性血管内凝血（disseminated intravascular coagulation，DIC），导致全身性微循环障碍，多器官功能衰竭。临床表现主要为急性起病，轻重不一，包括：①感染中毒症状，高热、畏寒、寒战，伴头痛、头晕、全身不适、乏力等；②消化道症状，食欲下降、恶心、呕吐，少数患者出现腹痛、腹泻；③皮疹，皮肤出现瘀点、瘀斑，部分病例可出现口唇疱疹；④休克；⑤中枢神经系统感染表现，脑膜刺激征阳性，重者可出现昏迷，后期伴有听力、视力改变；⑥呼吸系统表现，部分严重患者继发急性呼吸窘迫综合征（ARDS），出现呼吸衰竭表现；还有关节炎、化脓性咽炎、化脓性淋巴结炎等。本例患者感染猪链球菌中毒性休克综合征型诊断成立，其迅速出现 MODS 就是中毒休克综合征型的重要特征。

本病起病急骤，病情发展迅速，早期诊断治疗对预后影响显著，早期、足量使用有效的广谱抗菌药物是防止休克发生、降低病死率的关键。抗感染药物上可首选青霉素，每次 320 万～480 万 U，静脉滴注，每 8 小时 1 次，疗程 10～14 天。或可选择第三代头孢菌素——头孢曲松钠、头孢噻肟静脉滴注。普通型患者给予抗感染、退热、卧床、吸氧、补液支持等一般治疗和病情监测即可。对于本病其他类型患者，抗休克、糖皮质激素使用、呼吸支持、输血、肾替代治疗等则是脓毒症常规治疗手段。因此，本例患者在发病早期积极就诊，早期、足量、广覆盖抗感染治疗、及时的器官功能支持，以及中医药积极参与救治，是最终取得良好疗效、未出现更多后遗症的关键。

【学术争鸣与分享】

（一）人感染猪链球菌的早期识别

本次病例为普通农民，既往否认高血压、糖尿病等慢性病病史，否认结核病等传染病病史，入院询问病史时并未问及生猪接触史，虽然后期了解到患者并非从事养殖、宰杀生猪行业，并且家属同样不清楚患者手患伤口并亲自处理生猪肉的情况，但日后在猪瘟流行季节，收治来自潜在疫区或存在高风险接触史的患者时，临床见高热、皮肤出血、休克、多脏器损害，须考虑到休克型猪链球菌 2 型感染，尽早在使用抗生素前留取相关培养标本或通过 NGS 检测手段明确病原，为治疗赢得时间，尽可能降低病死率。

（二）抗感染药物的选择

根据国家卫生部 2006 年颁发的《人感染猪链球菌病诊疗方案》中抗感染治疗药物首选青霉素，或选择第三代头孢菌素。但在疾病早期尚未明确病原体的情况下，鉴于病情进展迅速、合并多器官功能障碍、病死率高的特点，以及近年来畜牧业潜在存在使用抗生素参与日常养殖、导致病菌耐药可能，尽快足量使用敏感甚至特殊级、可透过血脑屏障的抗菌药物如亚胺培南、万古霉素等，可为后期抗感染治疗争取更大机会。

（三）人感染猪链球菌的预防

根据本地一项流行病学调查表明，56.0%的病例发病前曾屠宰、分割、洗/切猪及其副产品，且 28.57%的病例暴露前手上有伤口。本例病人虽患本病，但其家庭中其余人员并未发病，提示个体免疫系统功能强弱不同也可能是感染该菌后是否发病的一大因素，同时也显示该菌并不会在人与人之间传播。地方政府加强对高风险人群的健康教育是预防该病的有效措施。作为接诊及收治该病的医务人员，一旦确诊病例，同样应按传染病及时向当地疾病预防控制机构上报。

（四）对人感染猪链球菌病的中医认识

早在 2005 年夏，当代全国著名温病学专家张之文教授受国家委派赴四川省资阳市猪链球菌疫区参与中医药救治工作，结合疫情特点，符合中医暑湿病邪形成条件，故其中医病名定为"暑热疫"或"暑湿疫"。这是由于本病为人与猪接触而染病，且有明确的外因，有特殊的临床表现如热象偏盛、易内陷营血等，发展变化有一定规律性如发病急、传变速、变化多和以卫气营血及其有关脏腑的功能失调或实质性损害为特征，此外有传染性、流行性、季节性和地方性等温病的一般特点，可考虑属于"温病"的范畴。而传统中医温病包括四时温病（风温、春温、暑温、湿温、伏暑、秋燥）和温疫（暑燥疫、湿热疫、大头瘟、烂喉痧），然而"凡病伤寒而成温者，先夏至发病者为病温，后夏至发病者为病暑"之说，人感染猪链球菌病好发于夏秋季，所以不属于风温、春温、伏暑、秋燥、暑燥疫、大头瘟、烂喉痧、暑温等范畴。本病与湿温病的发病缓慢、病势缠绵、病程较长、传变较慢不同，虽与湿热疫的发病特点相似，但并无人传人的特点，同样难以用湿温病、湿热疫概念完美套用。

其实无论伤寒、温病，根据人感染猪链球菌的临床表现特点，只要是感受外邪所致、以发热为主要表现的一类疾病，具有起病急、变化快、病情危重等特点，相当于西医学的多种感染性疾病和传染性疾病，皆属外感热病范畴。仝小林院士亦提出，现代科技改变了人们的生活环境、生活方式，种种复杂的病情，使得当代中医人在面对外感热病，尤其是 SARS、新型冠状病毒肺炎等重大传染病时，发现外感热病已非单纯的伤寒或温病，而是二者混杂。因此，统一寒温，用伤寒温病综合思辨的方式诊疗外感热病，成为当代中医人的重要课题。对此笔者深表赞同。

【中医药特色与优势】

对于人感染猪链球菌的治疗，张之文教授在 2005 年疫情救治过程中曾指出，休克型患者一般潜伏期短，起病急骤，预后差，中医切入治疗机会不多。经过 10 余年医学发展和多次社会重大卫生事件的实践，在目前各种强大的器官支持治疗保障下，中医药的参与反而起到截断病势、减少并发症、促进康复的突出作用。

国医大师李佃贵教授提出的"浊毒论"认为如猪链球菌应属于"天之浊毒"，外感淫疠毒邪或从皮毛，或从口鼻，或从肌肉皮肤进入人体，损害脏腑、经络、气血、阴阳，导致气机失调，百病丛生。国医大师周仲瑛教授提出了在治疗外感热病中，遵循寒温统一、多元辨证的辨证原则及截断逆转、祛邪外出的治疗原则。本病例在首诊时根据患者症见及舌脉，采用六经辨证，如《金匮要略》曰："按之心下满痛者，此为实也，当下之，宜大柴胡汤"，又有《伤寒论》："太阳病，过经十余日，反二三下之，后四五日，柴胡证仍在者，先与小柴胡。呕不止，心下急，郁郁微烦者，为未解也，与大柴胡汤，下之则愈"，考虑本病当属大柴胡汤证，故予原方加减。方中治以柴胡升清阳，又有散满者，去热者，收阴者，下结者，软坚者，各有半夏、枳实、黄芩、白芍、大黄分治，且兼姜枣益脾液。服药后，患者二便通利，咳嗽痰减，少阳阳明经气通利，可谓药到病渐愈。只用大黄、枳实、芍药，而不用小承气汤之厚朴，是因阳明之有实，有热不宜温。汪昂说："少阳固不可下，然兼阳明腑实则当下"。因此，本方配伍表里同治，使少阳、阳明之得以双解。方中选用小柴胡汤之柴胡、黄芩清解少阳之邪；选用承气汤之大黄、枳实泻阳明之实热；配伍白芍、半夏平肝胆，降胃浊，重用生姜、大枣调营卫、益中宫。故此两方同用，双解两阳之病。另外，大柴胡汤从组成来看，是四逆散合小柴胡汤去人参、甘草加大黄组成的一个处方。这个方的病机是中焦结气，导致痰热滞留，在临床应用的时候，需要抓住大柴胡汤的这个基本病机。患者服药后大便既通，病情逐渐好转，有效截断内陷少阴、厥阴，避免出现休克加重、脑膜炎、听力下降等病情。到了疾病后期，患者病情趋于稳定，热象已退，由于热邪伤正，津亏气乏，出现神疲乏力，大便硬少，当以增液润燥之法，增水行舟，"以补药之本，作泻药之用"。故增液同时应配合补脾益肺之品，培土生金以滋养肺脾，加当归润下，白术、山楂健运脾胃，原因有二：一有行气助便之功；二可防补而太滞，缺少灵动。热病后，人体经过一个时期邪热消耗，出现邪热留恋，或热后阴伤气耗，总体呈现邪微正弱之象。若独用清热祛邪，则气津难复；若单用益气养阴，则有闭门留寇之虞，清补并行，方为两全之策，轻治邪火，生津缓下，施于清补润下之法。盖清可泄热除邪；通可去滞，使邪无所依；润可滋阴缓下，使邪祛而保津。在临床上，只要细心地病证结合，运用经典方剂疗效明显。

参 考 文 献

李佃贵. 中医浊毒论. 北京：人民卫生出版社，2016.

马晶，杨映映，鲍婷婷，等. 仝小林院士结合现代疫病论中医经典的传承与发展. 吉林中医药，2022（3）：42.

苏碧慧，侯水平，王志萍，等. 广州市 2006—2021 年人感染链球菌病流行特征分析. 现代预防医学，2022（15）：49.

王海峰，李亚飞，张白帆，等. 河南省 5 起人感染猪链球菌病疫情特征分析. 现代疾病预防控制，2022（9）：647-649，677.

吴银根，沈庆法. 中医外感热病学. 上海：上海科学技术出版社，1991.

徐顺娟，冯哲，窦莉. 基于周仲瑛外感热病学术思想构建中医急诊诊治思路探析. 湖南中医杂志，2024，40（6）：17-21.

张之文. 中医对人感染猪链球菌病认识的探讨. 江苏中医药，2006，27（4）：2.

赵仲艳，赵二义，刘涛等. 6 例猪链球菌脑膜炎临床特征. 中国热带医学，2020，20（5）：4.

中华人民共和国卫生部公告. 人感染猪链球菌病诊疗方案. 中国卫生，2007（2）：1.

周晓虹，符为民. 对人感染猪链球菌病的中医认识. 中国中医急症，2006，15（1）：2.

Huong V T L，Ha N，Huy N T，et al. Epidemiology，clinical manifestations，and outcomes of *Streptococcus suis* infection in humans. Centers for Disease Control and Prevention（CDC），2014（7）.

（黄　竞）

病例 21　多发性骨髓瘤合并重症肺炎、感染性休克

【典型病例】

（一）病史资料

周某某，男，73 岁，2023 年 3 月 16 日求诊。

主诉：发热 2 天。

现病史：患者 2 天前开始出现发热，畏寒，最高体温为 39.5℃，伴少许干咳，无痰，伴呕吐，呕吐非咖啡色胃内容物，非喷射状，无腹痛腹泻，无头晕头痛，无胸闷胸痛等其他不适，遂至当地医院急诊就诊，考虑胃炎可能性大，予护胃、补液治疗症状未见明显缓解。昨日患者仍有发热，最高体温为 39.5℃，伴一过性胡言乱语，对答欠合理，持续时间约 1 小时，伴干咳，无头晕头痛，无肢体抽搐，无意识丧失，无腹痛腹泻等其他不适，遂至急诊就诊，血常规：WBC $2.54×10^9$/L，LYM% 19.61%，RBC $3.55×10^{12}$/L，Hb 116g/L，HCT 34.3%，PLT $117×10^9$/L；Hs-CRP 64.86mg/L。胸部螺旋 CT 示两肺下叶、右肺中叶内侧段及左肺上叶舌段炎症。急诊考虑"肺部感染"，予吸氧、抗感染、补液等治疗后症状稍缓解。现家属为求进一步诊治，遂由急诊拟"社区获得性肺炎，非重症"收入呼吸科。

入院症见神清，精神疲倦，暂无发热畏寒，少许咳嗽，痰难咯，暂无呕吐，四肢乏力，气促，活动后加重，可平卧，无头晕头痛，无鼻塞流涕，无胸闷胸痛，无腹痛腹泻，无皮肤皮疹，无关节疼痛，无肌肉酸痛等，纳差，眠欠佳，小便可，无泡沫尿，夜尿 1 次，大便 1 次/天，大便性质正常。

既往史：高血压病史 20 余年，既往最高血压 150/90mmHg，目前服用非洛地平缓释片、富马酸比索洛尔、沙坦胶囊控制血压，现血压控制良好。多发性骨髓瘤病史 4 年余，排除化学治疗禁忌证后于 2020 年 2 月 21 日完成第 9 程 CBDT 化学治疗，平素维持服用沙利度胺胶囊（100mg，每日一次）。否认糖尿病，肾病等其他慢性病史；既往乙型肝炎小三阳病史，平素服用恩替卡韦抗病毒治疗。否认其他传染病病史，否认外伤、输血及手术史。

过敏史：否认药物、食物及接触过敏史。

个人史：出生并长期居住于广东，居住条件尚可，长期吸烟酗酒，吸烟约 10 支/日，自诉已戒烟戒酒 4 余年。

流行病学史：3 月前新型冠状病毒感染史。

查体：T 36.8℃，P 85 次/分，R 23 次/分，BP 116/70mmHg。

神志清，精神疲倦，形体适中，言语流利，对答合理，营养良好，轮椅入院，查体合作。全身皮肤巩膜无黄染，全身皮肤黏膜未见皮疹，浅表淋巴结无肿大。头颅无畸形，双瞳孔等大等圆，直径（左侧 3mm，右侧 3mm），对光反射灵敏。咽无充血，口腔无溃疡，双扁桃体无肿大，无脓性分泌物。颈软，无抵抗，颈部活动可，颈静脉无怒张，肝颈静脉回流征（－），气管居中，甲状腺无肿大，无压痛，无震颤。心胸查体见专科情况。腹部平坦，全腹软，未扪及包块，全腹无压痛，无反跳痛。肠鸣音正常。肝脾肋下未及，肝肾区无压痛及叩痛，麦氏点压痛（－），墨菲征（－）。四肢无畸形。双下肢无浮肿。神经系统检查：四肢肌力肌张力正常，生理反射存在，病理反射未引出。舌红，可见瘀点，苔黄腻，脉弦、滑。

专科查体：胸廓对称无畸形，未见局部隆起、凹陷及压痛。呼吸稍气促，双肺叩诊呈清音，双肺呼吸音清，双肺听诊区可闻及湿啰音。心前区无隆起，心脏未触及震颤及摩擦感，心率 45 次/分，律不齐，各瓣膜听诊区未闻及病理性杂音。

辅助检查：（2023 年 3 月 15 日，当地医院）血常规：WBC 5.23×10^9/L；CRP 91.18mg/L。十二导联心电图示：①窦性心律；②ST 段压低。心脏彩超示：①心脏形态结构未见明显异常；②左心收缩、舒张功能正常。头颅螺旋 CT 平扫：①未见明显异常。②双侧上颌窦见局部黏膜增厚。2023 年 3 月 16 日血常规：WBC 2.54×10^9/L，LYM% 19.61%，RBC 3.55×10^{12}/L，Hb 116g/L，HCT 34.3%，PLT 117×10^9/L；Hs-CRP 64.86mg/L。胸腹部 CT 平扫＋三维重建：①T1、T4 椎体低密度骨质吸收区，T12、L4 椎体改变，L4 椎体压缩变扁，符合多发性骨髓瘤；②两肺下叶、右肺中叶内侧段及左肺上叶舌段炎症；③肺气肿，双上胸膜增厚，纵隔内淋巴结显示；④右心房、左心室增大，主动脉及冠状动脉多发粥样硬化，心腔内密度降低，考虑为贫血；⑤肝脏内多发异常密度影。

中医诊断：肺癰（风邪犯肺证）。

西医诊断：①社区获得性肺炎，非重症；②2 级高血压（中危）；③多发性骨髓瘤；④乙型肝炎小三阳；⑤肺气肿；⑥动脉粥样硬化（主动脉及冠状动脉多发粥样硬化）。

（二）诊治经过

患者在呼吸科治疗期间，先后予中流量给氧（3 月 16 日至 3 月 17 日）、低流量吸氧（3

月 17 日至 3 月 18 日）、高流量湿化治疗仪辅助呼吸（3 月 18 日至 3 月 19 日），先后予头孢哌酮钠舒巴坦钠（3 月 16 日至 3 月 18 日）、亚胺培南西司他丁钠（3 月 19 日）抗感染，非洛地平＋厄贝沙坦＋富马酸比索洛尔控制血压，羧甲司坦口服溶液止咳化痰，雾化吸入异丙托溴铵解痉平喘，沙利度胺胶囊治疗多发性骨髓瘤，人粒细胞刺激因子升高粒细胞，恩替卡韦分散片抗病毒及对症支持治疗。中医方面，辨证论治，配合中医特色疗法调节脏腑功能。3 月 19 日患者肺部炎症较前进展、血氧饱和度降低，考虑病情危重转至 ICU 继续治疗。

转入 ICU 后，结合患者胸部影像学、炎症指标及患者症状体征，考虑重症肺炎诊断明确，高流量湿化治疗仪辅助呼吸，予亚胺培南西司他丁钠静脉滴注、伏立康唑片口服抗感染，盐酸氨溴索注射液静脉推注化痰、布地奈德雾化解痉平喘。气道支持方面，予序贯高流量氧疗、无创呼吸机辅助通气、气管插管接呼吸机辅助通气。气管插管后氧合改善欠佳，考虑肺部感染、肺渗出增多相关，予俯卧位通气改善肺引流及氧合，根据血气分析调整呼吸机参数，定期纤维支气管镜行气道管理，并予乌司他丁静脉推注抗炎减少肺渗出、氨溴索化痰、布地奈德雾化解痉平喘等处理。抗感染方案：亚胺培南西司他丁钠（3 月 19 日至 3 月 23 日，3 月 30 日至 4 月 2 日）、万古霉素（3 月 23 日至 4 月 10 日）、哌拉西林钠他唑巴坦钠（3 月 27 日至 3 月 30 日）、美罗培南（4 月 2 日至 4 月 13 日）、伏立康唑（3 月 19 日至 4 月 13 日）。后期患者出现感染性休克、急性肾损伤及急性肝功能不全等器官损害，治疗上予定期纤维支气管镜行气道管理，积极补液扩容、去甲肾上腺素维持循环，动态评估患者血容量，CRRT 调节血容量及稳定内环境，胺碘酮控制心律，恩替卡韦抗病毒；低分子肝素（3 月 24 日至 4 月 13 日）抗凝预防血栓；积极营养支持，泮托拉唑抑酸护胃预防应激性溃疡；多发性骨髓瘤方面请血液科会诊评估专科治疗方案，治疗上予人粒细胞刺激因子（3 月 20 日至 3 月 22 日）＋地榆升白片（3 月 19 日至 3 月 23 日）提升白细胞浓度，并动态复查血常规。中医方面，四诊合参，改辨证为肺肾两虚证＋脾虚湿瘀化热证，治以宣肺化痰、利胆退黄清热，兼以通腑泻下，予参附注射液回阳救逆，配合中医特色疗法调理脏腑，中药辨证给予。

（三）临床结局

经过系列治疗后，患者病情趋于稳定，于 4 月 12 日拔除气管插管，改高流量湿化治疗仪给氧。4 月 13 日转回呼吸科继续治疗，4 月 24 日出院。

【诊治评析与心得体会】

在我国，感染性休克的发病率约为 236/10 万，多发人群多为老年人、免疫力低下者、长期服用免疫抑制剂患者等，并可累及身体多个器官，而肺部感染则是导致感染性休克的最常见病因之一。此患者为高龄男性，多发性骨髓瘤患者，曾行免疫抑制治疗，存在多种重症肺炎、感染性休克的高危因素。结合此患者的临床救治过程，笔者对重症肺炎合并感染性休克的救治有如下心得体会。

1）快速响应和早期干预：由于重症肺炎合并感染性休克的病情进展快，治疗时间紧迫，救治的关键就是要快速响应和早期干预。为此，医护人员需尽快对患者进行初步评估，包括细致收集患者病史、全面检查患者体征、评估患者的生命体征等。在快速确诊后，一些早期干预和治疗措施需要尽快实施，如进行氧疗、直接快速进行血液培养和早期抗生素治疗等措施，以尽可能地控制感染，维护循环功能和器官灌注。

2）综合支持治疗：对于重症肺炎合并感染性休克患者，常常存在严重的呼吸衰竭和心脏等器官循环功能障碍。此时，需要综合设置支持治疗措施，如机械通气治疗，配合肺保护性通气策略、应用正压通气，避免气道损伤等，能够缓解呼吸窘迫的情况，保证肺部充分通气；同时血流动力学治疗也很关键，常规包括使用容量扩充剂等增加有效循环容量，应用药物激活心肌收缩力，维持心脏的收缩功能和血流动力学的稳定等。液体管理是有争议的，目前越来越注重个体化，具体的治疗方案需由医生根据患者身体状况、动脉血气分析监测结果和心肺压力指数等相关指标综合评估制定。

3）抗生素合理选择并调整：感染是导致感染性休克的根本原因，抗生素治疗是重要的治疗手段。然而，抗生素选择及调整是十分重要的。在选择抗生素时，需要根据患者的病原菌及其药物敏感性，进行个体化的抗生素治疗。例如，对于严重感染、败血症等病情严重的患者应该在接纳血培养结果后快速认定致病菌的种类和药物敏感性，并在经过临床实际反应检测和药敏试验后调整抗生素种类和用量。抗生素应根据病原学和临床反应进行及时调整，以减少药物耐药性和不良反应的发生。

4）密切监测及时干预：重症肺炎合并感染性休克患者病情变化快、复杂多样，需要医护人员密切监测患者的生命体征，如感染指标、血流动力学和呼吸功能等，及时发现和干预患者的生命体征异常。常见的监测指标包括血压、心率、体温、呼吸频率、动脉血气分析、血常规、生化指标等。同时，还需要密切关注器官功能状态的变化，例如监测肾功能、肝功能、神经系统功能等，并及时采取相应的治疗措施。若有器官损伤或功能障碍的迹象，可能需要进行适当的器官支持治疗，如肾脏替代治疗、肝功能支持等，以避免多器官功能障碍综合征的发生。

5）个体化治疗和综合协作：重症肺炎合并感染性休克的救治需要医护团队的综合协作以及个体化的治疗方案。因患者的病情和体征差异较大，治疗方案需要根据患者的具体情况进行个体化调整。由于重症肺炎合并感染性休克涉及多个科室，包括感染科、重症医学科、呼吸科、心血管科等，因此需要医护人员之间的紧密合作和有效沟通。各科室专家应共同参与制定治疗方案，共同监测患者病情变化，并根据患者的需求进行及时调整。

在重症肺炎合并感染性休克的救治中，需要紧密关注患者的综合状况，全面评估患者的病情，及时干预和调整治疗方案。此外，患者的家属也是重要的支持者和参与者，需要与他们进行有效的沟通和教育，让他们了解患者的病情和治疗进展，增强他们的参与意识和信心，从而共同抗击该病。

【学术争鸣与分享】

在重症肺炎导致的严重感染性休克的救治中，存在一些临床治疗的争议观点，主要涉及以下几个方面。

1）液体管理策略：液体管理在感染性休克的救治中非常重要，但在液体类型、液体总量和速度等方面存在争议。一方面，一些研究支持应用早期积极液体复苏，以增加有效循环容量，改善组织灌注。另一方面，一些学者认为过度液体复苏可能导致液体过负荷、肺水肿和器官功能损伤，并主张采用限制性液体管理策略。目前，液体管理的原则是个体化，需要根据患者的具体情况进行调整。

2）血管活性药物的选择和使用：在感染性休克的救治中，血管活性药物（如血管加压药和正性肌力药）的选择和使用也存在争议。一方面，一些学者主张使用血管加压药和正性肌力药以提高心脏输出和组织灌注。另一方面，一些研究认为过度使用血管活性药物可能增加心脏负担，导致心脏功能恶化，并不一定能改善预后。因此，血管活性药物的使用需要根据患者的具体情况和监测指标进行个体化调整。

3）血糖控制策略：高血糖在感染性休克的患者中常常存在，并与不良预后相关。然而，对于糖控制的目标范围和最佳方法，存在争议。一些研究认为，过度密集的血糖控制可能增加低血糖的风险，并没有明显改善预后的好处。因此，目前的观点是，对于患者的血糖控制，需要根据患者的病情和基础糖尿病情况等因素进行个体化评估和调整。

4）抗生素治疗的个体化：抗生素治疗在感染性休克救治中起着至关重要的作用。然而，在抗生素种类、剂量和疗程等方面存在争议。一方面，一些学者主张使用广谱抗生素以尽早覆盖可能的病原菌，并根据临床反应和病原学检测结果进行调整。另一方面，一些研究认为应该进行针对性抗生素治疗，避免滥用抗生素，减少耐药性的发展。此外，关于延长抗生素的输注时间还是间断输注抗生素，近期也是研究的热点。因此，抗生素的个体化治疗策略也需要根据患者的具体情况和病原学检测结果进行调整。

这些学术争鸣的观点反映了在重症肺炎导致的严重感染性休克救治中，仍然存在一些不确定性和不一致性的问题。这也强调了个体化治疗和基于循证医学的实践的重要性，医护人员需要根据最新的研究证据、专家共识以及结合患者的病情特点，制定最合适的诊疗方案。

【中医药特色与优势】

中医治疗脓毒症具有综合治疗、个体化方案和药物疗效温和等优势，为多学科治疗团队提供了补充和选择。

1）综合调理：中医药强调整体调理，注重平衡阴阳、调和脏腑功能。通过中药的配伍运用，可以调整机体的免疫系统、抗炎反应和抗氧化能力。针对感染性休克患者常见的症状如发热、头痛、乏力等，中医药可以根据个体病情选择相应的中药方剂进行调理。

2）病因辨证论治：中医药强调辨证论治，将疾病分为不同的证型，并根据病因病机进行针对性治疗。针对感染性休克，中医药可以根据患者的症状和体征，如湿热毒蕴、气滞血瘀等，选择具有清热解毒、活血化瘀等功效的中药进行治疗。

3）支持性治疗作用：中医药在感染性休克的救治中常用于支持性治疗，如辅助调节体温、缓解疼痛和改善睡眠质量。中医药还可以缓解消化系统症状，促进食欲和营养摄入，维持患者的营养状态。

4）抗炎与免疫调节：中医药中的许多药物成分具有抗炎和免疫调节作用。中医药可以抑制炎症反应、调节免疫系统功能，并有助于降低组织器官损伤和疾病的恶化。具有清热解毒、抗菌、抗病毒等功效的中药可以用于改善感染性休克患者的炎症状态。

5）减少药物不良反应：中医药多为天然草药，具有温和的药性和较少的药物不良反应。相比于某些西药治疗，中医药可以减少对患者的药物负担，降低药物相关不良反应的发生。

综合治疗能够发挥中医药和西医药的优势，提高重症肺炎导致的严重感染性休克救治的疗效。

参 考 文 献

李敏，陈建荣，顾鹏，等. 基于中医时间医学理论指导参附注射液择时用药治疗阳气暴脱型感染性休克的临床研究. 河北中医，2021，43：1457-1461.

刘伟，龚普阳，顾健，等. 具解热抗炎、免疫调节作用的中药用于治疗新型冠状病毒肺炎（COVID-19）的探讨. 中药材，2020，43：2077-2083.

Abdul-Aziz M H，Hammond N E，Brett S J，et al. Prolonged vs intermittent infusions of beta-lactam antibiotics in adults with sepsis or septic shock：a systematic review and meta-analysis. JAMA，2024.

Bullock B，Benham M D. Bacterial Sepsis. In：StatPearls，Treasure Island（FL）ineligible companies. 2024.

Carlos Sanchez E，Pinsky M R，Sinha S，et al. Fluids and early vasopressors in the management of septic shock：Do we have the right answers yet? Crit Care Med（Targu Mures），2023，9：138-147.

Evans L，Rhodes A，Alhazzani W，et al. Surviving sepsis campaign：international guidelines for management of sepsis and septic shock 2021. Crit Care Med，2021，49：e1063-e1143.

Klompas M，Rhee C. Victories and opportunities in the surviving sepsis campaign's antibiotic timing guidance. Crit Care Med，2024，52：1138-1141.

Ranjit S，Kissoon N，Argent A，et al. Haemodynamic support for paediatric septic shock：a global perspective. Lancet Child Adolesc Health，2023，7：588-598.

Rios E M，Breda K L. Time is survival：continuing education on sepsis for neurosurgical critical care nurses. J Contin Educ Nurs，2024，55：224-230.

Taylor S P，Kowalkowski M A，Skewes S，et al. Real-world implications of updated surviving sepsis campaign antibiotic timing recommendations. Crit Care Med，2024，52：1002-1006.

（禹 移）

病例22 骨髓感染合并感染性多脏器功能障碍综合征

【典型病例】

（一）病史资料

黎某某，男，75岁，2023年5月3日求诊。

主诉：乏力2月余，加重伴腰痛10天余，发热半天。

现病史：患者诉于2月余前无明显诱因出现乏力，纳差，当时无发热恶寒，无头痛，无咳嗽咳痰，无心慌心悸，2023年3月19日患者自觉乏力加重，头晕，纳差，恶心欲呕，伴发热（最高体温38.3℃），门诊检查：谷氨酸（Glu）19.75mmol/L；β-羟丁酸 0.61mmol/L；hsCRP 236.56mg/L；血常规：WBC 13.64×10⁹/L，NEUT% 88.7%。遂收入我院ICU就诊，住院期间血培养示金黄色葡萄球菌感染，对多种药物敏感。主要诊断为"①脓毒症；②菌血症（金黄色葡萄球菌）；③糖尿病性酮症；④慢性肾脏病3期"，给予厄他培南＋万古霉素抗感染，静脉滴注万古霉素期间出现皮疹，遂更换为厄他培南＋克林霉素抗感染，经治疗于4月4日好转后出院。出院后纳差改善明显，但仍有乏力不适，10天前患者开始出现腰痛不适，并伴有双侧臀部、大腿放射痛，活动受限，间断外敷膏药等改善不明显，昨日开始出现少尿，无尿憋，无腹胀腹痛，无畏寒发热，患者及家属自觉病情加重，遂于4月30日至二沙岛急诊就诊，急诊内科完善相关检查。肾功能：Urea 18.39mmol/L，Cr 213μmol/L；hsCRP 250.06mg/L；血常规：

WBC $11.92×10^9$/L，NEUT% $11.09×10^9$/L。考虑病情危重复杂，遂收入留观，经过抗感染等对症治疗患者症状仍持续，炎症指标偏高，考虑脓毒症，病情危重，反复与家属沟通并转至肾内科。

既往史：高血压病史 20 余年，血压最高 160/94mmHg，现口服琥珀酸美托洛尔缓释片（倍他乐克）（47.5mg，口服，每日一次）、奥美沙坦片（20mg，口服，每日一次）控制血压，自诉血压控制可。糖尿病病史 20 年余，4 月 4 日出院后予"三短一长"注射（诺和锐特充 12U 早餐前、7U 餐前、5U 晚餐前，地特胰岛素 10U 睡前），近期未规律注射，近期空腹血糖 14.2mmol/L，睡前血糖 20.2mmol/L。8 年前行右侧腰部皮肤肿瘤切除术，病理回报基底皮肤癌，自诉病情稳定。自诉左足部分骨质缺损，游离至左足底，行走稍影响。2017 年 4 月 11 日因老年性白内障于我院眼科行右眼白内障手术，术后恢复可。因"双眼渐进性视物模糊"于 2020 年 3 月 10 日眼科行玻璃体腔注药术（双眼，雷珠单抗）＋前房穿刺术（双眼），术后恢复良好。否认既往冠心病、肝病等内科病史。否认肝炎、肺结核等传染病史。否认其他手术、外伤及输血史。

过敏史：青霉素、万古霉素过敏，否认其余药物食物过敏。

个人史：出生并生长于原籍，居住条件可，否认疫水疫区接触史。既往抽烟饮酒，现已戒烟酒。

查体：T 37.8℃，P 120 次/分，R 30 次/分，BP 172/89mmHg，SpO_2 98%（2L/min）。神志清楚，精神疲倦，形体肥胖，对答合理，营养良好，查体合作。全身皮肤巩膜无黄染，右侧腰背部可见术后褐色瘀痕，约 5cm×3cm 大小，局部暂未见明显破溃、渗液、脓性分泌物，余皮肤黏膜未见皮疹。浅表淋巴结无肿大，头颅畸形无，双瞳孔等大等圆，双瞳孔直径 3mm，对光反射灵敏。颈软，无抵抗，活动好，颈静脉无怒张，肝颈静脉回流征（－）。气管居中，甲状腺无肿大，无压痛及无震颤。心肺查体详见专科检查。腹部稍膨隆，腹软，无包块，全腹无压痛及反跳痛无，肠鸣音正常，肝脾肋下未及，肝肾区无压痛及叩痛，麦氏点压痛阴性，墨菲征阴性。四肢无畸形。神经系统检查：四肢肌力肌张力正常，生理反射存在，病理反射未引出。双下肢轻度浮肿。舌质淡暗，舌前裂纹，苔根白腻，脉弦数。

专科查体：胸廓对称无畸形，双肺触觉语颤对称，呼吸稍促，双肺叩诊呈清音，双肺呼吸音粗，双肺可闻及湿啰音，未闻及胸膜摩擦音。心前区无隆起，心脏未触及震颤及摩擦感，心率 130 次/分，律不齐，各瓣膜听诊未闻及杂音。

辅助检查：2023 年 4 月 26 日，肾功能检查：Cr 135mol/L，肾小球滤过率估算值 44.23ml/（min·1.73m²）；β-羟丁酸 0.32mmol/L；CRP 58.50mg/L。腰椎 DR：①右肩退行性变；②腰椎退行性变，L3 不稳后移，未排除 L2/3、L3/4、L4/5、L5/S1 椎间盘突出或膨出；③双关节退行性变，余骨盆未见骨质异常。2023 年 4 月 30 日，胸＋全腹 CT：①左肺上叶前段、舌段、右肺中叶及下叶后基底段少许炎症，部分为慢性，建议治疗后复查；②双肺多发小结节；③心脏增大，左心室大为主，主动脉及冠状动脉硬化；④右侧胸锁关节骨质破坏，周围软组织肿胀；⑤胆囊泥沙样结石，慢性胆囊炎；⑥左肾囊肿（部分为复杂囊肿）；⑦前列腺轻度增生；⑧右侧精囊腺钙化灶；⑨腰椎退行性变及多发施莫尔结节，L4/5 椎体缘骨质破坏，前方软组织肿胀。2023 年 5 月 1 日，降钙素原 5.05ng/ml；前列腺特异性抗原（PSA）3 项：总前列腺特异性抗原 6.56ng/ml，游离前列腺特异性抗原 1.03ng/ml，结合前列腺特异性抗原 5.53ng/ml，PSA（F/T）0.16；糖化血红蛋白 A1 7.7%，粪便常规示隐血试验阳性（3＋）。甲胎蛋白（AFP）、糖类抗原 19-9（CA19-9）、癌胚抗原（CEA）未见明显异常。2023 年 5 月 3 日，CRP 200.34mg/L；血常规：NEUT% 86.1%，LYM% 5.91%，RBC $3.31×10^{12}$/L，Hb 89g/L，PLT $118×10^9$/L；钙 2.05mmol/L；生化检查示 Urea 26.39mmol/L，Cr 301μmol/L，TCO_2 17.81mmol/L；降钙素原 2.12ng/ml。

中医诊断：①发热（湿热瘀阻证）；②腰痛（湿热瘀阻证）。

西医诊断：①脓毒症；②感染性多器官功能障碍综合征（凝血、肾脏）；③腰痛（腰椎感染？肿瘤？）；④尿道感染；⑤肺部感染；⑥骨质破坏（右侧胸锁关节 L4/5 椎体缘骨质）；⑦急性肾衰竭；⑧血小板减少；⑨低蛋白血症；⑩中度贫血；⑪2 型糖尿病伴有多个并发症；⑫2 型糖尿病性视网膜病变；⑬腰椎椎管狭窄；⑭腰椎间盘突出；⑮慢性肾脏病 3 期；⑯3 级高血压（高危）；⑰高血压心脏病；⑱阵发性心房颤动；⑲老年性黄斑变性（双眼）；⑳高甘油三酯血症；㉑高尿酸血症；㉒胆囊结石伴慢性胆囊炎；㉓大手术个人史，不可归类在他处者（腰部皮肤肿瘤切除术后、双眼人工晶状体植入术后）。

（二）诊治经过

入院后完善相关检验检查，治疗给予厄他培南、盐酸克林霉素注射液抗感染，酒石酸布托啡诺注射液镇痛，酒石酸美托洛尔片、硝苯地平控释片控制血压心率，补液支持等对症治疗。经上述治疗后，患者感染仍未控制，5 月 4 日转入 ICU，转入后完善相关检查：hsCRP 185.72mg/L；血常规：WBC $13.52×10^9$/L，中性粒细胞（NE）$12.12×10^9$/L，Hb 98g/L；血气分析：pH 7.440，PO_2 122.0mmHg，PCO_2 23.0mmHg，SB 18.7mmol/L，AB 15.5mmol/L，吸氧浓度 40%；降钙素原 0.60ng/ml。5 月 5 日血培养及鉴定示金黄色葡萄球菌感染。复查头颅、胸部 CT 示：颅脑对比 2023 年 3 月 19 日、胸部对比 2023 年 4 月 30 日 CT 片，现片示：①左内侧枕叶及海马大片状慢性脑梗死，与前大致相仿；侧脑室旁脑白质疏松，轻度脑萎缩；双侧椎动脉及颈内动脉颅内段硬化；②左肺上叶前段、舌段、右肺中叶及双下叶后基底段炎症，较前增多；双侧胸腔少量积液。考虑患者脓毒症，血流感染，肺部感染，予厄他培南联合克林霉素抗感染、抗炎、化痰、抑酸护胃、调脂稳斑、输血及对症支持治疗。但患者仍有发热，复查炎症指标上升，5 月 7 日血常规：WBC $18.69×10^9$/L，NE $16.45×10^9$/L；降钙素原 0.30ng/ml；CRP 80.20mg/L。5 月 7 日患者出现呼吸气促、外周血氧饱和度低伴意识水平下降，考虑脓毒症脑病可能，予气管插管接呼吸机辅助通气。复查血培养及完善骨髓培养仍提示金黄色葡萄球菌，故调整抗感染方案为利奈唑胺，对症支持治疗同前。经治疗后，患者体温正常，复查炎症指标逐渐下降。

（三）临床结局

患者后期复查炎症指标下降，循环相对稳定，内环境稳定，于 5 月 18 日拔除气管插管。并于 5 月 22 日转肾内科进一步治疗，肢体乏力症状明显缓解，于 5 月 29 日办理出院。

【诊治评析与心得体会】

（一）脓毒症感染部位的筛查

脓毒症感染部位的筛查是为了确定感染的来源和范围，有助于指导适当的治疗方案。常见的筛查方法包括体格检查、实验室检查和影像学检查。体格检查包括观察皮肤、查找红肿、皮肤温度升高等征象，并通过触诊检查是否有痛觉过敏或局部压痛。实验室检查可以评估炎症指标、感染标志物和细菌培养等，例如血液检查、尿液分析、呼吸道分泌物检查等。影像学检查，如 X 射线、超声波、CT 扫描或核磁共振成像（MRI），可以提供更详细的感染部位信息。此患者以全身乏力、加重伴腰痛，发热等症状入院，血培养提示金黄色葡萄球菌，但入血部位尚未明确。CT 检查提示右侧胸锁关节骨质破坏，周围软组织肿胀，L4/5 椎体缘骨质破坏，前方软组织肿胀。骨质破坏原因不明确，请骨科会诊后考虑骨髓感染可能，改行骨髓穿刺明确骨髓感染。

（二）骨髓感染导致脓毒症患者的临床管理

骨髓感染是脓毒症的一种常见病因之一，对于这种情况，通常需要进行抗感染疗程来控制感染并治疗脓毒症。以下是一般情况下骨髓感染导致的脓毒症抗感染疗程的一些常规措施。

1）抗生素治疗：骨髓感染通常需要使用抗生素来控制感染。医生会根据病原体的敏感性和抗生素的选择，确保选择适合的抗生素。根据疾病的严重程度和患者的情况，抗生素可以通过口服或静脉注射等途径给予。抗生素治疗的疗程长短取决于感染的严重程度和个体情况。在抗感染疗程中可能需要根据实际情况对抗生素进行调整。这包括根据病原体培养和药敏结果进行抗生素的更换或调整剂量。定期评估疗效和患者的临床反应，以便根据需要进行适当的调整。

2）支持性治疗：骨髓感染所导致的脓毒症可能会对身体造成严重的影响，需要提供支持性治疗来维持身体的功能。这可能包括静脉输液、疼痛管理、营养支持以及其他有助于康复的治疗措施。

3）多种抗生素的联合使用：在某些情况下，骨髓感染可能需要同时使用多种抗生素进行联合治疗。联合使用抗生素可以增加疗效，减少耐药性的发展。联合治疗方案的选择需要医生根据具体情况来确定，根据病原体的敏感性和抗生素的相互作用进行决策。

需要明确的是，骨髓感染导致脓毒症的治疗是复杂的，需要医生根据患者的具体情况进行个体化的治疗方案。

【学术争鸣与分享】

骨髓感染导致脓毒症的临床监测与治疗中可能存在一些学术争鸣的问题。以下是一些常见的学术争鸣点。

1）早期识别与干预：关于脓毒症早期识别与干预的最佳策略存在争议。一些研究认为通过多种临床和生化标志物的组合来进行早期识别，有助于及早干预和改善预后。然而，哪些标志物和诊断标准应用于早期识别仍然有待进一步研究和辨别。

2）细菌培养与经验性抗生素治疗：在骨髓感染导致的脓毒症患者中，明确病原体和相应的抗生素敏感性是重要的。然而，细菌培养结果需要时间，而脓毒症需要尽早治疗。因此，一些研究在早期使用经验性抗生素治疗方面存在争议，以平衡尽早开始治疗的需要和避免不必要的广谱抗生素使用。

3）抗生素疗程的持续时间：关于抗生素疗程持续时间的最佳选择也存在争议。一些研究认为短程抗生素治疗可能与长程抗生素治疗具有相当的疗效，同时减少了耐药性和不良反应的风险。然而，这个问题尚没有得出明确的共识，临床医生需要根据患者的具体情况进行权衡决策。

4）手术干预的适应证与时机：在一些骨髓感染导致的脓毒症患者中，手术干预可以清除感染灶，减少感染负荷。然而，手术的适应证和最佳时机仍然存在争议。一些研究支持早期手术干预的重要性，而另外一些研究认为临床症状与影像学的持续改善可能是手术干预的重要指标。

需要明确的是，这些学术争鸣点仍在不断研究和探索中，并且最佳实践可能会因患者的个体情况和临床医生的专业判断而有所不同。

【中医药特色与优势】

骨髓感染导致脓毒症是一种严重的疾病，中医药在其治疗中有一些特色，但需要强调的是，骨髓感染严重程度较高，中医药作为辅助治疗方法，应与现代医学治疗相结合。以下是中医药在骨髓感染导致脓毒症治疗中的一些特色。

1）辨证施治：中医药强调个体化的辨证施治。中医师会根据患者的症状和体质特点，辨明病机，确定治疗方案。根据中医理论，常见的证型如大热病、寒热错杂、气滞病等，在治疗上有不同的药物组合和方法。

2）温通化瘀：中医药强调温通化瘀的作用，旨在促进炎症区域的血液循环，减轻炎症反应。常用的药物如红花、桃仁、莪术、当归等可以被用来散瘀和活血。护肾护胃：中医药注重保护肾脏和胃肠道的功能。部分患者在长期抗生素治疗过程中可能会出现肾损伤和胃肠道反应，中医药可以使用一些药物如黄芪、山药、白术等来进行养护。

需要强调的是，对于骨髓感染导致的脓毒症的治疗，中医药应作为辅助治疗方法，并不能替代现代医学中的药物和手段。

参 考 文 献

关青青，李杰一，张亚丽. 解毒化瘀方辅助治疗脓毒症急性肾损伤的疗效和胱抑素-C 水平及对炎性应激指标的影响. 中国卫生检验杂志，2023，33（6）：708-711.

蒋赟，尹金磊，郭磊. 温脾汤对热毒内盛型脓毒症病人疗效及对心肌损伤的改善及对炎症的抑制作用. 安徽医药，2023，27（8）：1676-1680.

尹艳萍，牟菲，尹艳丽，等. 脓毒症诱导肝损伤的致病机制和中药及其有效成分治疗研究进展. 中国中药杂志，2024，49（4）：884-893.

Dagys A，Laucaityte G，Volkeviciute A，et al. Blood biomarkers in early bacterial infection and sepsis diagnostics in feverish young children. Int J Med Sci，2022，19（4）：753-761.

De Waele J J. Early source control in sepsis. Langenbecks Arch Surg，2010，395（5）：489-494.

Jimenez M F，Marshall J C. Source control in the management of sepsis. Intensive Care Med，2001，27（Suppl 1）：S49-62.

Reitz K M，Kennedy J，Li S R，et al. Association between time to source control in sepsis and 90-day mortality. JAMA Surg，2022，157（9）：817-826.

Schuetz P. How to best use procalcitonin to diagnose infections and manage antibiotic treatment. Clin Chem Lab Med，2023，61（5）：822-828.

van der Poll T，van de Veerdonk F L，Scicluna B P，et al. The immunopathology of sepsis and potential therapeutic targets. Nat Rev Immunol，2017，17（7）：407-420.

Yan M Y，Gustad L T，Nytro O. Sepsis prediction early detection，and identification using clinical text for machine learning：a systematic review. J Am Med Inform Assoc，2022，29（3）：559-575.

（禹　移）

第七章 中 毒

病例 23 地西泮、氯氮平中毒

【典型病例】

（一）病史资料

鄢某某，女，79 岁，2016 年 8 月 16 日入院。

主诉： 发现神志昏迷 3.5 小时。

现病史（家属代诉）：患者于今日中午 14 时许与人吵架，过量服用药物（可疑服用地西泮空瓶 3 个，规格 2.5mg，300 片）后离家出走。15 时左右被路人发现倒卧在地，呼之不应，由小区保安协助送急诊就诊。患者当时呈昏迷状态，呼之不应，心率波动于 90～110 次/分，呼吸浅慢，喉中痰鸣，血压波动于 78～114/50～56mmHg，血氧饱和度最低达 78%，急诊考虑为药物中毒，立即予吸氧、吸痰、行气管插管及洗胃处理，并予多巴胺、纳洛酮、艾司奥美拉唑等药物治疗后，患者仍然神志不清，生命体征不稳定，遂予转 ICU 监护治疗。

入院症见患者呈昏迷状态，呼之不应，维持经口气管插管，暂无抽搐，无呕吐呛咳，无发热等。

既往史： 脊髓灰质炎病史 70 余年，未经系统诊治。高血压病史 30 余年，自行服用降压药（具体不详）调节，平素血压维持于 150/60～80mmHg，不规律监测或复诊。近 10 多年因睡眠欠佳自行服用地西泮协助睡眠，2002～2003 年间曾发生一次因情绪波动大而过量服用地西泮史，当时送至当地医院住院治疗，后好转出院（具体不详，未见住院记录）。3 年前发现"股骨头坏死"于门诊治疗，现维持每年注射 1 次药物补钙治疗。

个人史： 适龄婚育，育有 1 女，现丧偶。过敏史无特殊。

查体： T 36.0℃，P 95 次/分，R 23 次/分，BP 136/58mmHg（维持多巴胺升压），昏迷状态，形体稍肥胖，营养良好，被动体位，查体欠合作，呼之不应。双侧瞳孔等大等圆，直径约 1.5mm，对光反射迟钝。双肺叩诊清音，双肺呼吸音弱，可闻及中量痰鸣音，心率 95 次/分，律齐，各瓣膜区未闻及病理性杂音及附加心音。脐下可见一纵行陈旧性手术瘢痕，长约 6cm，腹壁无浅表静脉怒张，腹部压痛触诊欠配合，肠鸣音弱，约 2 次/分。舌未及，脉数大。神经系统查体 GCS 评分（E1VTM1）3 分，压眶反射消失，肌力测定不能配合、肌张力减弱。共济运动测试不配合。生理反射减弱，病理反射未引出。

中医诊断： 神昏病（气虚毒滞证）。

西医诊断： ①多种药物和特指精神活性物质急性中毒（地西泮中毒？）；②2 级高血压（中危）；③睡眠障碍；④脊髓灰质炎后遗症；⑤股骨头无菌性坏死；⑥手术史（剖宫产）。

（二）诊治经过

入院后查头颅及胸部 CT：①双侧基底节区、双侧放射冠、半卵圆中心及双侧额叶皮质下多发腔隙样脑梗死；②侧脑室旁脑白质变性，脑萎缩；③鼻咽顶后壁软组织增厚，请结合临床；④双侧上颌窦、筛窦及蝶窦炎症；⑤右肺中叶内侧段、左肺上叶舌段及左肺下叶炎症，部分为慢性炎症，建议治疗后复查；⑥双侧胸腔少量积液，并双下肺含气不全，其中右下肺实变不张，建议复查或 CT 增强检查；⑦主动脉及左冠状动脉粥样硬化；⑧胸椎退行性变；⑨肝脏 S8 肝内胆管小结石或钙化灶。肾动脉彩超示双肾内动脉血流频谱未见明显异常。

治疗上，呼吸方面，维持气管插管保护气道通畅，接呼吸机辅助通气。药物中毒方面，考虑患者有服用大量地西泮药物病史，目前神志不清，已行充分洗胃治疗，减少药物吸收，予番泻叶鼻饲通便促进药物排泄，加强补液，促进药物代谢，并给予床旁血滤及血液灌流清除药物；患者出现血压低，考虑地西泮药物过量所致，给予积极清除药物治疗的同时，适当使用血管活性药物，继续多巴胺或去甲肾上腺素泵入升压，保证重要器官的供血供氧。患者入 ICU 后，胃管负压一过性引流出红色血性内容物约 50ml，考虑为机体应激性溃疡，加之洗胃引起黏膜损伤导致应激性消化性溃疡并出血，给以加强抑酸护胃，予去甲肾上腺素以及冰盐水冲洗止血。还原型谷胱甘肽钠静脉滴注护肝，密切监测肝肾功能。并予纳洛酮促醒，单唾液酸四己糖神经节苷脂注射液营养神经。

中医方面，对于药物中毒的病因病机，按照传统的《中医诊断学》，应该属于外因或不内外因，因为地西泮及氯氮平等药物，在民国以前是没有的，所以在辨证论治方面，中医古籍的参考可能性较小。但是按照脉象症状来看，属于气虚毒滞或阴虚毒滞；检索相关现代文献发现地西泮中毒的患者多以气虚毒滞为主。所以，在治疗上，患者因目前辨证虚实兼见，在依托现代医学血液灌洗、血液滤过之法基础上，予黄芪注射液益气扶正、托毒外出；其神志内闭，则予鼻饲苏合香丸芳香化浊、温开心窍以唤醒神志；汤药方面，予解毒汤益气扶正，理气托毒为辅。处方上，以重剂甘草、石斛养阴益气解毒为君，臣以丹参、茅根清营利尿使邪有出路，厚朴降腑气以助通便泻毒，石菖蒲醒神开窍以为引，白术、生姜固护胃气为本。具体拟方如下：甘草 30g，丹参 15g，石斛 30g，白茅根 30g，生姜 15g，厚朴 15g，石菖蒲 15g，白术 15g。

查血常规：WBC 12.47×10^9/L，NEUT% 92.7%，LYM% 4.2%；深部痰细菌培养及药敏定量试验示金黄色葡萄球菌、肺炎克雷伯菌感染。先后予头孢哌酮钠舒巴坦钠、亚胺培南西司他丁钠静脉滴注抗感染。8 月 18 日外院结果回复，胃液内发现地西泮、氯氮平药物成分。患者治疗后，于 8 月 24 日神志转清；于 8 月 25 日、29 日及 9 月 1 日先后尝试拔除气管插管，拔管后患者均出现低氧血症、呼吸衰竭状态，经抢救、重置气管插管后自主呼吸可维持，无须呼吸机辅助通气，经院内多科会诊考虑仍存在中枢抑制致排痰反射弱、上气道局部（如声门、会厌等）水肿等因素，予加甲泼尼龙静脉推注抗炎消除局部水肿，吸入用布地奈德混悬液减轻气道反应等处理，俯卧位通气，以及拍背排痰减轻呼吸道炎症。经治疗后患者状态逐渐转佳，排痰量逐渐减少，9 月 7 日复查颈、胸部 CT 示右肺下叶后基底段节段性压迫性肺不张，右肺中叶内侧段、左肺上叶下舌段、下叶后基底段少量纤维灶，胸段气管、左右主支气管及其叶段分支管壁多发不连续钙化，右侧斜裂少量积液，双侧胸腔少量积液。9 月 9 日顺利拔除气管插管，拔管后患者未再发呼吸困难症状，复查患者动脉血气未见二氧化碳潴留、氧合好，于 9 月 12 日转至呼吸科继续专科治疗。

（三）临床结局

转入呼吸科后，继续给予营养神经，控制血压等治疗，患者精神烦躁，睡眠障碍，请心理睡眠科会诊后给予奥氮平口服，请吞咽诊疗科会诊协助吞咽功能康复治疗。9 月 15 日再次出现发热，检查提示血培养阳性：金黄色葡萄球菌，对美罗培南敏感，予美罗培南抗感染后，患者无发热，查 CRP 17.6mg/L；血常规：WBC $7.16×10^9$/L，NEUT% 66.9%，LYM% 19.1%，Hb 89g/L，HCT 27.9%，PLT $291×10^9$/L；精神状态可，神志正常，对答合理，给予带药出院。

【诊治评析与心得体会】

通过对相关文献的复习，结合该病例的成功救治经验，笔者有以下体会。

（一）药物中毒是常见急症

我国每年药物中毒人数占医院急诊就诊量的 6%～8%。苯二氮䓬类药物为临床常用药，患者因失眠可能长期备用地西泮或艾司唑仑，其主要作用于杏仁核，与人的情绪、记忆密切相关，大剂量使用能抑制中枢神经及心血管系统，还可出现可逆性的神经功能缺损。

王艳荣等总结了 600 多例老年人安定类药物中毒临床特点如下：①老年患者无明显性别差异。②发现不及时，就诊时间晚。因老年人多伴有睡眠障碍，且不需要早起工作，因此晨间未起家人多认为是由于夜间入睡晚，睡眠差，故未及时确认其意识状况，多因发现空药瓶或药盒，或是午时仍未起床才引起重视，就诊时间一般距服药时间平均为 14.5 小时。③诱因欠明确。83.4%的中青年过量服药患者具有明确精神疾病或发生激烈争执后出现，因此家人或朋友比较注意其情绪及意识变化；老年患者明确心理疾病者较少，且发病前大多无明确纠纷，家人未意识到患者可能会出现服药过量，因此重视程度不足。④病情重，并发症多，治疗时间长。

（二）镇静催眠类药物中毒的救治

血液净化技术目前已成为现代中毒、急危重症救治领域中引人瞩目的治疗方法之一。其中血液灌流是一种较早应用于中毒患者的净化方法，利用血液灌流器中树脂及活性炭成分，将脂溶性大且与血浆蛋白结合率高的大分子毒物吸附在其表面，降低血中的毒物浓度，减少毒物在肝、肾内代谢循环，从而达到降低毒物对机体损害的目的，其作为一种直接、有效的清除毒物方法，越来越多地应用于临床。研究发现，血液灌流在多种急性中毒，尤其是不明毒物中毒的救治中均取得良好效果，特别适用于水溶性、脂溶性以及易与蛋白结合的大、中分子毒性物质。李勇等研究发现，急诊床旁血液灌流配合常规药物治疗能进一步降低老年镇静催眠类药物中毒患者血浆药物浓度，有效改善血气状态，降低血清炎性因子水平，促进患者恢复，疗效显著，安全性高。

但血液灌流有一定的局限性，如对不与蛋白或血浆其他成分结合的中、小分子毒物清除作用差，对炎症介质无清除作用，不能改变由毒物引起的机体病理生理改变。所以对于那些心、肺功能较差的老年中毒患者，尤其对那些血流动力学情况不稳定，合并有脏器功能损害的老年患者，无法采取单一的血液灌流方式短期内清除毒素，导致很快出现多系统器官功能衰竭。而血液滤过是利用弥散及吸附原理，连续、缓慢地清除毒物，清除游离或解离的小分子毒物，清除炎症介质，纠正电解质和酸碱平衡紊乱，维持患者的内环境稳定，从而提高了全身炎症反应综合征（systemic inflammatory response syndrome，SIRS）和多系统器官功能衰竭救治的成功率。所以，血液灌流与血液净化联合应用救治中毒效果更好，尤其是用于救治并发多系统器官功能衰竭危重中毒患者。而且，血液净化治疗时机的正确掌握也是治疗成败的关键因素之一。强调一个"早"字，一般而言，服药后 6～8h 开始治疗效果较好。

　　纳洛酮也称烯丙羟吗啡酮，是人造的阿片受体拮抗剂，与吗啡、脑啡肽以及外源性阿片肽等药物对比，其通过与阿片肽受体进行非特异性的竞争来发挥作用，在治疗中具有明显的优势。纳洛酮具有较高的脂溶性，可以穿过血、脑之间的屏障，其拮抗效果可以作用于所有的内源性阿片肽受体，可以让患者在较短的时间内改变昏迷、呼吸抑制等情况，并且帮助其维持血压，改善脑代谢，减少脑水肿，促进损伤后运动神经的恢复。除了安定类药物，目前已证实纳洛酮对氯丙嗪、异丙嗪、奋乃静、氯氮平、艾司唑仑等药物中毒引起的嗜睡和昏迷有较好疗效，说明纳洛酮是抢救镇静安眠药急性中毒最有效的首选药物。

【学术争鸣与分享】

昏迷的鉴别诊断

　　昏迷是一种最严重的意识障碍，病因包括颅内病变与全身性疾病。颅内疾病往往有中枢神经系统损害的阳性症状及体征，包括脑神经和肢体定位体征、高颅压征、脑膜刺激征及实验室、影像学检查阳性发现。全身性疾病包括系统性疾病及中毒性脑病等，造成的急性功能障碍，通过影响中枢神经系统的代谢而导致意识障碍，临床上往往在颅外脏器的临床征象之后，出现精神异常，意识下降等表现，严重时昏迷，多无神经系统损害的定位体征，仅仅为弥漫性脑功能抑制；实验室检查多能为寻找病因及明确诊断提供线索和依据。

　　为明确诊断，入院时详细向送诊人员询问昏迷患者的病史，并行系统的体格检查，根据临床症状与体征做必要的辅助和实验室检查，例如血及尿常规、血糖、肝肾功能、电解质、心肌酶、血氨、心电图、CT、B 超等，以进一步明确诊断。对患者的所有检查均和抢救措施同步进行，并在最短的时间内完成。病史方面，重点询问内容有起病缓急、发病过程、昏迷是否为病后首发表现、详细了解患者昏迷前的表现、是否有外伤史、是否有中毒以及既往史等，需与各种原因导致的晕厥鉴别。

　　该患者根据病史、CT 等检查，初步诊断为镇静药物过量所致，但是因为老年人药物代谢较慢，患者神志转清时间较长，在治疗过程中，需要定期复查头颅 CT 等检查，排除其他原因。

【中医药特色与优势】

　　对于地西泮中毒的临床抢救，并未形成系统性规范化中医治疗方案，文献报道仅限于少数中药制（汤）剂的参与治疗。袁正强等通过对比观察丹参注射液联合纳洛酮与传统方法治疗重度地西泮中毒患者的疗效，得出如下结论，复方丹参注射液与盐酸纳洛酮两种药物具有协同解除中枢抑制，催醒，改善脑、肝、肺、肾等重要器官的血液循环，促进毒物排泄作用。其治疗效果明显，且显效时间快，优于传统疗法。

　　清开灵注射液具有化痰开窍醒神的作用，其主要成分有黄芩苷、胆酸水牛角、珍珠层粉、板蓝根、牛黄以及金银花等。现代药理学证实，清开灵注射液中的有效成分能够改善脑循环，保护脑细胞，提高中枢神经系统对缺氧的耐受性，促进血液循环，可促进昏迷患者早期苏醒，还能防止感染。朱天清等随机将地西泮中毒患者分为两组，治疗组采用清开灵为主的治疗方法，进行临床对比观察治疗，发现清开灵注射液有明显的促进苏醒、改善症状作用，这可能与清开灵注射液改善脑循环、提高中枢神经细胞对缺氧的耐受性、促进血液循环、化痰开窍醒神的作用有关，且治疗过程中未发现不良反应。王咏梅等发现清开灵注射液联合情绪疗法能够提高安眠药中毒患者的治疗效果，减轻患者的自杀意念，防止事件再次发生。

醒脑静注射液有开窍醒神、化痰通瘀、清解毒邪之功。周瑛等采用醒脑静注射液联合纳洛酮治疗急性安眠药中毒患者，结果发现患者神志恢复时间显著缩短，提示醒脑静与纳洛酮联合应用，与单用纳洛酮或单用醒脑静相比，在促进意识转清，止惊，改善呼吸、血压等方面确有明显疗效，显著缩短地西泮中毒的意识障碍时间及留院观察治疗时间。贺丽等研究是将急性安眠药中毒病例，随机分为研究组和对照组，在常规救治的基础上，研究组给予中药洗胃、大黄导泻、口服甘草绿豆汤解毒，同时静脉给予醒脑静催醒，结果发现，治疗6小时后研究组GCS评分平均值明显提高，治疗24小时后研究组总有效率高于对照组，治疗结束时研究组平均住院时间较对照组缩短。

李琼等认为安眠药中毒的中医辨证多属闭证和脱证，此类患者前期感受秽浊毒邪，蒙蔽脑窍，神明失养，是为闭证，症见神昏、精神弱，或不省人事，牙关紧闭，口水痰多、四肢强直，二便不通，脉沉弦紧等；后期损及正气，气阴两虚，阴阳离决，由闭转脱，症见神识昏聩，不省人事，气息微弱、目合口开、面色苍白，四肢厥冷，二便失禁，脉微欲绝等。当服药量较小（10片以下），且患者意识清醒时，应及时采取吐法、下法，吐法予瓜蒂、赤小豆、淡豆豉等中药煎汤送服以催吐；下法根据阴阳证型分别采用大黄甘草汤类方药攻下导泻，茯苓导赤散利尿以清除体内有毒物质。出现神昏闭证时，用加味通关散煎汤取上清液雾化吸入以开窍通关，或以醒脑静、清开灵等清热解毒、醒脑开窍。

孙博对地西泮中毒的患者进行了中医辨证，结果发现，中度地西泮中毒患者常常出现正气严重受损，气阴两伤，中医辨证多属闭证（阴闭为主）、脱证（阳脱、气脱较阴脱多见）。而重度地西泮中毒患者气阴两伤证更加严重，甚至出现阳气暴脱，中医辨证以脱证为主。故在临床救治此类病例过程中，在采取现有抢救措施的同时，可针对中毒后证候的动态演变规律，根据中医辨证论治的原则，采取祛邪扶正、益气固脱等阶段性中医治疗方案，进一步提高临床救治率。

参 考 文 献

戴自英，陈灏珠，丁训杰. 实用内科学. 11 版. 北京：人民卫生出版社，2002：756.

黄旭升. 昏迷诊断及鉴别诊断的基本要点. 中华保健医学杂志，2008，10（1）：3-5.

李琼，齐文升. 中西医结合治疗安眠药物中毒 84 例的临床观察. 世界睡眠医学杂志，2015，2（1）：19-22.

李修奎，李敬柱，李志芬，等. 连续性静—静脉血液滤过/透析联合血液灌流治疗药物中毒合并多器官功能障碍综合征. 中国危重病急救医学杂志，2006，18（9）：550.

李勇，吴征臻，李龙，等. 急诊床旁血液灌流治疗老年镇静催眠类药物中毒的疗效. 临床急诊杂志，2022，2（1）：60-63.

李忠平，范青香，李晋霞，等. 血液灌流救治急危重症有机磷中毒患者的疗效观察. 中国中西医结合急救杂志，2019，26（1）：117-119.

刘鲁沂，朱永健，李小丽，等. 血液灌流树脂吸附串联连续性静—静脉血液滤过治疗多器官功能障碍综合征的临床研究. 中华急诊医学杂志, 2012, 21（1）: 65-66.

孙博. 急性中毒的急诊救治分析及安定中毒的中医证候初探. 北京中医药大学, 2008.

王翠捷. 盐酸纳洛酮的药理学及临床实施效果评价. 北方药学, 2015, 12（8）: 132-133.

王晓鸥, 唐静. 血液灌流联合 CVVH 在急性重症中毒抢救中的应用. 蛇志, 2009, 21（4）: 273-275.

王艳荣, 韩志蕊, 张秋瓅. 老年患者舒乐安定中毒的临床特点. 中国工业医学杂志, 2013, 26（5）: 342-343.

王咏梅, 刘晖周, 雪音. 中西医结合联合情绪疗法治疗安眠药中毒疗效观察. 辽宁中医杂志, 2017, 44（4）: 797-799.

袁正强, 高建军, 欧阳兴, 等. 丹参注射液和纳洛酮治疗急性重度安定中毒疗效观察. 实用临床医学, 2001, 2（3）: 48-49.

张卫, 花放, 崔兆辉. 羟考酮联合阿片类受体拮抗剂与单独应用羟考酮处理疼痛的系统评价. 临床肿瘤学杂志, 2015, 20（5）: 438-444.

周瑛, 李奇林. 醒脑静与纳洛酮联用治疗安定中毒的临床观察. 中国中西医结合杂志, 2003, 23（1）: 47.

朱天清, 戴玉清. 清开灵为主治疗急性安定中毒 30 例. 中国中医急症, 2003, 5（4）: 360.

（杨　广）

病例 24　亚硝酸盐中毒

【典型病例】

（一）病史资料

林某某, 男, 19 岁, 2023 年 4 月 23 日求诊。

主诉: 呕吐、意识昏迷 3 小时。

现病史（室友代诉）: 患者昨晚 21 时 20 分出现呕吐, 呕吐物性状不详, 伴一过性意识丧失, 自行返回寝室 10 分钟后患者再次出现一过性意识不清, 伴全身乏力、面色苍白、口唇紫绀, 呼吸急促、双上肢屈曲内收, 患者室友遂呼叫 120。21 时 36 分救护车到达, 120 医生现场见患者意识尚清楚, 脸色苍白, 口唇紫绀, 疲倦乏力。问诊期间患者再次出现意识淡漠, 不能对答, 现场测血压 120/67mmHg, 心率 145 次/分, 外周血氧饱和度 85%。立即予开通静脉通道、吸氧、监测, 立即转运返院。21 时 46 分到达抢救室, 转入后立即给予气管插管接呼吸机辅助通气, 加强补液支持及纠正酸中毒。请 ICU、神经五科会诊协助诊疗。21 时 49 分床旁血气回报 pH 7.332, PO_2 189.2mmHg, PCO_2 35mmHg, LAC 9.9mmol/L, MetHb＞70%, BE −9.84mmol/L。室友查询聊天记录发现患者曾自行购买亚硝酸盐, 并于 4 月 22 日凌晨 2 时许服用亚硝酸盐, 4 月 22 日早晨 6 时许自觉恶心。综合考虑亚硝酸中毒, 征得家属同意后, 予亚甲基蓝 60mg 缓慢静脉推注解毒, 床旁洗胃及纠正内环境等治疗。先后给予 2 次亚甲基蓝 60mg 解毒后, 患者紫绀情况较前改善。考虑患者病情危重, 遂由急诊拟"亚硝酸盐中毒"收入 ICU 进一步监护治疗。

既往史: 平时身体健康, 否认高血压、糖尿病、冠心病、肺病、肾病等内科病史; 否认肝炎、结核等传染病史, 否认外伤、输血及手术史, 无葡萄糖-6-磷酸脱氢酶缺乏症, 无地中海贫血病史。

过敏史: 否认药物、食物及接触过敏史。

查体: T 37.5℃, P 134 次/分, R 32 次/分, BP 144/78mmHg, SpO_2 100%。APACHE II

评分 26 分；浅昏迷状，形体适中，不能言语及对答，营养良好，车床入院，查体无法配合，全身皮肤巩膜无黄染，全身皮肤黏膜皮疹未见皮疹，上肢皮肤可见多处细长型划伤，未见紫癜、瘀点、瘀斑、瘢痕、溃疡、皮下肿块，浅表淋巴结无肿大，头颅无畸形，双侧瞳孔等大等圆，直径约 2.0mm，对光反射迟钝。呼吸急促，双肺叩诊呈清音，双肺呼吸音清，无干啰、湿啰、细湿、哮鸣、捻发音，心界无扩大，心前区无隆起，心脏未触及震颤及摩擦感，律不齐，各瓣膜听诊区未闻及病理性杂音，腹部平坦，腹软，无包块，腹部感觉检查未及，肠鸣音正常，约 4 次/分，肝脾肋下未及。四肢无畸形。神经系统检查详见专科查体。舌未及，脉弦数。

中医诊断：①药毒类病（余邪未尽证＋痰热蔽窍证）；②昏迷（余邪未尽证＋痰热蔽窍证）。

西医诊断：①亚硝酸盐中毒；②缺氧缺血性脑病（？）；③肺部感染；④泌尿道感染；⑤应激性溃疡；⑥肝功能检查的异常结果；⑦贫血。

（二）诊治经过

患者考虑亚硝酸中毒的诊断明确，予亚甲基蓝静脉推注解毒，床旁洗胃及纠正内环境等治疗，患者紫绀情况较前改善。但神志仍呈昏迷状态，治疗上予维持气管插管接呼吸机辅助通气，激素抗炎减轻脑水肿，依达拉奉、单唾液酸四己糖神经节苷脂钠营养神经改善大脑缺氧状态，艾地苯醌片改善脑循环，氯硝西泮、巴氯芬片缓解痉挛强直，行床边血液灌流及 CRRT 治疗解毒、维持内环境稳定，积极抗感染治疗，泮托拉唑抑酸护胃治疗应激性溃疡，谷胱甘肽、维生素 C 抗氧化治疗，高压氧康复治疗、加强营养支持及对症处理等治疗。

考虑患者神志状态短时间内恢复欠佳，遂于 5 月 11 日行气管切开术，后患者病情稳定，5 月 21 日转神经五科进一步专科治疗。

（三）临床结局

在神经专科治疗后，患者神志呈最低意识状态，维持气管切口状态，偶见睁眼，左侧肢体偶见活动，痛刺激下右侧肢体未见活动，于 2023 年 5 月 24 日顺利出院。

【诊治评析与心得体会】

亚硝酸盐中毒的诊治关键在于明确诊断，以及针对病因的解毒治疗和对症支持治疗。

（一）迅速建立诊断

患者有服用亚硝酸盐病史；呕吐、一过性意识丧失、紫绀等符合亚硝酸盐中毒的典型症状；血气分析结果显示患者存在代谢性酸中毒（pH 7.332，LAC 9.9mmol/L），同时 MetHb 占比超过 70%，是亚硝酸盐中毒的重要实验室指标，故主要诊断明确。此外，全身乏力、面色苍白、口唇紫绀、呼吸急促等，提示机体存在显著的氧合和循环问题。神经功能方面，患者表现为浅昏迷状态，对答不能，嗜睡甚至昏迷，提示中枢神经系统受累。血压下降、心率升高，以及外周血氧饱和度下降，说明心血管系统受到明显的影响。这可能与高铁血红蛋白血症引起的缺氧有关。

（二）治疗上的挑战及亟待解决的问题

亚硝酸盐中毒的治疗挑战在于及时解毒、降低高铁血红蛋白浓度、纠正酸中毒等。

1）及时解毒治疗：亚硝酸盐中毒的解毒药物为亚甲基蓝，但其使用需要谨慎，因为过量使用可能导致不良反应，包括皮肤、黏膜、尿液变色等。医生需要权衡解毒的紧迫性和患者的个体特征，确保在保证疗效的同时最小化潜在的风险。

2）多器官功能损害：亚硝酸盐中毒可能导致多器官功能损害，特别是中枢神经系统、心血管系统和呼吸系统。监测患者的生命体征、血气分析、心电图等是至关重要的，以及时发现并处理可能的并发症。

3）处理高铁血红蛋白血症：高铁血红蛋白血症是亚硝酸盐中毒的主要病理生理基础，需要及时有效地处理。在使用亚甲基蓝的同时，医生需要密切观察高铁血红蛋白水平，确保其逐渐降低到正常范围。

4）家属沟通和支持：由于患者处于昏迷状态，与患者家属的沟通变得更为关键。医生需要与家属充分沟通，解释患者的病情、治疗计划以及可能的预后，以便家属能够理解并提供支持。

5）复杂病史的处理：患者服用亚硝酸盐的目的和方式需要详细了解。有关亚硝酸盐的摄入途径和量的信息有助于更好地理解病因，并能够指导后续的治疗和预防。

【学术争鸣与分享】

亚硝酸盐中毒，指人体摄入超过 0.2～0.5g 亚硝酸盐后，则发生高铁血红蛋白血症，且与肠源性有关，故又称肠源性紫绀症，导致机体严重缺氧及周围循环衰竭等。如不及时抢救，则可危及生命。

一般多在食入后半小时至 3 小时突然发病，少数 10～15min 或长达 20h 发病。发病后出现头晕、头痛、乏力、反应迟钝、出汗、恶心、呕吐、腹胀、腹泻、胸闷、心悸、呼吸困难，以及口唇、颜面、甲床、全身皮肤、黏膜出现严重紫绀，呈蓝黑、蓝灰或蓝褐色，而不是蓝紫色。严重者血压下降、休克、昏迷、抽搐、呼吸衰竭、脑水肿等，甚至死亡。

（一）亚硝酸盐中毒发病机制

亚硝酸盐具有强氧化性，使正常的血红蛋白（Fe^{2+}）氧化为失去携氧运输能力的高铁血红蛋白（Fe^{3+}）。一般高铁血红蛋白量超过血红蛋白总量的 1%时称为高铁血红蛋白血症；达总量的 10%时，皮肤、黏膜出现紫绀，引起全身组织器官缺氧；达总量的 20%～30%时出现缺氧症状、头痛、疲乏无力；达总量的 50%～60%时出现心动过速、呼吸浅快、轻度呼吸困难；大于60%时可出现反应迟钝，意识障碍、呼吸、循环衰竭，甚至引起死亡。

脑组织细胞对缺氧最敏感，故中枢神经系统最先受累，大脑皮质处于保护性抑制状态，患者出现头痛、头晕、反应迟钝、嗜睡甚至昏迷等表现。若缺氧时间较长，可致循环、呼吸衰竭和中枢神经系统的严重损害。亚硝酸盐还可松弛血管平滑肌致血压降低。中毒时体内血管吻合支少且代谢旺盛的器官如大脑和心脏最易遭受损害。脑内小血管迅速麻痹、扩张。脑内三磷酸腺苷（ATP）在无氧情况下迅速耗尽，钠泵运转失常，钠离子蓄积于细胞内而诱发脑细胞内水肿。缺氧使血管内皮细胞发生肿胀而造成脑部循环障碍。缺氧时，脑内酸性代谢产物蓄积，使血管通透性增加而产生脑细胞间质水肿。脑血液循环障碍可致脑血栓形成、脑皮质和基底节局灶性的缺血性坏死以及广泛脱髓鞘病变，致使部分患者发生迟发性脑病。

（二）亚硝酸盐中毒的临床表现

食入富含硝酸盐的食物时，胃肠道内硝酸盐还原菌（以沙门菌和大肠埃希菌为主）大量繁殖，硝酸盐在其硝基还原作用下转化成亚硝酸盐，机体不能及时将大量的亚硝酸盐分解为氨排出体外，进入血液引起亚硝酸盐中毒，称为肠源性发绀。儿童胃肠功能紊乱或免疫力低下时较易出现，多为散发性。全身皮肤黏膜紫绀表现最明显，以口唇及四肢末梢为著。轻者表现为头痛、心慌、恶心、呕吐、腹痛、腹胀等；重者尚有口唇青紫、面色发绀、呼吸困难、心律不齐、血压下降，出现休克等表现；极重者伴有抽搐、心力衰竭、呼吸衰竭、肺水肿、脑水肿、昏迷等多脏器功能衰竭的表现。

（三）实验室检查

高铁血红蛋白量显著高于正常；尿亚硝酸盐定性检测阳性；心电图可表现为窦性心动过速，伴有心肌损害时心肌酶偏高。

（四）鉴别诊断

硝酸盐中毒除与急性胃肠炎、肠梗阻、冠状动脉性心脏病、肺栓塞、CO 中毒相鉴别外，尚需与以下疾病相鉴别。

1）杀虫脒中毒：杀虫脒是一种有机氮类农业杀虫剂，中毒后引起高铁血红蛋白血症。杀虫脒中毒伴有其他典型症状：出血性膀胱炎（尿频、尿急、血尿），瞳孔散大，病情急重，病死率高，患者有明确的杀虫脒服用史或接触史。

2）硫化血红蛋白血症：正常人血液中不含硫化血红蛋白，当血液中硫化血红蛋白含量达到4%以上或超过5g/L 时可出现紫绀。有些人服用非那西丁或磺胺类等药物后可出现硫化血红蛋白血症，可伴有溶血。硫化血红蛋白形成后在体内/外都不能再恢复为血红蛋白，缺乏有效的治疗措施，因此，当亚甲基蓝治疗无效时，要考虑到硫化血红蛋白血症的可能。

（五）治疗原则

治疗原则为高流量氧气吸入、建立静脉通道、洗胃、催吐、导泻、使用解毒剂、吸痰、扩容、对症支持处理，注意保暖，密切监测生命体征变化。

1）高压氧治疗：高压氧疗尤为适用于严重缺氧伴急性肺水肿、脑水肿、昏迷等患者。高浓度氧可提高血氧张力、提高血氧弥散速度、增加缺血区的血流量、改善微循环血流动力学功能，进而改善脏器缺氧，降低颅内压，减轻肺/脑水肿，打破缺氧—水肿的恶性循环，改善缺血、缺氧状态，促进侧支循环建立，增加有效弥散面积。其次血氧分压的增加可加速置换出与高铁血红蛋白结合的亚硝酸盐，恢复亚铁血红蛋白的携氧能力。

2）解毒剂应用：亚甲基蓝是亚硝酸盐中毒的特效解毒药，每次 1～2mg/kg，葡萄糖液 20ml 稀释后，静脉缓慢注射，30 分钟至 1 小时后症状不见好转可重复注射一次。

亚甲基蓝随浓度的改变，表现出氧化和还原的双重特性。低浓度（1～2mg/kg）的亚甲基蓝在还原型辅酶 I-泛醌还原酶（NADH）的作用下使高铁血红蛋白转化为亚铁血红蛋白，恢复其携氧能力。高浓度亚甲基蓝（5～10mg/kg）反而使亚铁血红蛋白转化为高铁血红蛋白。使用亚甲基蓝前 10～20min 内 SpO_2 下降，1～2h 内基本恢复正常。可能是由于大量亚甲基蓝进入体内，NADPH 相对较少，氧化型亚甲基蓝量增多，血红蛋白被氧化为高铁血红蛋白。故应小剂量、慢速给药，避免加重缺氧反应。此外尚需密切观察患者应用亚甲基蓝后球结膜、面色、口唇、四肢末端、尿液颜色变化，若呈蓝色，应立即停药。亚甲基蓝液体呈蓝色澄明状，经肾脏完全代谢排出需 3～5 天，反复大剂量应用亚甲基蓝易引起体内蓄积中毒，出现皮肤黏膜及尿液呈蓝色、尿路刺激征、谵妄、兴奋、抽搐、溶血、黄疸、休克等不良严重反应。溶血性贫血、葡萄糖-6-磷酸脱氢酶（G6PD）缺乏症者慎用，严重肾功能不全者禁用，另外亚甲基蓝对血管有强刺激性，输注时避免药液外渗引起组织坏死。

维生素 C 有较强的还原作用，可阻断体内亚硝酸盐的合成，与亚甲基蓝协同作为治疗亚硝酸盐中毒的一线用药。1～5g 维生素 C 加入 5%葡萄糖 500ml 中持续静脉滴注。轻度中毒者也可口服维生素 C。

高渗葡萄糖可提高血浆渗透压，增强解毒功能，为人体增加热量，增强亚甲基蓝的作用，还有短暂的利尿作用。重型患者可同时联合肌内注射辅酶 A50U，1～2 次/d，增强亚甲基蓝的还原性。

（六）预防措施

预防亚硝酸盐中毒比治疗更加重要，常见的预防措施有以下几种。

1）防止错把亚硝酸盐当食盐或碱面用。

2）蔬菜应妥善保存，防止腐烂，不吃腐烂的蔬菜。

3）食剩的熟菜不可在高温下存放长时间后再食用。

4）勿食大量刚腌的菜，腌菜时盐应多放，至少腌制 15 天再食用。

5）不要在短时间内吃大量叶菜类蔬菜，或先用开水浸 5 分钟，弃汤后再烹调。

6）肉制品中硝酸盐和亚硝酸盐用量要严格按国家卫生标准规定，不可多加；苦井水勿用于煮粥，尤其勿存放过夜。

【中医药特色与优势】

1）全身炎症反应的处理：中医药在亚硝酸盐中毒的治疗中可以专注于处理全身炎症反应。传统中医将亚硝酸盐中毒归属于"外感高热""淋证-石淋"等范畴，根据患者表现区分湿、热、毒之邪。治疗早期可以清热解毒为主，兼顾利湿通淋、行气活血，旨在减轻全身炎症反应。

2）中医证候规律的研究与辨证施治：中医对于亚硝酸盐中毒的证候规律进行研究，发现实证和虚实夹杂证为主。对于疾病不同阶段的患者，中医药可以实施清热利湿、活血化瘀及扶正补虚等不同治疗方法，以个体化的方式应对患者的病理变化。

3）"通"的治疗原则：中医治疗亚硝酸盐中毒注重"通"，即保持泌尿道通畅，使邪有出路。中医药的治疗手段包括清热利湿、活血化瘀，旨在消除湿、热、瘀，使气血、水道运行通畅。这一治疗原则有助于缓解亚硝酸盐中毒引起的病理闭塞。

4）中医外科治疗经验的借鉴：中医外科治疗疮疡的"消、托、补"三法为中医治疗亚硝酸盐中毒提供了借鉴。在感染晚期，中医药可以应用"补法"，包括"补益气血、滋阴助阳"，促进机体康复，防止再次感染。

5）"三证三法"治疗法则：部分中医医生提出的"三证三法"治疗法则，即血瘀证用活血化瘀法、毒热证用清热解毒法、急性虚证用扶正固本法，有助于更精准地应对亚硝酸盐中毒不同病理机制。

总体而言，中医药在亚硝酸盐中毒的治疗中有其独特的特色和优势，通过综合施治，能够更全面地促进患者康复，减轻全身炎症反应，提高治疗效果。然而，在实际应用中，中西医结合、因人而异的综合治疗策略可能更为理想。

参 考 文 献

刘海生，刘金民. 中西医结合治疗急性亚硝酸盐中毒 36 例临床观察. 中国中医急症，2009，18（2）：2.

（张　俭）